U0755568

黄帝内经

黄 勇／主编

中国影响最大的一部医学著作，被称为医之始祖

辽海出版社

黄帝内经

九

# 卷第十五

## 皮部论篇第五十六

【题解】

皮部，指十二经脉在皮肤上的分属部位。本篇主要论述十二皮部的划分依据，并指出从皮部所见络脉色泽的变化，可以测知经络受邪以及疾病性质等情况，故名为"皮部论"。

【原文】

黄帝问曰：余闻皮有分部，脉有经纪①，筋有结络②，骨有度量，其所生病各异，别其分部，左右上下，阴阳所在，病之始终，愿闻其道。岐伯对曰：欲知皮部，以经脉为纪③者，诸经皆然。

【注释】

①脉有经纪：经纪，凡经络纵行者为经，横行者为纪。脉有经纪，指人体经络纵横交错分布的规律。

②筋有结络：结络，系结连络。筋有结络，指筋有系结连络肌肉骨节的功能。张志聪："结络，言筋之系于分肉，连于骨节也。"

③纪：头绪，引申为依据。

【语译】

黄帝问道：我听说人体皮肤上有十二经脉分属的部位，经络的分布有一定规律，筋脉的系结连络有一定部位，骨胳也各有一定的长短大小，它们所发生的疾病各不相同，要从皮肤的分部上来区别病变的左右上下，阴阳属性，以及疾病的开始和预后，我想了解其中的道理。岐伯回答说：要知道皮肤的分属部位，是以经脉循行于皮肤的部位为依据的。各经都是如此。

【原文】

阳明之阳，名曰害蜚①，上下同法②。视其部中有浮络③者，皆阳明之络也。其色多青则痛；多黑则痹；黄赤则热；多白则寒。五色皆见，则寒热也。络盛则入客于经，阳主外，阴主内。

少阳之阳，名曰枢持④，上下同法。视其部中有浮络者，皆少阳之络也。络盛则入客于经，故在阳者主内，在阴者主出，以渗于内⑤，诸经皆然。

太阳之阳，名曰关枢⑥，上下同法。视其部中有浮络者，皆太阳之络也。络盛则入客于经。

少阴之阴，名曰枢儒⑦，上下同法。视其部中有浮络者，皆少阴之络也。络盛则入客于经，其入经也，从阳部注于经；其出者，从阴内注于骨。

心主之阴⑧，名曰害肩⑨，上下同法。视其部中有浮络者，皆心主之络也。络盛则入客于经。

太阴之阴，名曰关蛰⑩，上下同法。视其部中有浮络者，皆太阴之络也。络盛则入客于经。

凡十二经络脉者，皮之部也。

【注释】

①害蜚：张介宾："蜚，古'飞'字。蜚者，飞扬也，言阳盛而浮也。凡盛极者必损，故阳之盛也，在阳；阳之损也，亦在阳明，是以阳明之阳，名曰害蜚。"阳盛损害万物生长的意思。

②上下同法：上下，是指代表六经的手足。上指手经，下指足经。例如本句的上，指手阳明大肠经；下，指足阳明胃经。同法，即方法相同。

③浮络：位于浅表部的络脉。

④枢持：指少阳掌握转枢出入之机。张介宾："枢，枢机也。持，主持也。少阳居三阳表里之间，如枢之运，而持其出入之机，故曰枢持。"

⑤故在阳者主内，在阴者主出，以渗于内：阳，指络脉。阴，指经脉。病邪侵袭人体，由表入里，从络脉传入经脉。所以说"在阳者主内"（内同"纳"，纳入）；邪气进一步传变，从经脉出而传于内在的脏腑，所以说"在阴者主出，以渗于内。"

⑥关枢：吴崐："关，固卫也。少阳为枢，转布阳气，太阳则约束而固卫其转布之阳，故曰关枢。"太阳主一身之表（居三阳之表），具有卫外而为固的功能，故能约束少阳转枢出入之机。

⑦枢儒：儒，柔顺。张介宾："少阴为三阴开阖之枢，而阴气柔顺，故名曰枢儒。"

⑧心主之阴：即厥阴之阴。

⑨害肩：张介宾："肩，任也，载也。阳主乎运，阴主乎载。阴盛之极，其气必伤，是阴之盛也，在厥阴；阴之伤也，亦在厥阴，故曰害肩。"与害蜚之义

相同，前言阳极对万物的损害，此言阴极对万物的损害。

⑩关蛰：张介宾："关者，固于外。蛰者，伏于中。阴主藏而太阴卫之，故曰关蛰。"这是说太阴能约束闭藏的阴气，使之不外泄。

【语译】

阳明经的阳络，名叫"害蜚"，手足阳明经都是一样。观察其所属皮部中出现的浮络，都是阳明经的络脉。若络脉中多见青色，则为痛证；多见黑色，则为痹证；多见黄赤色，则为热证；多见白色，则为寒证。若五色同时出现，则属寒热错杂之证。络脉的邪气盛，就会内传于本经，络脉属阳主外，经脉属阴主内。

少阳经的阳络，名叫"枢持"，手足少阳经都是一样。观察其所属皮部中出现的浮络，都是少阳经的络脉。络脉的邪气盛，就会内传于本经，络脉为阳，邪气由络脉内入经脉，所以说"在阳者主内"，经脉属阴，邪气由经脉出而传入内脏，所以说"在阴者主出，以渗于内"，各经都是如此。

太阳经的阳络，名叫"关枢"，手足太阳经都是一样。观察其所属皮部中出现的浮络，都是太阳经的络脉。经脉的邪气盛，就会内传于本经。

少阴经的阴络，名叫"枢儒"，手足少阴经都是一样。观察其所属皮部中出现的浮络，都是少阴经的络脉。络脉的邪气盛，就会内传于本经，邪气传入经脉，是从属阳的络脉传来的，然后从属阴的经脉出而向内传入骨。

厥阴经的阴络，名叫"害肩"，手足厥阴经都是一样。观察其所属皮部中出现的浮络，都是厥阴经的络脉。络脉的邪气盛，就会内传于本经。

太阴经的阴络，名叫"关蛰"，手足太阴经都是一样。观察其所属皮部中出现的浮络，都属于太阴经的络脉。络脉的邪气盛，就会内传于本经。

上述十二经的络脉在皮肤上的分布部位，就是十二皮部。

【原文】

是故百病之始生也，必先于皮毛。邪中之则腠理开，开则入客于络脉；留而不去，传入于经；留而不去，传入于府，廪①于肠胃。邪之始入于皮也，泝然②起毫毛，开腠理；其入于络也，则络脉盛色变；其入客于经也，则感虚乃陷下③；其留于筋骨之间，寒多则筋挛骨痛，热多则筋弛④骨消，肉烁䐃破⑤，毛直而败。

【注释】

①廪：积聚。

②泝（sù）然：泝同"溯"，逆流而上。《甲乙经》卷第二一下作"渐然"，

形容怕冷恶寒的样子。

③感虚乃陷下：邪气客于经，由于经脉之气虚，使邪气内陷。

④溉：同"弛"。

⑤肉烁（shuò 朔）䐃破：烁，通"铄"，削弱。䐃，肌肉突起之处。肉烁䐃破，肌肉消瘦败坏。

【语译】

因此，许多疾病的发生，都是先从皮毛开始的。病邪侵袭皮毛则腠理开，腠理开则邪气入于络脉；留而不去则内传于经脉；若仍留而不去，则传入于腑，聚集在肠胃。病邪刚刚从皮毛侵入时，人感到恶寒而毫毛竖起，使腠理开泄；病邪侵入络脉，则络脉盛满而色泽改变；病邪侵入经脉时，由于经气已虚而使邪气内陷；若病邪留滞于筋骨之间，如果寒邪盛则筋脉挛急、骨节疼痛，如果热邪盛，则筋脉弛纵、骨软无力，肌肉消瘦败坏，毛发枯槁脱落。

【原文】

帝曰：夫子言皮之十二部，其生病皆何如？岐伯曰：皮者，脉之部也。邪客于皮，则腠理开，开则邪入客于络脉；络脉满则注于经脉；经脉满则入舍于府藏也。故皮者有分部，不与①，而生大病也。帝曰：善！

【注释】

①不与：《甲乙经》卷二第一下作"不愈"。愈，使病好，引申为治疗。

【语译】

黄帝说：您所谈的十二皮部，它们发生病变的情况是怎样的？岐伯说：皮肤有十二经脉分属的部位。邪气侵犯皮肤，则使腠理开泄，邪气因而侵入络脉；络脉的邪气充盛则传于经脉；经脉的邪气盛则内传留舍于腑脏。所以皮肤上有十二经脉分属的部位，若见到病变却不治疗，邪气就会沿经络内传脏腑，以致发生大病。黄帝说：讲得好！

## 经络论篇第五十七

【题解】

本篇主要讨论了经络的色泽变化，指出经络与五脏是相应的，因而根据经络五色的变化，可以了解疾病的情况，故篇名"经络论"。由于本篇论述的重点是经络色泽的变化，中心内容实为经络色诊，所以吴崑认为"经络论"应作"经络色诊论"。

【原文】

黄帝问曰：夫络脉之见<sup>①</sup>也，其五色各异，青、黄、赤、白、黑不同，其故何也？岐伯对曰：经有常色，而络无常变也。帝曰：经之常色何如？岐伯曰：心赤、肺白、肝青、脾黄、肾黑，皆亦应其经脉之色也。帝曰：络之阴阳<sup>②</sup>，亦应其经乎？岐伯曰：阴络之色应其经，阳络之色变无常<sup>③</sup>，随四时而行也。寒多则凝泣<sup>④</sup>，凝泣则青黑；热多则淖泽<sup>⑤</sup>，淖泽则黄赤。此皆常色，谓之无病<sup>⑥</sup>。五色具<sup>⑦</sup>见者，谓之寒热。帝曰：善！

【注释】

①见（xiàn现）：音义同"现"，显现。

②络之阴阳：即阴络、阳络。深在的络脉为阴络，浅在的络脉为阳络。

③阴络之色应其经，阳络之色变无常：阴络的颜色与经脉相应，阳络的颜色变化无常。张介宾："此言络有阴阳而色与经应亦有异同也。《脉度篇》曰：经脉为里，支而横者为络，络之别者为孙。故合经络而言，则经在里为阴，络在外为阳。若单以络脉为言，则又有大络孙络在内在外之别，深而在内者是为阴络，阴络近经，色则应之，故分五行以配五藏而色有常也；浅而在外者是为阳络，阳络浮显，色不应经，故随四时之气以为进退，而变无常也。"

④泣（sè）：音义同"涩"。

⑤淖（nào闹）泽：此为滑利的意思。

⑥此皆常色，谓之无病：《甲乙经》卷第二一下"皆"作"其"。马莳、吴崐、张志聪三氏的注解，都认为此八字应在"随四时而行也"句下。可参。

⑦具：通"俱"。

【语译】

黄帝问道：络脉显现于外，五色各不相同，有青、有黄、有赤、有白、有黑，这是什么缘故呢？岐伯回答说：经脉的颜色经常不变，而络脉则没有常色，容易变更。黄帝问：经脉的常色是怎样的？岐伯说：心主赤、肺主白、肝主青、脾主黄、肾主黑，这些都是与其所属经脉的主色相应的。黄帝说：阴络与阳络

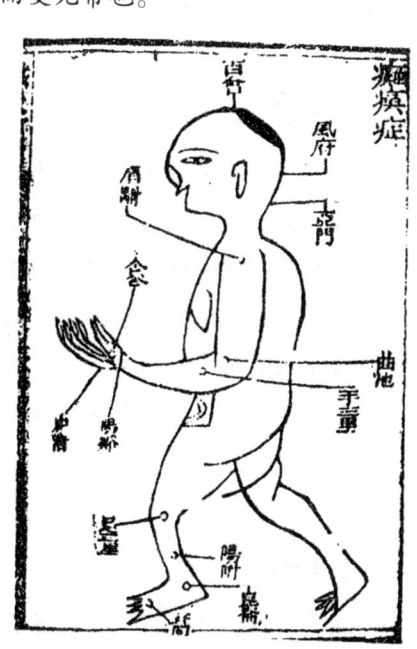

清代张希纯《针灸便用》针灸方图中的癫痫证取穴图

也和其经脉的颜色相应吗？岐伯说：阴络的颜色与其经脉相应，阴络的颜色则变化无常，随着四时的转移而变更。寒气多则气血运行凝涩迟滞，因而多见青黑之色；热气多则气血运行滑利急速，因而多见黄赤之色。这些都是正常的色泽变化，称为"无病"。如果五色全部显现，则为寒热错杂之证。黄帝说：讲得好！

## 气穴论篇第五十八

**【题解】**

本篇主要介绍人体三百六十五个腧穴的分布概况。由于各个穴位都是经脉之气输注之处，故名为"气穴论"。

**【原文】**

黄帝问曰：余闻气穴①三百六十五，以应一岁，未知其所，愿卒闻之。岐伯稽首②再拜对曰：窘乎哉问也！其非圣帝，孰能穷其道焉！因请溢意尽言③其处。帝捧手逡巡而却④曰：夫子之开余道也，目未见其处，耳未闻其数，而目以明，耳以聪矣。岐伯曰：此所谓"圣人易语，良马易御⑤"也。帝曰：余非圣人之易语也。世言真数⑥开人意，今余所访问者真数，发蒙解惑，未足以论也。然余愿闻夫子溢志尽言其处，令解其意，请藏之金匮，不敢复出。

**【注释】**

①气穴：即腧穴，亦称孔穴，为经脉之气输注之处，故称作"气穴"。

②稽（qǐ 启）首：古时一种跪拜礼。

③溢意尽言：溢意，尽情的意思。溢意尽言，充分详尽地谈谈。

④捧手逡巡而却：逡（qūn 群阴）巡，亦作"逡循"、"逡遁"，却退、欲进不进、迟疑不决的样子。捧手逡巡而却，形容恭敬谦逊的样子。

⑤圣人易语，良马易御：指有修养有学问的人容易明达事理，一听就懂，犹如经过训练的良马容易驾驭一样。

⑥真数：这里指三百六十五个穴位。张志聪："真数者，脉络之穴数。"高世栻："真数，三百六十五穴之数。"

**【语译】**

黄帝问道：我听说人身有三百六十五个腧穴，与一年的日数相应，但不知其所在的部位，想听你全面地讲讲。岐伯稽首再拜回答说：这个问题真不简单啊！若非圣帝，谁能深究这些道理呢？因而请允许我详尽地讲讲气穴的部位所在。黄帝恭敬而谦逊地说：先生的开导，使我很受启发，尽管眼睛尚未看见具体部位，耳朵尚未听到具体数目，却已耳聪目明，心领神会了。岐伯说：这就是所谓"圣人易语，良马易御"的道理啊！黄帝说：我并不是易语的圣人。俗话说，懂得了真数，能开拓人的思路，现在我所询问的就是气穴的真数，主要是为了启发蒙昧、解除疑惑，还谈不上讨论它的精深道理。不过我希望先生能详尽全面地说明气穴的部位，使我了解它的道理，记录并收藏在金匮之中，不轻易传授。

【原文】

岐伯再拜而起曰：臣请言之。背与心①相控而痛，所治天突与十椎②及上纪，上纪者，胃脘③也，下纪者，关元④也。背胸邪系阴阳⑤左右，如此其病前后痛涩，胸胁痛，而不得息，不得卧，上气短气偏痛，脉满起，斜出尻脉，络胸胁，支心贯鬲，上肩加天突，斜下肩交十椎下。

【注释】

①心：此处指心胸部。

②十椎：张介宾："十椎，督脉之中枢也。此穴诸书不载，惟《气府论》肾脉气所发条下，王氏注曰：中枢在第十椎节下间，与此相合，可无疑也。"张志聪："十椎在大椎下第七椎，乃督脉至阳之穴，督脉阳维之会也，盖大椎上尚有三椎，总数之为十椎也。"马莳认为指大椎："十椎之十，当作大。……按脊属督脉一经，十椎下无穴，当是大椎也。盖在胸治天突，则在背治大椎者，甚为相合。"今从张介宾注。

③胃脘：指中脘穴，为胃经的募穴。

④关元：指关元穴，为小肠经的募穴。

⑤邪系阴阳：邪，通斜。系，联属。阴阳，此指前后。

【语译】

岐伯再拜后回答说：请允许我说吧。背与心胸部相互牵引而疼痛，其治疗方法是取天突穴与中枢穴，以及上纪穴，上纪就是中脘穴，下纪就是关元穴。背与胸部的经脉斜系着前后左右，所以其病表现为前胸与后背牵引疼痛而痹涩，胸胁疼痛，不敢呼吸，不能平卧，上气喘急，呼吸短促，或一侧偏痛，经脉满起，这是因为其脉斜出于尻部，络于胸胁，散布于心而贯穿于膈，上肩会于天突，又向下斜行到肩，交会于背部十椎之下的缘故。

【原文】

藏俞五十穴①，府俞七十二穴②，热俞五十九穴，水俞五十七穴③。头上五行④，行五，五五二十五穴。中胠两傍各五⑤，凡十穴。大椎上两傍各一⑥，凡二穴。目瞳子浮白二穴，两髀厌分中二穴⑦，犊鼻二穴，耳中多所闻二穴⑧，眉本二穴⑨，完骨二穴，项中央一穴⑩，枕骨二穴⑪，上关二穴，大迎二穴，下关二穴，天柱二穴，巨虚上下廉四穴⑫，曲牙二穴⑬，天突一穴，天府二穴，天牖二穴，扶突二穴，天窗二穴，肩解二穴⑭，关元一穴，委阳二穴，肩贞二穴，瘖门⑮一穴，齐⑯一穴，胸俞十二穴⑰，背俞二穴⑱，膺俞十二穴⑲，分肉二穴⑳，踝上横二穴㉑，阴阳蹻四穴㉒。水俞在诸分，热俞在气穴，寒热俞在两骸厌中二穴㉓，大禁二十五㉔，在天府下五寸。凡三百六十五穴，针之所由行也。

**【注释】**

①藏俞五十穴：藏，即心、肝、脾、肺、肾五脏。俞，即井、荥、输、经、合五俞。每脏各有五穴，为二十五穴，左右相加，共五十穴，见表2。

表2　脏俞五十穴

| 五脏＼五俞 | 井（木） | 荥（火） | 输（土） | 经（金） | 合（水） |
|---|---|---|---|---|---|
| 肝 | 大敦 | 行间 | 太冲 | 中封 | 曲泉 |
| 心 | 少冲 | 少府 | 神门 | 灵道 | 少海 |
| 脾 | 隐白 | 大都 | 太白 | 商邱 | 阴陵泉 |
| 肺 | 少商 | 鱼际 | 太渊 | 经渠 | 尺泽 |
| 肾 | 涌泉 | 然谷 | 太溪 | 复溜 | 阴谷 |

②府俞七十二穴：府，即大肠、小肠、胃、膀胱、三焦、胆六腑。俞，即井、荥、输、原、经、合六俞。每腑各有六穴，六腑共三十六穴，左右相加，共七十二穴，见表3。

表3　腑俞七十二穴

| 六腑＼六俞 | 井（金） | 荥（水） | 输（木） | 原 | 经（火） | 合（土） |
|---|---|---|---|---|---|---|
| 大肠 | 商阳 | 二间 | 三间 | 合谷 | 阳溪 | 曲池 |
| 小肠 | 少泽 | 前谷 | 后溪 | 腕骨 | 阳谷 | 小海 |
| 胃 | 厉兑 | 内庭 | 陷谷 | 冲阳 | 解溪 | 三里 |
| 膀胱 | 至阴 | 通谷 | 束骨 | 京骨 | 昆仑 | 委中 |
| 三焦 | 关冲 | 液门 | 中渚 | 阳池 | 支沟 | 天井 |
| 胆 | 窍阴 | 侠溪 | 临泣 | 丘墟 | 阳辅 | 阳陵泉 |

③热俞五十九穴，水俞五十七穴：指治热病的五十九个俞穴，治水病的五十七个俞穴。详见"水热穴论"篇中。

④行（háng 航）：行列。

⑤中胑两傍各五：胑，同"膂"，脊骨。傍，通"旁"。中胑两傍，指脊椎两旁各开一寸五分处。五，指足太阳经的五脏俞。肺俞在第三椎下两旁，心俞在第五椎下两旁，肝俞在第九椎下两旁，脾俞在第十一椎下两旁，肾俞在十四椎下两旁。

⑥大椎上两傍各一：王冰注认为《甲乙经》、《经脉流注孔穴图经》并不载，不详何穴；吴崐注为天柱穴；张志聪注为大杼穴。诸说不一，今姑从张说。

⑦两髀（bì 婢）厌分中二穴：即两侧环跳穴。

⑧耳中多所闻二穴：即二侧听宫穴。

⑨眉本二穴：即二侧攒竹穴。

⑩项中央一穴：即风府穴。

⑪枕骨二穴：即两侧窍阴穴。因其位于枕骨部，故又名枕骨穴。

⑫巨虚上下廉四穴：即两侧上巨虚、下巨虚穴。

⑬曲牙二穴：即两侧颊车穴。

⑭肩解二穴：即两侧肩井穴。

⑮瘖门：一名哑门，即哑门穴。

⑯齐：同"脐"，指神阙穴。

⑰胸俞十二穴：指俞府、彧（yù 郁）中、神藏、灵墟、神封、步廊，左右共十二穴。

⑱背俞二穴：王冰、马莳、张介宾、吴崐认为是大杼穴，张志聪、高世栻认为是膈俞穴。因前已提及大杼穴，故从张志聪、高世栻注。

⑲膺俞十二穴：指云门、中府、周荣、胸乡、天溪、食窦，左右共十二穴。

⑳分肉二穴：张志聪："分肉一名阳辅穴。"

㉑踝上横二穴：即两侧解溪穴。

㉒阴阳蹻四穴：阴蹻指照海穴，阳蹻指申脉穴，左右共四穴。

㉓两骸（hái 孩）厌中二穴：骸，骨或特指胫骨。厌，《中国医学大辞典》："厌与压通，狭窄处也。"张介宾："两骸厌中，谓膝下外侧骨厌中，足少阳阳关穴也。"吴崐、张志聪作阳陵泉。高世栻作环跳穴。

㉔大禁二十五：大禁，指五里穴；二十五，指针刺二十五次。意指五里穴不可针刺至二十五次。张志聪："大禁二十五，谓禁二十五刺也。"可参见《灵枢·王版论》。

【语译】

脏俞有五十个穴位，腑俞有七十二个穴位，热俞有五十九个穴位，水俞有五十七个穴位。在头部有五行，每行五穴，五五共二十五穴。脊椎两侧各有（五脏俞）五穴，共有十穴。大椎之上两侧各有大抒穴一个，共二穴，瞳子髎、浮白二穴，左右共四穴，环跳二穴，犊鼻二穴，听官二穴，攒竹二穴，完骨二穴，风府一穴，窍阴二穴，上关二穴，大迎二穴，下关二穴，天柱二穴，巨虚上下廉四穴，颊车二穴，天突一穴，天府二穴，天牖二穴，扶突二穴，天窗二穴，肩井二穴，关元一穴，委阳二穴，肩贞二穴，瘖门一穴，神阙一穴，胸俞十二穴，背俞二穴，膺俞十

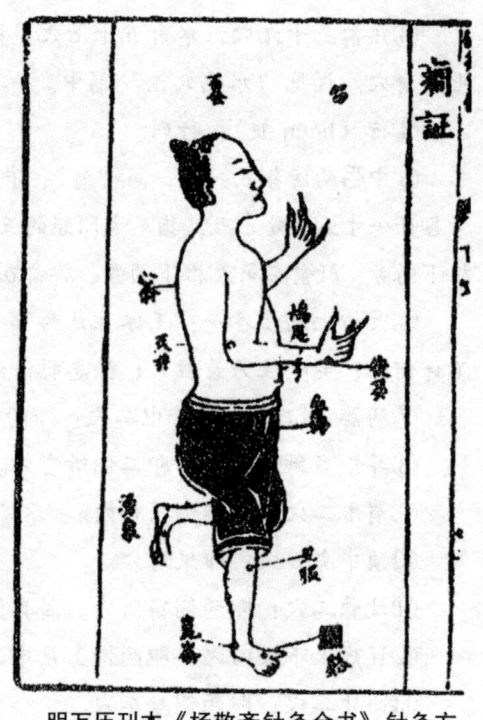

明万历刊本《杨敬斋针灸全书》针灸方图中的癎证取穴图

二穴，阳辅二穴，解溪二穴，照海、申脉共四穴。治水之俞在诸经分肉之间，治热之俞在经气聚会之处。治寒热之俞在两骸厌中有二穴，大禁之穴（五里）禁二十五刺，位置在天府穴下五寸处。以上三百六十五穴，就是针刺时所选取的穴位。

【原文】

帝曰：余已知气穴之处，游针之居①，愿闻孙络②溪谷，亦有所应乎？岐伯曰：孙络三百六十五穴会，亦以应一岁。以溢奇邪，以通荣③卫。荣卫稽留，卫散荣溢，气竭血著，外为发热，内为少气。疾写无怠，以通荣卫，见而写之，无问所会。帝曰：善！愿闻溪谷之会也。岐伯曰：肉之大会为谷，肉之小会为溪。肉分之间，溪谷之会，以行荣卫，以会大气④。邪溢气壅，脉热肉败，荣卫不行，必将为脓，内销骨髓，外破大䐃⑤，留于节凑⑥，必将为败。积寒留舍，荣卫不居，卷肉缩筋，肋肘不得伸，内为骨痹，外为不仁，命曰不足，大寒留于溪谷也。溪谷三百六十五穴会，亦应一岁。其小痹⑦淫溢，循脉往来，微针所及，与法相同。

①游针之居：行针的处所。

②孙络：最细小的络脉。

③荣：古通"营"。

④大气：此指宗气。

⑤䐃：原作"楯"，据《太素》卷十一气穴改。

⑥节凑：关节。

⑦小痹：指邪在孙络，尚未深入于里的痹证。张介宾："邪在孙络，邪未深也。是为小痹"。

【语译】

黄帝说：我已经知道气穴的部位，就是行针的处所，还想了解孙络，溪谷也与一岁相应吗？岐伯说：孙络与三百六十五穴相会，也与一岁相应。孙络可以疏散邪气，通畅营卫。若邪气侵入人体，造成营卫稽留，卫气外散，营血内溢，使卫气散竭而营血留着，则在外表现为发热，在内发生少气。此时的治疗，应迅速用针刺泻法，不要耽误，以通达营卫，只要见到有营血稽留，就行施针刺泻之，不必问其是否为穴会所在。黄帝说：讲得很对！我想了解溪谷的会合。岐伯说：肌肉的大会合处是谷，肌肉的小会合处是溪。分肉之间，溪谷会合之处，可以通行营卫，会合宗气。若邪气盛满而正气壅塞，脉络发热而肌肉败坏，使营卫不能畅行，必将成为痈脓，在内则使骨髓消烁，在外则使大䐃破溃，若邪留关节，必将使筋骨败坏。若寒邪蓄积留滞，营卫不能正常运行，使筋脉肌肉卷缩，肋肘不能伸展，在内则发为骨痹，在外则表现为肌肤麻木不仁，这是正气不足，大寒留滞于溪谷造成的。溪谷与三百六十五穴相会，亦与一岁相应。若病从小痹之证发展传变，邪气随络脉往来不定，可用微针治疗，方法与刺孙络之法相同。

【原文】

帝乃辟左右而起，再拜曰：今日发蒙解惑，藏之金匮，不敢复出。乃藏之金兰之室，署曰："气穴所在"。

岐伯曰：孙络之脉别经者，其血盛而当写者，亦三百六十五脉，并注于络，传注十二络脉①，非独十四络②脉也，内解写于中者十脉③。

【注释】

①十二络脉：十二正经之络脉。此处似应指十四络脉。

②十四络脉：即十二正经之络脉加任、督二脉之络。此处似应指十二络脉。

③内解写于中者十脉：张介宾："解，解散也。即《刺节真邪》篇解结之谓。泻，泻去其实也。中者，五藏也。此言络虽十二，而分属于五藏，故可解泻于中。"王冰："解，谓骨解之中经络也，虽则别行，然所受邪，亦随注泻于五藏之脉，左右各五，故十脉也。"可参。

【语译】

黄帝听后就遣开左右侍从起身再拜道：今日承你启发，消除了我的蒙昧疑惑，我将把这些精深的理论藏于金匮之中，不轻易拿出来。于是藏于金兰之室，题名为"气穴所在"。

岐伯说：孙络之脉别出于经脉，其血盛应当用泻法的，亦从三百六十五脉并注于络脉，进而传注到十四络脉，那就不限于十二络脉的范围了。若要从内驱散病邪，可取五脏的经脉泻之。

## 气府论篇第五十九

【题解】

府，汇聚之处的意思。气府，即经脉之气交会的地方。本篇承上篇气穴论，补其未尽之义，论述了各经脉气所发之穴的数目和分布概况，因为腧穴是各经脉之气通达交会之处，故篇名"气府论"。

【原文】

足太阳脉气所发者七十八穴：两眉头各一①，入发至顶三寸半，傍五，相去三寸②，其浮气③在皮中者凡五行，行五，五五二十五④，项中大筋两傍各一⑤，风府两傍各一⑥，侠脊以下至尻尾二十一节十五间各一⑦，五脏之俞各五⑧，六腑之俞各六⑨，委中以下至足小指傍各六俞⑩。

【注释】

①两眉头各一：指攒竹穴。

②入发至顶三寸半，傍五，相去三寸：高士宗注："顶，前顶穴也。自攒竹入发际至前顶，其中有神庭、上星、囟会，故上三寸半。前顶在中行，次两行，外两行，故旁五，言自中及旁有五行也。"

③浮气：指经脉浮于头部巅顶之气。《类经》七卷第七注："浮气者，言脉气之浮于顶也。"

④五行，行五，五五二十五：《太素》卷十一气府注："二十五穴者，面上五脉上头，并入发一寸以上，周通高处，当前横数于五脉上，凡有五处，处各五穴，当前为亚（按：当为古囟字误）会、前顶、百会、后顶、强间五也。督脉两傍足太阳脉，五处、承光、通天、络郄、玉枕左右十也。足太阳两傍足少阳脉，临泣、目窗、正营、承灵、脑空左右（十穴）也。太阳为二阳之总，故皆太阳所营。"据此足太阳脉气所发者，在此左右仅十穴。

⑤项中大筋两傍各一：指天柱二穴。《甲乙》卷三第六："天柱在侠项后发际，大筋外廉陷者中，足太阳脉气所发。刺入二分，留六呼。灸三壮。"

⑥风府两傍各一：王冰注："谓风池二穴也。"新校正云："按《甲乙经》风池足少阳阳维之会，非太阳之所发也。"据此当于七十八穴中减之。

⑦侠脊以下至尻尾二十一节十五间各一：王冰注："十五间各一者，今《中诰孔穴图经》所存者十三穴，左右共二十六，谓附分、魄户、神堂、譩譆、膈关、魂门、阳纲、意舍、胃仓、肓门、志室、胞肓、秩边十三也。"按：十五间各一，左右当得三十穴，故王氏据《中诰孔穴图经》谓"所存者十三穴"，今有补膏肓、承扶者，盖膏肓穴晋汉而上尚未见有此俞，而承扶亦不在脊傍，补此二穴似不妥，故仍从王注。

⑧五脏之俞各五：指肺俞、心俞、肝俞、脾俞、肾俞五穴，左右凡十穴，为五脏之俞。

⑨六腑之俞各六：指胆俞、胃俞、三焦俞、大肠俞、小肠俞、膀胱俞六穴，左右凡十二穴，为六腑之俞。

⑩委中以下至足小指傍各六俞：指委中、昆仑、京骨、束骨、通谷、至阴六穴，左右凡十二穴。指，古亦为趾。

【语译】

足太阳膀胱经脉气所发的有七十八个俞穴：在眉头的陷中左右各有一穴，自眉头直上入发际，当发际正中至前顶穴，有神庭、上星、囟会三穴，计长三寸五分，其左右分次两行和外两行，共为五行，自中行至外两行相去各为三寸，其浮于头部的脉气，运行在头皮中的有五行，即中行、次两行和外两行，每行五穴，共五行，五五二十五穴；在项中的大筋两傍左右各有一穴；在风府穴的两傍左右各有一穴；侠脊自上而下至骶尾骨二十一节，其中十五个椎间左右各有一穴；五脏肺、心、肝、脾、肾的俞穴，左右各有一穴；六腑三焦、胆、胃、大小肠、膀胱的俞穴，左右各有一穴；自委中以下至足小趾傍左右各有井、荥、俞、原、经、合六穴。

【原文】

足少阳脉气所发者六十二穴：两角上各二<sup>①</sup>，直目上发际内各五<sup>②</sup>，耳前角上各一<sup>③</sup>，耳前角下各一<sup>④</sup>"，锐发下各一<sup>⑤</sup>，客主人各一<sup>⑥</sup>，耳后陷中各一<sup>⑦</sup>，下关各一<sup>⑧</sup>，耳下牙车之后各一<sup>⑨</sup>，缺盆各一<sup>⑩</sup>，腋下三寸，胁下至胠，八间各一<sup>⑪</sup>，髀枢中，傍各一<sup>⑫</sup>，膝以下至足小指次指各六俞<sup>⑬</sup>。

【注释】

①两角上各二：指在头两角之上各有天冲、曲鬓二穴。角，《释骨》云："额之上曰颜，曰庭，其旁曰额角，颠之旁崭然起者，曰头角，亦曰角。"高士宗注："角，头角也。从耳之曲鬓至天冲，两角上左右各二。"

②直目上发际内各五：指瞳孔直上之发际内有临泣、目窗、正营、承灵、脑空五穴，左右凡十穴。

③耳前角上各一：指颔厌二穴。《类经》七卷第九注："耳前角，曲角也。角上各一，颔厌二穴也。"

④耳前角下各一：指悬厘二穴。

⑤锐发下各一：指和髎二穴。王冰注："谓和髎二穴也。在耳前锐发下横动脉，手足少阳二脉之会。"锐发，即耳前鬓发，俗称鬓角。

⑥客主人各一：即上关二穴。

⑦耳后陷中各一：指翳风二穴。《类经》七卷第九注："手少阳翳风二穴也，手足少阳之会。"

⑧下关各一：即足阳明经的下关二穴。《类经》七卷第九注："足阳明穴也，足少阳、阳明之会。"

⑨耳下牙车之后各一：王冰注："谓频车二穴也。《太素》卷十一气府注作"大迎"。高士宗注："耳下频车之后天容二穴。"按：此文历代医家注释各异，考"牙车"亦称"辅车"，或曰"颔车"，亦曰"颐"，《释名》："颐，或曰辅车，其骨强可以辅持其口，或谓牙车，牙所载也，或谓颔车也。"即牙下骨之名，今谓下颌骨，据此则高氏之注其义较长。

⑩缺盆各一：王冰注："缺盆，穴名也。在肩上横骨陷者中，足阳明脉气所发。"

⑪腋下三寸，胁下至胠，八间各一：王冰注："腋下，为渊腋、辄筋、天池。胁下至胠，则日月、章门、带脉、五枢、维道、居髎自，九穴也，左右共十八穴

也。……所以谓之八间者，自腋下三寸至季肋凡八肋骨。"按：王注之左右十八穴，马莳、张介宾、张志聪等注均同，《太素》卷十一气府注为二十二穴，即居髎作上髎，并有大横、腹哀，余均同王注，考以上诸穴，虽在腋下，但与经文之"八间各一"不符，姑从王注。

⑫髀枢中，傍各一：《太素》卷十一气府注："环跳居髎左右四穴"。王冰注："谓环跳二穴也"。新校正云："王注为环跳穴。又《甲乙经》云：'环跳在髀枢中。'今云'髀枢中傍各一者'，盖谓此穴在髀枢中也。傍各一者，谓左右各一穴也，非谓环跳在髀枢中傍也。"姑从王注。

⑬膝以下至足小指次指各六俞：指阳陵泉、阳辅、丘墟、临泣、侠溪、窍阴六穴，左右凡十二穴。

【语译】

足少阳胆经脉气所发的有六十二穴：头两角上各有二穴；两目瞳孔直上的发际内各有五穴；两耳前角上各有一穴；两耳前角下各有一穴；两耳前的锐发下各有一穴；上关左右各一穴；两耳后的陷凹中各有一穴；下关左右各一穴；两耳下牙车之后各有一穴；缺盆左右各有一穴；腋下三寸胁下至胠左右各有一穴；髀枢中左右各有一穴；膝以下至足第四趾的小趾侧各有井、荥、俞、原、经、合六穴。

【原文】

足阳明脉气所发者六十八穴：额颅发际傍各三①，面鼽骨空各一②，大迎之骨空各一③，人迎各一，缺盆外骨空各一④，膺中骨间各一⑤，侠鸠尾之外，当乳下三寸，侠胃脘各五⑥，侠脐广三寸各三⑦，下脐二寸侠之各三⑧，气街动脉各一⑨，伏菟上各一⑩，三里以下至足中指各八俞⑪，分之所在穴空⑫。

【注释】

①额颅发际傍各三：《太素》卷十一气府注："头维、本神、曲差左右六穴也。"王冰注："谓悬颅、阳白、头维，左右共六穴也。"高士宗注："从额颅入发际有本神、头维、悬颅，两旁各三，凡六穴。"按：此注

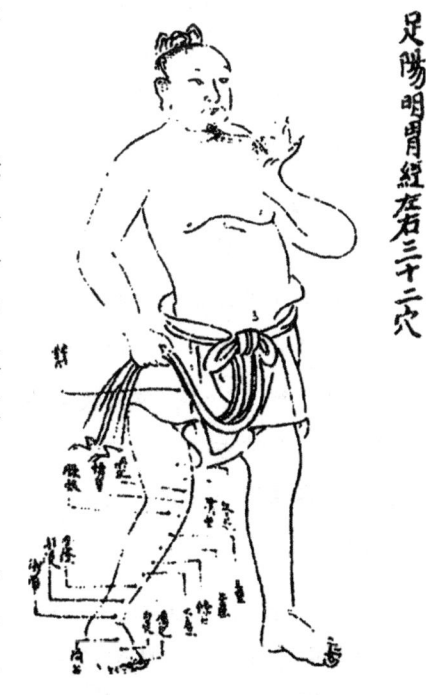

明抄本《普济方》中的足阳明胃经左右三十二穴图

各异，姑从高注。

②面鼽（qiú 求）骨空各一：指四白穴，左右凡二穴。鼽，在此音义均同顺。面鼽骨，即颧骨。面鼽骨空，即指眶下空。王冰注："鼽，䪼也。䪼，面颧也。"

③大迎之骨空各一：指大迎穴，左右凡二穴。高士宗注："大迎在颊车下，承浆傍，穴在骨间，故曰大迎之骨空。"

④缺盆外骨空各一：指天髎穴，左右凡二穴。

⑤膺中骨间各一：指气户、库房、屋翳、膺窗、乳中、乳根六穴，左右凡十二穴。

⑥侠胃脘各五：指不容、承满、梁门、关门、太乙五穴，左右凡十穴。

⑦侠脐广三寸各三：指滑肉门、天枢、外陵三穴，左右凡六穴。

⑧下脐二寸侠之各三：王冰注："下脐二寸，则外陵下同身寸之一寸，大巨穴也。各三者，谓大巨、水道、归来也。"

⑨气街动脉各一：指气冲穴，左右共二穴。

⑩伏菟上各一：指髀关穴，左右凡二穴。

⑪三里以下至足中指各八俞：王冰注："谓三里、上廉、下廉、解溪、冲阳、陷谷、内庭、厉兑八穴也，左右言之，则十六俞也。"

⑫分之所在穴空：吴岷注："分之所在穴空者，言上文六十八穴，皆阳明部分所在之穴孔也。"

【语译】

足阳明胃经脉气所发的有六十八穴：额颅发际旁各有三穴；面鼽骨空各有一穴；大迎穴在下颌角前之骨空陷中，左右各有一穴；在结喉之旁的人迎，左右各有一穴；缺盆外的骨空陷中左右各有一穴；膺中的骨空间陷中左右各有一穴；侠鸠尾之外，乳下三寸，侠胃脘左右各有五穴；侠脐之傍各有三穴；脐下二寸左右各有三穴；气冲左右各一穴；在伏菟上左右各有一穴；足三里以下到足中趾内间，左右各有八个俞穴；以上皆阳明所在部分的空穴。

【原文】

手太阳脉气所发者三十六穴：目内眦各一①，目外各一②，鼽骨下各一③，耳郭上各一④，耳中各一⑤，巨骨穴各一⑥，曲掖上骨穴各一⑦，柱骨上陷者各一⑧，上天窗四寸各一⑨，肩解各一⑩，肩解下三寸各一⑪，肘以下至手小指本各六俞⑫。

【注释】

①目内眦各一：指睛明穴，左右凡二穴。王冰注："谓睛明二穴也，在目内眦，手足太阳、足阳明、阴跷、阳跷五脉之会。"

②目外各一：高士宗注："目外，谓目外眦，两瞳子髎穴。"

③頄骨下各一：指颧骨下颧髎穴，左右凡二穴。

④耳郭上各一：指在两耳廓上的角孙穴，左右凡二穴。郭，亦作廓，凡四周及外部皆曰郭。《孟子》公孙丑："三里之城，七里之郭。"

⑤耳中各一：指听宫穴，左右凡二穴。

⑥巨骨穴各一：《类经》七卷第九注："手阳明经二穴也。"

⑦曲掖上骨穴各一：指臑俞二穴，挟肩髎后大骨下，胛上廉陷中，举臂取之。"

⑧柱骨上陷者各一：指肩井穴，左右凡二穴。

⑨上天窗四寸各一：王冰注："谓天窗、窍阴四穴也。"

⑩肩解各一：高士宗注："肩外解分之处，两秉风穴也，"肩解，即肩胛骨与肱骨交会分解之处。

⑪肩解下三寸各一：指天宗穴，左右凡二穴。

⑫肘以下至手小指本各六俞：指小海、阳谷、腕骨、后溪、前谷、少泽六穴，左右凡十二穴。小指本，指经脉起于小指之端，故曰小指本。

【语译】

手太阳小肠经脉气所发的有三十六穴：目内眦各有一穴；目外侧各有一穴；颧骨下各有一穴；耳廓上各有一穴；耳中珠子旁各有一穴；巨骨穴左右各一；曲掖上各有一穴；柱骨上陷中各有一穴；两天窗穴之上四寸各有一穴：肩解部各有一穴；肩解部之下三寸处各有一穴；肘部以下至小指端的爪甲根部各有井、荥、俞、原、经、合六穴。

【原文】

手阳明脉气所发者二十二穴：鼻空外廉，项上各二①，大迎骨空各一，柱骨之会各一②，醢骨之会各一③，肘以下至手大指次指本各六俞④。

【注释】

①鼻空外廉，项上各二：高士宗注："鼻孔外廉，迎香穴也。项上，扶突穴也。左右各二。凡四穴。"

②柱骨之会各一：指天鼎穴，左右凡二穴。高士宗注："柱骨，项骨也。柱骨之会，谓项肩相会之处，两天鼎穴。"

③髃骨之会各一：指肩髃穴，左右凡二穴。髃骨，指肩端之骨髆。髃骨之会，谓肩髃在肩臂相会处的骨髆中。

④肘以下至手大指次指本各六俞：指曲池、阳溪、合谷、三间、二间、商阳六穴，左右凡十二穴。

【语译】

手阳明大肠经脉气所发的有二十二穴：鼻孔的外侧各有一穴；项部左右各有一穴；大迎穴在下颌骨空间左右各有一穴；柱骨之会左右各有一穴；髃骨之会左右各有一穴；肘部以下至食指端的爪甲根部左右各有井、荥、俞、原、经、合六穴。

【原文】

手少阳脉气所发者三十二穴：鼽骨下各一①，眉后各一②，角上各一③，下完骨后各一④，项中足太阳之前各一⑤，侠扶突各一⑥，肩贞各一，肩贞下三寸分间各一⑦，肘以下至手小指次指本各六俞。

【注释】

①鼽骨下各一：《类经》七卷第九注："手太阳颧髎二穴也，手少阳之会，重出。"此与手太阳脉气所发者重。

②眉后各一：指丝竹空穴，左右凡二穴。

③角上各一：王冰注："谓悬厘二穴也。"高士宗："头角之上，两天冲穴也。"《太素》卷十一气府注："颔厌左右二穴。"角上，指耳的前角上。前文足少阳脉中有"耳前角上各一"，王冰注："谓颔厌二穴也。"据此则《太素》为是，故新校正曾对王注提出疑议云："按足少阳脉中言角下，此云角上，疑此误。"

④下完骨后各一：指天牖穴，左右凡二穴。高士宗注："下完骨后，谓完骨之下，完骨之后，两天牖穴。"完骨，一指骨名，即今之所谓"乳突"，一指穴名，即在乳突后下方陷中的完骨穴，在此应为骨名。

⑤项中足太阳之前各一：王冰注："谓风池二穴也。"《素问释义》云："即足少阳风池二穴，重出"。此与足太阳脉气所发者重。

⑥侠扶突各一：指天窗穴，左右凡二穴。《类经》七卷第九注："手太阳天窗二穴也，重出。"此与手太阳脉气所发者重。

⑦肩贞下三寸分间各一：《太素》卷十一气府注："肩窌、臑会、消泺，左右六穴。"

⑧肘以下至手小指次指本各六俞：王冰注："谓天井、支沟、阳池、中渚、液门、关冲六穴也。左右言之，则十二俞也。"

【语译】

手少阳三焦经脉气所发的有三十二穴：颧骨下各有一穴；眉后各有一穴；耳前角上各有一穴；耳后完骨后下各有一穴；项中足太阳经之前各有一穴；侠扶突之外侧各有一穴；肩贞穴左右各一；在肩贞穴之下三寸分肉之间各有三穴；肘部以下至尻无名指之端爪甲根部各有井、荥、俞、原、经、合六穴。

【原文】

督脉气所发者二十八穴；项中央二①，发际后中八②，面中三③，大椎以下至尾及傍十五穴④。至骶下凡二十一节，脊椎法也。

【注释】

①项中央二：指风府、哑门二穴。

②发际后中八：《类经》七卷第九注："前发际以至于后，中行凡八穴，谓神庭、上星、囟会、前顶、百会、后顶、强间、脑户也。"

③面中三：《类经》七卷第九注："素髎、水沟、兑端三穴也。"

④大椎以下至尻尾及傍十五穴：王冰注："脊椎之间有大椎、陶道、身柱、神道、灵台、至阳、筋缩、中枢、脊中、悬枢、命门、阳关、腰俞、长强、会阳十五俞也。"按：会阳穴在阴尾骨两傍，凡二穴则十六俞也，吴崐注无中枢穴，与"十五穴"之数合，当是。

【语译】

督脉之经气所发的有二十八穴：项中央有二穴；前发际向后中行有八穴；面部的中央从鼻至唇有三穴；自大椎以下至尻尾傍有十五穴。自大椎至尾骶骨共二十一节，这是脊椎穴位的计算方法。

【原文】

任脉之气所发者二十八穴，喉中央二①，膺中骨陷中各一②，鸠尾下三寸，胃脘五寸，胃脘以下至横骨六寸半一。腹脉法也③。下阴别一④，目下各一⑤，下唇一⑥，断交一⑦。

【注释】

①喉中央二：指廉泉、天突二穴。

②膺中骨陷中各一：指胸膺中行之骨陷中有璇玑、华盖、紫宫、玉堂、膻中、中庭六穴。

③鸠尾下三寸……腹脉法也：《类经》七卷第九注："鸠尾，心前蔽骨也。胃脘，言上脘也。自蔽下至上脘三寸，故曰鸠尾下三寸胃脘。自脐上至上脘五寸，故又曰五寸胃脘，此古经颠倒文法也。又自脐以下至横骨长六寸半，骨度篇曰：髃骭以下至天枢长八寸，天枢以下至横骨长六寸半，正合此数。一，谓一寸当有一穴，此上下共十四寸半，故亦有十四穴。即鸠尾、巨阙、上脘、中脘、建里、下脘、水分、脐中、阴交、气海、丹田、关元、中极、曲骨是也。此为腹脉之法。"

④下阴别一：《类经》七卷第九注："自曲骨之下，别络两阴之间，为冲、督之会，故曰阴别。一，谓会阴穴也。"

⑤目下各一：指承泣穴，左右凡二穴。

⑥下唇一：指承浆穴。

⑦龂交一：指督脉的龂交穴，为任脉之会。

【语译】

任脉之经气所发的有二十八穴：喉部中行有二穴；胸膺中行之骨陷中有六穴；自蔽骨至上脘是三寸，上脘至脐中是五寸，脐中至横骨是六寸半，计十四寸半，每寸一穴，计十四穴，这是腹部取穴的方法。自曲骨向下至前后阴之间有会阴穴；两目之下各有一穴；下唇下有一穴；上齿缝有一穴。

【原文】

冲脉气所发者二十二穴：侠鸠尾外各半寸至脐寸一①，侠脐下傍各五分至横骨寸一②。腹脉法也。

【注释】

①侠鸠尾外各半寸至脐寸一：指鸠尾之傍各五分至脐每寸一穴。王冰注："谓幽门、通谷、阴都、石关、商曲、肓俞六穴，左右则十二穴也。幽门侠巨阙两傍相去各同身寸之半寸陷者中，下五穴各相去同身寸之一寸，并冲脉足少阴二经之会。"

②侠脐下傍各五分至横骨寸一：指侠脐之两傍各五分至横骨一寸一穴，即中

注、四满、气穴、大赫、横骨五穴，左右凡十穴，皆属冲脉与足少阴之会穴。

【语译】

冲脉之经气通达的穴位共有二十二个穴位。

侠鸠尾两旁半寸，向下至脐部，每寸一穴，左右共十二次。从脐部两旁半寸，向下至横骨，每寸一穴，左右共十穴。这是取腹部经脉穴位的方法。

【原文】

足少阴舌下①，厥阴毛中急脉各一②，手少阴各一③，阴阳跷各一④，手足诸鱼际⑤脉气所发者，凡三百六十五穴也。

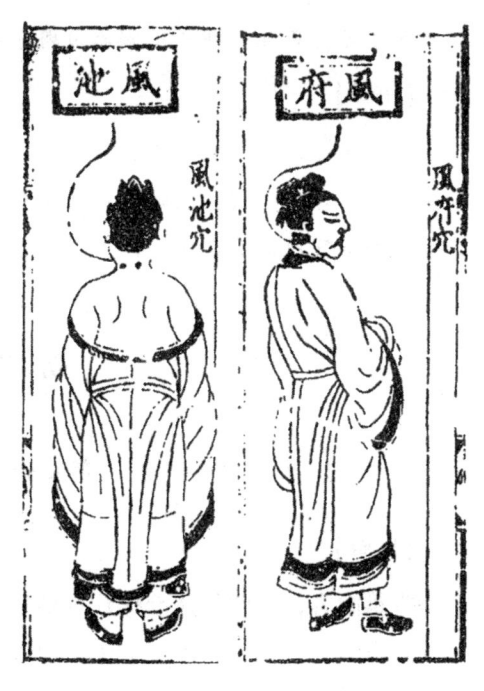

元刊本《活人书》中的风府穴与风池穴图

【注释】

①足少阴舌下：王冰注："足少阴舌下二穴，在人迎前陷中动脉前，是日月本，左右二也。足少阴脉气所发，刺可入同身寸之四分。"按：此句吴崐谓古无穴名，马莳、张介宾、高士宗均以任脉廉泉释之。《素问识》云："刺疟论云：舌下两脉者，廉泉也。根结篇云：少阴根于涌泉、结于廉泉。知是任脉廉泉之外，有肾经廉泉。故王云：足少阴舌下二穴。"考廉泉王注有二处，均谓："在颔下结喉上舌本下，阴维、任脉之会，刺可入同身寸之三分，留三呼，若灸者可灸三壮。"据此可见与本句所注之异，故不应混为一谈，此穴或名"日月本"，然惜诸书未载，已为亡佚之俞，故当仍从王注。

②厥阴毛中急脉各一：《类经》七卷第九注："急脉在阴毛之中。凡疝气急痛者，上引小腹，下引阴丸，即急脉之验，厥阴脉气所发也。"

③手少阴各一：王冰注："谓手少阴郄穴也。在腕后同身寸之半寸，手少阴郄也。"

④阴阳跷各一：王冰、吴崐、张介宾、张志聪均谓阴跷郄交信，阳跷郄跗阳。杨上善、马莳、高士宗均谓阴跷所生照海，阳跷所起申脉，左右四穴。今从后说。

⑤手足诸鱼际：即手足掌赤白肉分界处，如鱼腹之色际部。

【语译】

足少阴肾经脉气所发的舌下有二穴；肝足厥阴在毛际中左右各有一穴；心手少阴经左右各有一穴；阴蹻阳蹻阳蹻左右有一穴；四肢手足赤白肉分，状如鱼际之处，是脉气所发的部位。以上凡三百六十五穴。

# 卷第十六

## 骨空论篇第六十

【题解】

本篇内容，主要叙述治疗几种疾病的针灸取穴部位和方法。因为人体周身骨节间均有空（孔），而俞穴每位于骨空之中，故以"骨空"名篇。

【原文】

黄帝问曰：余闻风者百病之始也，以针治之奈何？岐伯对曰：风从外入，令人振寒，汗出头痛，身重恶寒①，治在风府②，调其阴阳，不足则补，有余则泻。大风颈项痛，刺风府③，风府在上椎。大风汗出，灸谚譆④谚譆在背下侠脊傍三寸所，厌之⑤令病者呼谚譆，谚譆应手。从风憎风，刺眉头⑥。失枕⑦在肩上横骨间⑧。折使揄臂齐肘正，灸脊中⑨。眇络⑩季胁引少腹而痛胀，刺谚譆。腰痛不可以转摇，急引阴卵，刺八髎⑪与痛上，八髎在腰尻分间。鼠瘘寒热⑫，还刺寒府，寒府在附膝外解营⑬。取膝上外者使之拜⑭。取足心者使之跪。

【注释】

①风从外入……身重恶寒：高士宗注："风从外入，伤太阳通体之皮肤，故令人振寒；从皮肤而入于肌腠，故汗出。随太阳经脉上行，故头痛。周身肌表不和，故身重。"

②治在风府：风府乃督脉经气所发之腧穴，太阳之会，为风邪所聚之处。热论篇云："巨阳者，诸阳之属也，其脉连于风府。"故伤于风邪而恶寒汗出头痛等，治当取此以调之。

③大风颈项痛，刺风府：风邪伤于卫分，卫气一日一夜大会于风府，故邪随卫入而致颈项作痛，亦当治在风府。

④噫嘻：注释不一。①为穴名，属足太阳脉气所发，在第六胸椎棘突下两傍各三寸。②下文之"呼噫嘻"，则是惧痛而呼之声。因其处以手按之每感痠痛，令其呼噫嘻之声，手按之处有噫嘻之振颤感，故其穴因而得名。《太素》卷十一骨空注："病声也。"王冰注："噫嘻，穴也。……以手厌之，令病人呼噫嘻之声，则指下动矣，……噫嘻者，因取为名尔。"

⑤厌之：即以手指按压其穴。厌与压通。如《汉书》五行志："地震陇西，厌四百余家。"

⑥从风憎风，刺眉头：吴崐注："病由于风，则憎风"。高士宗注："从，迎也。憎，恶也。迎风恶风，乃面额经脉不和，当刺眉头以泻之。"眉头，即攒竹穴。在眉头之陷，凹中，针尖向下或向外斜刺三至五分。

⑦失枕：即颈项强痛，难以回顾，不能就枕。每因风邪侵袭，枕卧姿势不当而致。《诸病源候论》失枕候云："失枕，头项有风，在于筋脉间，因卧而气血虚者，值风发动，故失枕。"

⑧肩上横骨间：王冰注："谓缺盆穴也。"吴崐、马蒔谓"巨骨穴"。《类经》二十一卷第四十四注："手太阳之肩外俞也。或谓足少阳之肩井穴，亦主颈项痛。"按：此诸家注释各异。此云"肩上横骨间"，似为泛指此处腧穴而言，不应释为一穴。

⑨折使揄（yú于）臂齐肘正，灸脊中：王冰注："揄读为摇，摇谓摇动也。然失枕非独取肩上横骨间，乃当正形灸脊中也。欲而验之，则使摇动其臂，屈折其肘，自项之下，横齐肘端，当其中间，则其处也，是曰阳关，在第十六椎节下间，督脉气所发。"马蒔注："此言折臂者，当有灸之之法也，凡人折臂者，使人自摇其臂而曲之，上与肘齐，即臂脊之中而灸之，以疏通其肘臂之气，盖细详之，乃三阳络之所也。"《类经》二十一卷第四十四注："谓使病者引臂，下齐肘端以度脊中，乃其当灸之处，盖即督脉之阳关穴。"张志聪注："折者，谓脊背罄折，而不能伸舒也，揄读作摇，谓摇其手臂，下垂齐肘尖，而正对于背中，以灸背中之节穴。"高士宗注："摇臂平肘，则脊中有窝，当正灸脊中。"按：以上诸说，王注谓此节为治失枕，吴注谓手拘挛，马注谓臂折，张志聪注谓脊背罄折，众说不一，不知孰是？《太素》卷十一骨穴注："折使中也，谓使引臂当肘灸脊中，除胗络季胁相引痛病也。"乍看此注似可解疑，然据《甲乙》卷七卷一中云："胗季胁引少腹而痛张，噫嘻主之。"则又不可从。今并录之，姑从张志聪注。

⑩胗（miǎo秒）络：指侠脊两傍之空软处的脉络。

⑪八髎：指上髎、次髎、中髎、下髎、左右八穴的总称。

⑫鼠瘘寒热：意指瘰疬已溃后，其形如鼠穴，塞其一洞，复穿其一，故名鼠瘘。有关本病的病因，《灵枢》寒热篇云："寒热瘰疬在于颈腋者，此皆鼠瘘寒热之毒气也。留于脉而不去者也。"可与本文互参。

⑬附膝外解营：意指寒府在膝关节外侧的骨缝中。解，为骨之分解处，即骨缝的意思。营，窌也，意指穴腧。《太素》卷十一注："寒热府在膝外解之营穴也。名曰髌关也。"

⑭取膝上外者使之拜：取膝上外解骨缝之穴，应取膝部微屈下拜的姿势，则穴空易开。王冰注："拜而取者，使膝穴空开也。"

【语译】

黄帝问道：我听说风邪是一切疾病发生的起源，怎样用针刺治疗呢？岐伯回答说：风邪从外侵入人体，使人洒洒振寒，汗出头痛，身体痠重怕冷，治疗时应取风府穴，以调和其阴阳气血；正气不足的就用补法，邪风有余的就用泻法。若感受风邪较重而出现颈项疼痛，亦应针刺风府穴，风府在项部的第一椎上。若感受风邪较重而出汗时，应当灸譩譆穴，譩譆穴在背部第六胸椎棘突下傍开三寸处，用手按压此处令病人呼譩譆声，则譩譆处应手而动。病由于风邪则恶风，应刺眉头陷中的攒竹穴。失枕，可在肩上横骨间取穴治疗。若脊背折痛，不能伸舒，可摇其手臂，灸下垂齐肘尖的脊中以治之。䏚络秀胁牵引到少腹部疼痛而胀的，应刺譩譆穴。腰痛不能转侧动摇，痛急则下引睾丸，可刺八髎穴与痛处之上，八髎穴在腰以下骶后孔中。鼠瘘寒热病，应当刺寒府，寒府在膝关节外侧的骨缝中。取膝上外解骨缝之穴，应使膝微屈。若取脚心的穴，应采取跪的姿势。

【原文】

任脉者，起于中极之下①，以上毛际，循腹里上关元，至咽喉，上颐循面入目。冲脉②者，起于气街③，并少阴之经④，侠脐上行，至胸中而散。任脉为病，男子内结七疝⑤，女子带下瘕聚⑥。冲脉为病，逆气里急。督脉为病，脊强反折。督脉者，起于少腹以下骨中央⑦，女子入系廷孔⑧，其孔，溺孔之端也，其络循阴器⑨合篡⑩间，绕篡后，别绕臀，至少阴与巨阳中络者，合少阴上股内后廉，贯脊属肾，与太阳起于目内眦，上额交巅上，入络脑，还出别下项，循肩髆内，侠脊抵腰中，入循膂络肾；其男子循茎下至篡，与女子等；其少腹直上者，贯脐中央，上贯心入喉，上颐环唇，上系两目之下中央⑪。此生病，从少腹上冲心而痛，不得前后，为冲疝。其女子不孕，癃痔遗溺嗌干。督脉生病治督脉，治在骨上，甚者在脐下营<sup>⑫</sup>。

**【注释】**

①任脉者，起于中极之下：《难经》二十八难杨玄操注："任者，妊也。此是人之生养之本，故曰位中极之下，长强之上。"中极，穴名，在脐下四寸。

②冲脉：《难经》二十八难杨玄操注："冲者，通也。言此脉下至于足，上至于头，通受十二经之气血，故曰冲焉。"

③起于气街：王冰注："气街者，穴名也，在毛际两傍鼠鼷上同身寸之一寸也。言冲脉起于气街者，亦从少腹之内，与任脉并行，而至于是乃循腹也。何以言之？《针经》曰：冲脉者，十二经之海，与少阴之络起于肾下，出于气街。"

④并少阴之经：《难经》二十八难虞庶注："《素问》曰：并足少阴之经，《难经》却言并阳明之经。况少阴之经，侠脐左右各五分，阳明之经，侠脐左右各二寸，气冲又是阳明脉气所发，如此推之，则冲脉自气冲起，在阳明、少阴两经之内，侠脐上行，其理明矣。"《类经》九卷第二十七注："冲脉起于气街，并足少阴之经，会于横骨大赫等十一穴，侠脐上行至胸中而散，此言冲脉之前行者也。"按：考冲脉，《内经》凡见七处，所云皆不同，综观其循行，则上而至头，下而至足，前行于腹，后行于背，阴阳表里无所不至，然就"并少阴而上行"或"并阳明而上行"而论，诸家更是认识不一，若从腧穴考之，则本经与《甲乙》卷三第二十所载腧穴之义相合，故仍当从本经。

⑤七疝：指七种不同类型的疝气。《难经汇注笺正》："疝之有七，隋唐以前，谓有厥疝、癥疝、寒疝、气疝、盘疝、胕疝、狼疝之名。元以后，则曰寒疝、筋疝、水疝、气疝、血疝、癫疝、狐疝，要之疝以气言，皆气滞不行为病。"

⑥带下瘕聚：带下，指赤、白带下。瘕，指癥瘕。聚，指积聚。

⑦起于少腹以下骨中央：王冰注：

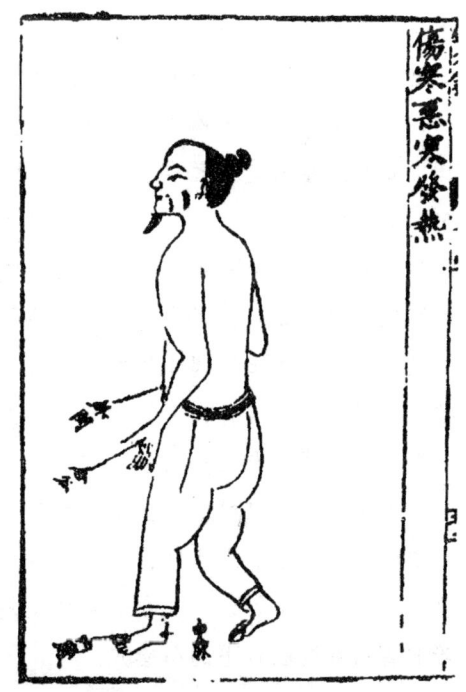

明万历刊本《杨敬斋针灸全书》针灸方图中的伤寒恶寒发热取穴图

"起，非初起，亦犹任脉、冲脉起于胞中也，其实乃起于肾下，至于少腹，则下行于腰横骨围之中央也。"

⑧廷孔：指尿道口。王冰注："系廷孔者，谓窍漏，近所谓前阴穴也，以其阴廷系属于中。故名之。"

⑨阴器：生殖器。

⑩篡：前阴后阴之间，即会阴部。又，《素问识》云："盖篡，当作纂，《甲乙》为是。《说文》：纂，似组而赤。盖两阴之间，有一道缝处，其状如纂组，故谓之纂。"此说可参。

⑪其少腹直上者，……上系两目之下中央：王冰："自其少腹直上，至两目之下中央，并任脉之行，而云是督脉所系。由此言之，则任脉、冲脉、督脉名异而同体也。"

⑫脐下营：指脐下小腹部之腧穴。《太素》卷十一骨空注："齐下营者，督脉本也，营亦穴处也。"

【语译】

任脉起于中极穴的下面，向上行到毛际处的曲骨穴入腹，循腹里上行到关元，直上到咽喉，再上行颐循面而入于目。冲起于气街穴，与肾足少阴经并行，侠脐七右向上行，到达胸中而散。任脉发生病变的症候，男子则在腹内结为七疝，女子则有带下和癥瘕积聚。冲脉发生病变的病候，则气逆上冲，腹内拘急疼痛。督脉发生病变的病候，则脊背强直而反张。督脉起于少腹部以下的横骨中央，女子则内系于廷孔，廷孔就是尿道的外口，它分出的络脉，循着阴器会合于前后二阴之间的会阴部，再绕行到会阴部后面，别绕行臀部，至少阴经脉处，与太阳经中的络相合，足少阴之脉，经股内后廉上行，贯穿脊柱而连属于肾脏，又一别络则与足太阳经起子目内，上行于额交于巅顶，入络于脑，还出分别下行至项，沿肩髆内，侠脊向下到达腰中，内入循膂联络于肾；若是男子，其督脉则循阴茎下至会阴，与女子相同；其从少腹直上的脉；贯穿肚脐中央，再上贯心入喉，上至颐环绕口唇，向上系于两目之下中央。督脉发生的疾病，是气从少腹向上冲心而痛，不能大小便，这叫"冲疝"。若是在女子则为不孕、小便不利、痔病、遗尿、嗌干等证。凡是督脉发生的病就应该治督脉，可取横骨上的曲骨穴，若病重的可取肚脐下的阴交穴。

【原文】

其上气有音者，治其喉中央，在缺盆中者①。其病上冲喉者，治其渐②，渐者上侠颐也。蹇③伸不屈，治其楗④。坐而膝痛，治其机⑤。起而引解，治其骸关⑥。膝痛，痛及拇指，治其腘⑦。坐而膝痛如物隐者，治其关⑧。膝痛不可屈伸，治其背内⑨。连䯒若折，治阳明中俞髎⑩。若别，治巨阳、少阴荥⑪，淫泺胫痠，不能久立，治少阳之维⑫，在外踝上五寸。辅骨上横骨下为楗，侠髋为机，膝解为骸关，侠膝之骨为连骸，骸下为辅，辅上为腘腘上为关，头横骨为枕。

【注释】

①治其喉中央，在缺盆中者：指在喉中央的廉泉穴和在两缺盆间的天突穴。《太素》卷十一骨空注："喉中央廉泉也，缺盆中央天突穴也。"

②治其渐：意指应取侠颐处的六迎穴治疗。王冰注："阳明之脉渐上颐而环唇，故以侠颐处为渐也，是为大迎。"

③蹇（jiǎn 简）膝：即膝部疼痛屈曲艰难。蹇，《说文》："跛也。"

④治其楗：谓可于股部取穴治疗。楗，下文谓："辅骨上横骨下为楗"。《类经》二十二卷第五十一注："股骨为楗。治其楗者，谓治其膝辅骨之上，前阴横骨之下，盖指股中足阳明髀关等穴也。"

⑤治其机：意谓可取环跳穴治疗。机，下文谓"侠髋为机"。《类经》二十二卷第五十一注："侠臀两傍骨缝之动处曰机，即足少阳之环跳穴也。"

⑥治在骸（xié 鞋）关：《类经》二十二卷第五十一注："当治其骸关，谓足少阳之阳关穴也。"骸关，《类经》八卷第十九注："骸，《说文》云：胫骨也。胫骨之上，膝之节解也。是为骸关。"《释骨》："按即膝外解上下之辅骨，盖名关，本取两骨可开阖之义，故指骨解与两骨并通。"按：似指膝关节外侧之骨间隙。

⑦治其腘：指当取膝腘处的委中穴治疗。

⑧治其关：谓于股骨之背侧部取穴治疗。关，下文谓"腘上为关"。马莳注："当治其关，疑是承扶穴也。系足太阳膀胱经穴也。尻臀下阴纹中。"

⑨治其背内：指当取足太阳经之在背部的俞穴治疗。

⑩阳明中俞髎：《太素》卷十一骨空注："是巨虚上廉也。"王冰注："正取三里穴也。"吴崐注："六俞之穴，井荥俞原经合，取其所宜也。"《类经》二十二卷第五十一及高士宗注皆谓"陷谷穴"。以上诸说不一，并录之。待考。

⑪巨阳、少阴荥：巨阳，即太阳。荥穴为通谷。少阴荥为然谷穴。

⑫少阳之维：即指足少阳胆经之络穴光明。《类经》二十二卷第五十一注："维，络也。足少阳之络穴光明，在外踝上五寸。"

【语译】

若病气上逆而呼吸有声的，当治其喉部中央的天突穴，天突穴在两缺盆的中间。若其气逆上冲于喉部的，当治其"渐"，即侠颐处的大迎穴。膝塞跛伸而不能屈的，应当治其"楗"，即股部足阳明经穴。坐而膝关节疼痛的应当治其"机"，即挟臀两旁骨缝活动处的环跳穴。起立时膝关节痛牵引到骨缝时，当取膝关节的阳关穴治疗。膝关节处痛，痛时牵引到拇趾的，应当取相部委中穴治疗。坐而膝关节痛如有物隐藏在内的，应当取相上的承扶穴治疗。膝关节疼痛不能伸屈的，应当取背部足太阳膀胱经腧穴治疗。膝关节处痛连及骱骨象折断似的，应当取足阳明经相应俞穴治疗。若是膝疼如与骱骨别离，应取足太阳和足少阴的荣穴治疗。若膝胫痿软无力，不能较长时间的站立，应取足少阳络光明穴治疗，穴在足外踝上五寸。膝两侧的辅骨以上，横骨以下的股骨叫楗；侠髋骨两侧关节活动的部位叫机；膝部关节活动分角处叫骱关；侠膝两侧的高骨与胫骨相连处叫连骸；连骸下面的高骨叫辅骨；辅骨上面是相窝；相上关节活动处叫关；项上后头部的横骨叫枕骨。

【原文】

水俞五十七穴者，尻上五行，行五①，伏兔上两行，行五②，左右各一行，行五③，踝上各一行，行六穴④。髓空⑤在脑后三分，在颅际锐骨之下⑥，一在断基下⑦，一在项后中复骨下⑧，一在脊骨上空在风府上。脊骨下空，在尻骨下空⑨。数髓空在面侠鼻⑩，或骨空在口下当两肩⑪。两髀骨空，在髀中之阳。臂骨空在臂阳，去踝四寸两骨空之间⑫。股骨上空在股阳，出上膝四寸。骱骨空在辅骨之上端⑬。股际骨空在毛中动脉下⑭。尻骨空在髀骨之后，相去四寸⑮。扁骨有渗理凑⑯，无髓孔，易髓无空⑰。

【注释】

①尻上五行，行五：即尻骨向上，共十五行，每行五穴。详见水热穴论。

②伏兔上两行，行五：指伏兔上腹部有二行，每行五穴。详见水热穴论。

③左右各一行，行五：指伏兔上腹部又左右各有一行，每行五穴。详见水热穴论。

④踝上各一行，行六穴：指内踝上各有一行，每行六穴。详见水热穴论。

⑤髓空：即骨空，为通髓之处，精髓气血由此出入。

⑥颅际锐骨之下：意指在颅后锐骨之下的风府穴。

⑦龂（yín 银）基下：王冰注："当颐下骨陷中有穴容豆。《中诰》名下颐。"

《类经》八卷第十九注："唇内上齿缝中曰龂交，则下齿缝中当为'龂基'下者，乃颐下正中骨镈也。"龂，同龈。

⑧复骨下：指大椎之上，伏而不显之椎下的哑门穴。王冰注："瘖门穴也。"《类经》八卷第十九注："即大推上骨节空也。复当作伏，盖项骨三节不甚显。"复，《素问识》云："然伏复通用，骨蒸复连，或作伏连。一伏时，本是一复时。"

⑨尻骨下空：指长强穴。新校正云："按《甲乙经》长强在脊骶端，正在尻骨下。"

⑩数髓空在面侠鼻：《类经》八卷第十九注："数，数处也。在面者，如足阳明之承泣、巨髎，手太阳之颧髎，足太阳之睛明，手少阳之丝竹空，足少阳之瞳子髎，听会。侠鼻者，如手阳明之迎香等处。皆在面之骨空也。"

⑪或骨空在口下当两肩：王冰注："谓大迎穴也。"按《甲乙》卷三第十云："大迎一名髓孔，在曲颔前一寸三分骨陷中"。故大迎处亦为髓空。

⑫臂骨空在臂阳，去踝四寸两骨空之间：指在前臂背侧，尺骨茎突之上四寸，尺骨与桡骨之间的三阳络。踝，指尺骨茎突。

⑬在辅骨之上端：指足阳明之犊鼻穴。

⑭毛中动脉下：张志聪注："股际者，谓两大腿骨之上小腹下之横骨，在两股骨之间，毛中动脉之下。"

⑮髀骨之后，相去四寸：王冰注："是谓尻骨八髎也。"

⑯扁骨有渗理凑：《类经》八卷第十九注："扁骨者，对圆骨而言，凡圆骨内皆有髓，有髓则有髓空，若扁骨则但有血脉渗灌之理而内无髓。"凑，与腠通。

⑰易髓无空：指扁骨无髓空，以渗腠理而代髓之功，故无空。易，代也。《汉书》周昌传："无以易尧。"

【语译】

治疗诸水病的俞穴有五十七穴，尻以上有五行，每行五穴，计二十五穴；伏兔之上两行，每行五穴，又左右各一行，每行五穴，计四五二十穴；足内踝之上各一行，每行六穴，计十二穴。以上共五十七穴。髓空在脑后三分，颅骨边际锐骨下的风府，一空在龂基下面的下颐，一空在项后复骨的下面，一空在脊椎骨上空，当风府穴上面的脑户。脊骨下空在尻骨下面的长强处。有数空是在面部和鼻孔的两旁，或有空是在口下面，正当迎于两肩的大迎。两肩髃的骨空，是在肩髃的外侧。臂骨之空是在前臂的外侧，去尺骨茎突之上四寸两骨空之间。股骨上的骨空，在股骨的外侧上膝四寸。骺骨的骨空是在辅骨上端的犊鼻。股际的骨空，是在腹部的阴毛中的动脉下面。尻骨空是髀部后方相去四寸的八髎。扁骨有渗灌血脉之纹理，而没有髓空，其渗腠理而代髓之功，全靠渗澹之纹理，所以无空。

【原文】

灸寒热之法，先灸项大椎，以年为壮数①，次灸橛骨②，以年为壮数，视背俞陷者灸之③，举臂肩上陷者灸之，两季胁之间④灸之，外踝上绝骨之端⑤灸之，足小指次指间⑥灸之，腨下陷脉⑦灸之，外踝后⑧灸之，缺盆骨上切之坚痛如筋者灸之，膺中陷骨间⑨灸之，掌束骨下⑩灸之，脐下关元三寸灸之，毛际动脉⑪灸之，膝下三寸分间⑫灸之，足阳明跗上动脉⑬灸之，巅上⑭一灸之，犬所啮之处⑮灸之三壮，即以犬伤病法灸之，凡当灸二十九处。伤食灸之，不已者，必视其经之过于阳者⑯，数刺其俞而药之。

【注释】

①以年为壮数：即按病人年龄大小决定施灸壮数的多少。如五岁灸五壮，十岁灸十壮等。《梦溪笔谈》云："医用艾一灼，谓之一壮，以壮人为法也，其言若干壮，壮人当依此数，老幼羸弱，量力减之。"

②橛骨：即脊骶骨，此指长强穴。

③背俞陷者灸之：指膀胱经在背部的俞穴，若因经气不足而陷下者，即灸之。

④两季胁之间：《太素》卷二十六灸寒热法注："季胁本侠脊京门穴也。"

⑤绝骨之端：指足少阳经阳辅穴。

⑥足小指次指间：指足少阳经的侠溪穴。

⑦腨下陷脉：指足太阳经承山穴。

⑧外踝后：指足太阳经昆仑穴。

⑨膺中陷骨间：指任脉的天突穴。

⑩掌束骨下：王冰注："阳池穴也。"高士宗注："束骨，横骨也。掌束骨下，犹言掌下束骨，谓横骨缝中大陵二穴。"按：以上二说，皆无确据，考《甲乙》阳池虽可以疗寒热，然在手背腕上陷者中，大陵在掌后两筋间陷者中，但不疗寒热，而足束骨下有足太阳经束骨穴主疗寒热，据此，"掌"字似衍。故暂从王注。

⑪毛际动脉：指足阳明经气冲穴。

⑫膝下三寸分间：指足阳明经足三里穴。

⑬跗上动脉：指足阳明经冲阳穴。

⑭巅上：指督脉百会穴。

⑮犬所啮（niè 聂）之处：《类经》二十一卷第四十二注："犬伤令人寒热者，古有灸法如此，故云然也。"《铜人》卷五云："外丘……今附猘犬所伤，毒不出，发寒热，速以三壮，又可灸所啮之处，立愈。"啮，同齧，齧，咬也。

⑯必视其经之过于阳者：诸说不一，《太素》卷二十六灸寒热法注："可刺大经所过之络出血，……阳，络脉也。"马莳注："必视其各部阳经有病者。"《类经》二十一卷第四十二注："过于阳者，阳邪之盛者也。"姑从张注。

【语译】

灸寒热病的方法：先灸项部的大椎穴，根据病人的年龄决定应灸的壮数；其次灸骶骨端的长强穴，也是以病人年龄作为应灸的壮数；察其背部脏腑俞穴有陷凹处灸之举臂时肩上有陷凹的部位灸之；两季胁间的京门穴灸之；足外踝上绝骨之端阳辅穴灸之；足小趾次趾间的侠溪穴灸之；腨下陷凹处的承山穴灸之；外踝后的昆仑穴灸之；缺盆骨上按之坚硬如筋而疼痛处灸之；膺中陷骨间的天突穴灸之；手背腕上陷中的阳池穴灸之；在脐下三寸处的关元穴灸之；毛际动脉处的气冲穴灸之；膝下三寸分肉之间的足三里穴灸之；足阳明足跗上的冲阳穴灸之；头顶上的百会穴灸之；被犬咬伤的部位灸三壮，即按照治犬咬伤的方法灸之；以上灸寒热病的部位共二十九处。伤食发寒热的亦可施灸，若灸之不愈，应诊视其经脉所过阳邪之盛处，多刺其俞穴以泻之，同时还须内服药物以调之。

## 水热穴论篇第六十一

【题解】

本篇介绍了治疗水病的五十七个俞穴和治疗热病的五十九个俞穴，并且论述了其所以能治疗水病、热病的原理，所以称"水热穴论"。

【原文】

黄帝问曰：少阴何以主肾？肾何以主水？岐伯对曰：肾者至阴也，至阴者盛水也①，肺者太阴也，少阴者冬脉也，故其本在肾，其末在肺②，皆积水也。

帝曰：肾何以能聚水而生病？岐伯曰：肾者谓之关也③，关闭不利，故聚水而从其类也。上下溢于皮肤，故为胕肿④。胕肿者，聚水而生病也。

帝曰：诸水皆生于肾乎？岐伯曰：肾者牝脏⑤也，地气上者属于肾，而生水液也，故曰至阴。勇而劳甚则肾汗出，肾汗出逢于风，内不得入于脏腑，外不得越于皮肤，客于玄府⑥，行于皮里，传为胕肿，本之于肾，名曰风水。所谓玄府者，汗空也。

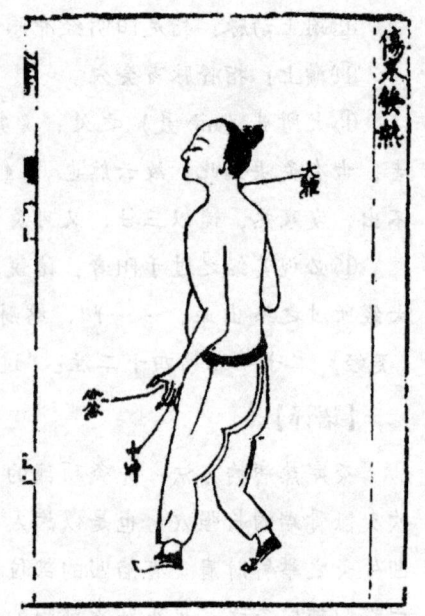

明万历刊本《杨敬斋针灸全书》针灸方图中的伤寒发热取穴图

【注释】

①肾者至阴也，至阴者盛水也：王冰注："阴者谓寒也。冬月至寒，肾气合应，故云肾者至阴也。水王于冬，故云至阴者盛水也。"

②其本在肾，其末在肺：肾，足少阴之脉，从肾上贯肝隔，入肺中，所以水病其末在肾，其本在肺。

③肾者胃之关也：《类经》二十一卷第三十八注："关者，门户要会之处，所以司启闭出入也。肾主下焦，开窍于二阴，水谷入胃，清者由前阴而出，浊者由后阴而出，肾气化则二阴通，肾气不化则二阴闭，肾气壮则二阴调，肾气虚则二阴不禁，故曰肾者胃之关也。"

④胕肿：即水气溢于皮肤而致的浮肿。胕，《山海经》东山经云："竹山有草焉，其名曰黄雚，浴之已疥，又可以已胕。"郭璞注："治胕肿也。"

⑤牝脏：指阴性的脏器。王冰注："牝，阴也，亦主阴位，故云牝脏。"

⑥玄府：即汗孔。王冰注："汗液色玄，从空而出，以汗聚于里，故谓之玄府。府，聚也。"马莳注："汗空虽细微，最为玄远，故曰玄。"王注训玄为黑，义似牵强，马注义尚近。按：玄，在此当有深隐之义，如鼻窍之称玄牝。汗孔细微而深隐，故称玄府。

【语译】

黄帝问道：少阴为什么主肾？肾又为什么能主水呢？岐伯回答说：肾居下焦属水，为阴中之阴，所以称为至阴之脏，水属阴，而主于肾，所以说至阴者，为主水之脏器，肺为太阴，司气化而通调水道，肾属少阴，主水而旺于冬，其脉从肾上贯肝禹入肺中，故诸水病，其本在肾而标在肺，肺、肾皆可积水而成此病。

黄帝说：肾为什么能聚水而生病呢？岐伯说：肾居下焦，开窍于二阴，为胃之关，关闭不利，则水气停留，同类相从，就可产生水病。水气上下泛溢，留于皮肤，故成为浮肿。浮肿的形成，是因水气积聚而成病。

黄帝说：一切水病都发生在肾吗？岐伯说：肾是阴脏，阴气向上蒸腾属于肾，因而化生水液，故以肾为至阴之脏。若其人逞勇而劳力过度则汗出于肾，若汗出适感风邪，汗孔闭塞，其汗液既不能向内入于脏腑，也不能向外透越皮肤，而停留在玄府，流行于皮肤之中，以致成为浮肿，此病之本是属于肾，又加感受了风邪，所以叫风水。所说的玄府，就是汗孔。

【原文】

帝曰：水俞五十七处者，是何主也？岐伯曰：肾俞五十七穴，积阴之所聚也，水所从出入也。尻上五行行五者①，此肾俞②。故水病下为胕肿大腹，上为喘呼，不得卧者，标本俱病，故肺为喘呼，肾为水肿，肺为逆不得卧，分为相输③，俱受者水气之所留也。伏兔上各二行行五者④，此肾之街也⑤，三阴之所交结于脚也⑥。踝上各一行行六者⑦，此肾脉之下行也，名曰太冲⑧。凡五十七穴者，皆脏之阴络，水之所客也⑨。

【注释】

①尻上五行行五者：即尻骨向上，共分五行，每行五穴，计中行督脉气所发者，脊中、悬枢、命门、腰俞、长强。次侠督脉足太阳脉气所发者，大肠俞、小肠俞、膀胱俞、中膂内俞、白环俞。又次两行足太阳脉气所发者，胃仓、肓门、志室、胞门、秩边。以上共二十五穴。

②此肾俞：《太素》卷十一气穴注："尻上五行，合二十五俞者，有非肾脉所发，皆言肾俞，以其近肾并在肾部之内，肾气所及，故皆称肾俞也。"

③分为相输：《类经》二十一卷第三十八注："言水能分行诸气，相为输应，而俱受病者，正以水气同类，水病则气应，气病则水应，留而不去即为病。"

④伏兔上各二行行五者：王冰注："伏兔上各二行行五者，腹部正俞侠中行任脉两傍冲脉足少阴会者，有中注、四满、气穴，大赫，横骨当其处也。次侠冲脉、足少阴两傍足阳明脉气所发者，有外陵、大巨、水道、归来、气街当其处也。"

⑤此肾之街也：肾气通行的道路。街，《文选》西京赋："街衢相经。"注："街，大道也。"

⑥三阴之所交结于脚也：即肝、脾、肾三阴之径相交于足、胫的意思。《灵枢》经脉篇云："脾足太阴之脉，……循胫后交出厥阴之前，上膝股内前廉，……肾足少阴之脉，……出腘内廉，上股内后廉，……肝足厥阴之脉，……上踝八寸，交出太阴之后，上腘内廉，循股阴入毛中。"故云三阴之所交结于脚。

⑦踝上各一行行六者：王冰注："有太冲、复溜、阴谷三穴，阴蹻脉有照海、交信、筑宾三穴。"张志聪注为照海、水泉、大钟、太溪、然谷、涌泉六穴。高士宗注为三阴交、漏谷、商丘、公孙、太白、大都六穴。三说不一，姑从王注。

⑧名曰太冲：《太素》卷十一气穴注："冲脉上出于颃颡，下者注少阴大络，以下伏行出跗循跗，故曰肾脉下行，名曰太冲。"

⑨皆脏之阴络，水之所客也：指以上所述五十七穴皆是阴脏所络部位的俞穴，也是水气所留居的地方。

【语译】

黄帝说：治水病的有五十七个俞穴，是哪一脏所主呢？岐伯说：肾所结络的俞穴有五十七个，是阴气积聚的部位，也是水气津液出入的地方。尻骨以上有五行，每行有五个俞穴，计二十五穴，是肾气所及的俞穴。所以水液泛溢之病，在下部则腹以下浮肿，在上部则呼吸喘急，不能平卧，这是标本俱病，因为肺病则喘呼，肾病则水肿，肺为上逆之水气所迫，故不能平卧，所以肺肾标本同病，以致水气相互输应，水气则稽留于皮肤之中。在股部的伏兔以上左右各有二行，每行有五个穴，这是肾气所通行的道路，也是足三阴经相交于足胫的路径。足内踝上各有一行，每行六个俞穴，这是肾脉下行的部分，名之曰太冲。以上所说的五十七个俞穴，都是阴脏结络的部位，也是水气停留的地方。

【原文】

帝曰：春取络脉分肉何也？岐伯曰：春者木始治，肝气始生，肝气急，其风疾，经脉常深，其气少，不能深入，故取络脉分肉间。

帝曰：夏取盛经分腠何也？岐伯曰：夏者火始治，心气始长，脉瘦气弱①，阳气留溢，热熏分腠，内至于经，故取盛经分腠，绝肤②而病去者，邪居浅也。所谓盛经者，阳脉也。

帝曰：秋取经俞③何也？岐伯曰：秋者金始治，肺将收杀，金将胜火④，阳气在合，阴气初胜，湿气及体，阴气未盛，未能深入，故取俞以泻阴邪⑤，取合以虚阳邪⑥。阳气始衰，故取于合。

帝曰：冬取井荥⑦何也？岐伯曰：冬者水始治，肾方闭，阳气衰少，阴气坚盛，巨阳伏沉⑧，阳脉乃去，故取井以下阴逆，取荥以实阳气。故曰：冬取井荥，春不鼽衄⑨。此之谓也。

【注释】

①脉瘦气弱：心属火，主血脉。夏季是火气当令，脉气始长，其气尚微，故

谓脉瘦气弱。

②绝肤：透过皮肤的意思。《灵枢》官针篇云："先浅刺绝皮，以出阳邪。"绝，过也。《荀子》劝学篇："而绝江河。"注："绝，过也。"

③经俞：即各经的经穴和俞穴。《类经》二十卷第十八注："经俞者，诸经之经穴俞穴也。俞应夏，经应长夏，皆阳分之穴。"

④金将胜火：火本胜金，今秋季当今，乃金旺火衰之时，故云金将胜火。马蒔注："金气旺，反欲胜火，正以金旺火衰故也。"

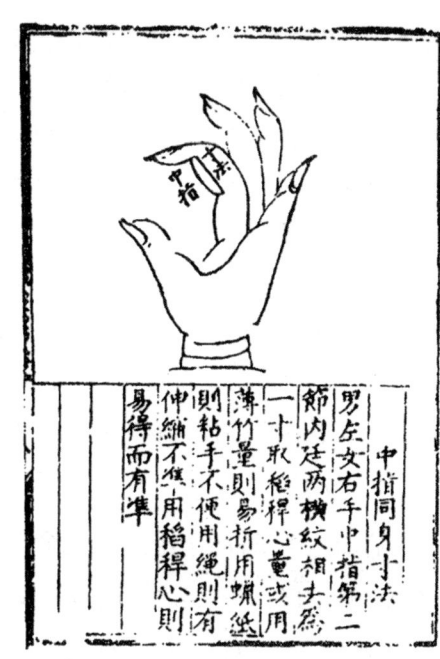

明代高武《针灸聚英》中的指雨图

⑤取俞以泻阴邪：高士宗注："时方清肃，故阴初胜，白露乃下，故湿气及体，阴气初胜，则阴气来盛，湿气及体，则未深入，故取俞以泻阴湿之邪。"

⑥取合以虚阳邪：《类经》二十卷第十八注："阳气始衰，邪将收敛，故取合穴以虚阳邪也。"

⑦井荣：指各经的井穴和荣穴。

⑧巨阳伏沉，指足太阳之气沉伏潜藏于里。

⑨冬取井荣，春不鼽衄：《太素》卷十一变输注："井为木也，荣为火也，冬合之时，取井荣者，冬阴气盛，逆取其春井写阴邪也。逆取其夏荣补其阳也，故冬无伤寒，春不鼽衄也。"

【语译】

黄帝说：春天针刺时取终脉分肉是为什么呢？岐伯说：春季是木气开始主时，人的肝气开始生发，肝气之性急，其病邪为风气急疾，人的经脉则深伏于内，风气始发，其气尚微，不能深入经脉，所以治疗时需要浅刺，应取络脉分肉之间。

黄帝说：夏天针刺时取盛经分腠是为什么呢？岐伯说：夏天是火气开始主时，人的心气开始盛长，脉瘦气弱，而阳气流溢，其热向外薰蒸于分腠之间，向内则入于经脉，所以应取盛经分腠，针刺时只透过皮肤，而病即可衰去，这是因为邪居于表浅部位的缘故。这里所说的盛经，指的是阳经的经脉。

黄帝说：秋天针刺时取经俞是为什么呢？岐伯说：秋季是金气开始主时，人的肺气即将收敛肃杀，乃金旺火衰之时，阳气开始进入在经脉的合穴，阴气初生，寒湿之气开始犯人，但阴气尚未太盛，还不能深入，所以取俞穴以泻阴邪，取合穴以虚阳邪。因为阳气是初衰，所以应取合穴。

黄帝说：冬天针刺时取井荥是为什么呢？岐伯说：冬秀是水气开始主时，人的肾气开始闭藏，阳气已经衰少，少阴之气是坚盛的，而太阳之气则沉伏于里，其阳脉亦随之而去，所以取井穴以降阴气之上逆，取荥穴以补阳气之不足。因此说：冬季刺井穴荥穴，春天就不患鼻塞和鼻出血的疾病。这就是其中的道理。

【原文】

帝曰：夫子言治热病五十九俞，余论其意，未能领别其处，愿闻其处，因闻其意。岐伯曰：头上五行行五者，以越诸阳之热逆也。大杼、膺俞①、缺盆、背俞②，此八者，以泻胸中之热也③。气街、三里、巨虚上下廉，此八者，以泻胃中之热也④。云门、髃骨、委中、髓空⑤，此八者，以泻四肢之热也。五脏俞傍五⑥，此十者，以泻五脏之热也。凡此五十九穴者，皆热之左右也⑦。

帝曰：人伤于寒而传为热何也？岐伯曰：夫寒盛则生热也⑧。

【注释】

①膺俞：即中府穴。王冰注："膺俞者，膺中之俞也，正名中府。"

②背俞：即风门穴。王冰注："背俞即风门热府俞也。"

③以泻胸中之热也：以此八穴，前后近胸，故泻胸中之热。

④以泻胃中之热也：以此八穴，皆为足阳明胃经之俞穴，故能泻胃中之热。

⑤髓空：《太素》卷十一气穴注："髓空在腰，一名腰俞。"张志聪注："髓空即横骨穴，所谓股际骨空，在毛中动下，属足不阴肾经。"按：腰俞只有一次，与"此八者"之数不合，故从张注。

⑥五脏俞傍五：指背部五脏俞穴之傍五穴，即魄户、神堂、魂门、意舍、志室五穴。

⑦皆热之左右也：《太素》卷十一气穴注："皆热病左右之榆也。"吴崐注："左右习近也。"今从《太素》注。乃概言五十九穴皆治热病左右之俞穴。

⑧夫寒盛则生热也：寒邪束于表，则阳气郁于里，待阳气外出则寒化为热。所以说寒盛则生热。

【语译】

黄帝说：先生所说治热病的五十九个俞穴，我已知其大意，但不能识别清楚它的具体部位，我想听您讲清这些俞穴的部位，及其所以能治疗热病的道理。岐伯说：头上五行，每行五穴，可以泻越诸阳经上逆的热邪。大杼、中府、缺盆、风门，左右共八穴，可以清泻胸中的热邪。气冲、足三里、巨虚上廉、巨虚下廉，左右共八穴，可以泻胃中的热。云门、肩髃、委中、横骨，左右共八穴，可以泻四肢的热。五脏俞之傍有五穴，左右共十穴，可以泻五脏的热邪。以上五十九个俞穴，是治疗热病的左右要穴。

黄帝说：人伤于寒邪，而发生热病是为什么呢？岐伯说：若寒邪极盛，阳气郁遏就会发热。

# 卷第十七

## 调经论篇第六十二

【题解】

调经，即调治经络。本篇内容，说明了经络是气血运行和沟通脏腑内外的道路，邪气可以由经络传入脏腑或传出体表，所以治疗上要调治经络；并且讨论了运用针刺治疗脏腑经络寒热虚实病变的原理、证状和补泻手法，所以篇名"调经论"。

【原文】

黄帝问曰：余闻刺法言，有余写之，不足补之。何谓有余，何谓不足？岐伯对曰：有余有五，不足亦有五，帝欲何问？帝曰：愿尽闻之。岐伯曰：神①有余有不足，气有余有不足，血有余有不足，形有余有不足，志有余有不足，凡此十者，其气不等②也。

【注释】

①神：《甲乙经》卷六第三此下有"有"字。下文"气"、"血"、"形"、"志"仿此。

②此十者、其气不等：神、气、血、形、志分属于五脏而各有虚实之异，故十者皆不等。王冰："神属心，气属肺，血属肝，形属脾，志属肾，以各有所宗，故不等也。"张介宾："神属心，气属肺，血属肝，形属脾，志属肾，各有虚实，

故其气不等。"

【语译】

黄帝问道：我听到刺法上说，病有余的用泻法，病不足的用补法。怎样为有余，怎样为不足呢？岐伯回答说：有余的有五种，不足的也有五种，您要问哪一种呢？黄帝道：请全部讲给我听。岐伯说：神有有余和不足，气有有余和不足，血有有余和不足，形有有余和不足，志有有余和不足。以上共十种，其气各不相等。

【原文】

帝曰：人有精、气、津、液、四支、九窍、五藏、十六部①、三百六十五节②，乃生百病；百病之生，皆有虚实。今夫子乃言有余有五，不足亦有五，何以生之乎？岐伯曰：皆生于五藏也。夫心藏神，肺藏气，肝藏血，脾藏肉，肾藏志。而此成形，志意通，内连骨髓③，而成身形五藏④。五藏之道，皆出于经隧⑤，以行血气；血气不和，百病乃变化而生，是故守经隧焉。

【注释】

①十六部：张志聪作手足经脉十二、蹻脉二、督脉一、任脉一，共十六部；王冰、张介宾、马莳、吴崐作手足二、九窍九、五脏五，共十六部；高世栻作两肘、两臂、两楫、两股、身之前后左右、头之前后左右，共十六部。按以上三种说法，根据经文上下文义，当作经脉解较妥。

②三百六十五节：人体有三百六十五处骨节，每骨节有一孔穴，故也有三百六十五个孔穴；它们是正经分出的络脉所分布的地方，所以又有三百六十五络；气血在络脉会聚，故又称"三百六十五会"。《灵枢·九针十二原》："节之交，三百六十五会。"《灵枢·邪气藏府病形》："十二经脉三百六十五络，……。"此处应灵活理解。

③志意通，内连骨髓：志，肾所主，此处指肾气；意，脾所主，此处指脾气；骨髓，肾精所化。全句是说肾气和脾气相交通，外在形体与内在骨髓相联系。

④五藏：马莳、高世栻等均认为此二字为衍文。

⑤经隧：《甲乙经》卷六第三作"经渠"。较大的经脉主干潜行于深部，故称"经隧"。张介宾："隧，潜道也。经脉伏行，深而不见，故曰经隧。"

【语译】

黄帝问道：人体有精、气、津、液、四肢、九窍、五脏、十六部、三百六十五节，能够发生各种疾病；而各种疾病的发生，又各有虚实的不同。现在先生只说有余的有五种，不足的也有五种，究竟是怎样发生的呢？岐伯答道：都是生于五脏的。心主藏神，肺主藏气，肝主藏血，脾主藏肉，肾主藏志。而这里已经形成的形体，是由于先天肾气与后天脾气相交通，外在形体与内在骨髓相联系，才能形成人的形体五脏。五脏之间的相互联系，都是通过经隧以运行血气；如果血气不能调和，各种疾病也就由此变化而生，所以治疗上要抓住经隧这个关键啊！

【原文】

帝曰：神有余不足何如？岐伯曰：神有余则笑不休，神不足则悲①。血气未并②，五藏安定，邪客于形，洒淅起于毫毛，未入于经络也，故命曰神之微③。

帝曰：补写奈何？岐伯曰：神有余则写其小络之血④，出血，勿之深斥⑤，无中其大经，神气乃平；神不足者，视其虚络，按⑥而致之，刺而利⑦之，无出其血，无泄其气，以通其经，神气乃平。

帝曰：刺微奈何？岐伯曰：按摩勿释，着针勿斥⑧，移气于不足，神气乃得复。帝曰：善！

【注释】

①悲：《甲乙经》卷六第三、《黄帝内经太素》卷二十四虚实补泻均作"忧"。

②并：兼并，引申为偏聚。

③神之微：心经的微邪。张介宾："此外邪之在心经也，浮浅微邪，在脉之表，神之微病也。"

④血：《素问注证发微》、守山阁本《皇帝内经素问》均改作"脉"。

⑤斥：开拓、扩大。此处作"推进"解。

⑥按：《甲乙经》卷六第三、《黄帝内经太素》卷二十四虚实补泻均作"切"。

⑦利：《甲乙经》卷六第三作"和"。

⑧按摩勿释，着针勿斥：着，附着、附上。比喻针刺非常浮浅，只刺在皮肤上。马莳："按摩其病处，勿释其手，着针其病处，勿推其针。"

【语译】

黄帝问道：神有余和不足有哪些表现？岐伯说：神有余则喜笑不止，神不足则常悲忧。如果血气没有发生偏聚，五脏生理功能正常，此时邪气客于形体，洒淅恶寒，病起子毫毛而未侵入经络，这就叫神（心）病微邪。

黄帝又问：治疗上怎样运用补泻的方法？岐伯说：神有余就刺其小络使之出血，不要深刺，以免刺伤大经，这样神气才能平和；神不足就视其虚络所在，用按摩引导气血达于虚络之中，用针刺疏利使气血运行，不要使之出血，也不要使气外泄，只要疏通经脉，神气也就平和了。

黄帝又说：针刺治疗微邪，怎样施行？岐伯说：在按摩的同时，用针浅刺在皮肤上，不要向里进针，只使经气移行于不足之处，神气就可以恢复了。黄帝说：讲得好！

【原文】

气①有余不足奈何？岐伯曰：气有余则喘咳上气，不足则息利少气②。血气未并，五藏安定，皮肤微病，命曰白气微泄③。

帝曰：补写奈何？岐伯曰：气有余则写其经隧，无伤其经，无出其血，无泄其气④；不足则补其经隧，无出其气。

帝曰：刺微奈何？岐伯曰：按摩勿释，出针视之曰，我将深之，适人必革⑤，精气自伏⑥，邪气散乱，无所休息，气泄腠理，真气乃相得。帝曰：善！

【注释】

①气：原本无，据《皇帝内经太素》卷二十四虚实补泻及上下文义补。

②息利少气：呼吸虽通利，但气息短少。又《灵枢·本神》曰："肺气虚则鼻塞不利，少气。"供参考。

③白气微泄：肺气微虚的意思。马莳："肺主皮肤，皮肤微病，命曰白气微泄。盖肺属金，为色之白也。"高世栻："微泄，犹言微虚也。"

④无伤其经，无出其血，无泄其气：此三句与"写其经隧"似有矛盾，存疑待考。译文依旧。

⑤适人必革：张介宾："适，至也。革，变也。……适人必革者，谓针之至人，必变革前说，而刺仍浅也。"

⑥伏：藏匿，埋伏。引申为内守。

【语译】

气有余和不足有哪些表现？岐伯说：气有余就喘咳而气上逆，气不足就呼吸虽通利而气息短少。如果血气没有发生偏聚，五脏生理功能正常，只是皮肤受微邪而病，就叫做肺气微虚。

黄帝又道：治疗上怎样运用补泻的方法？岐伯说：气有余就泻其经隧，但不要伤及经脉，不要使其出血，也不要使经气外泄；气不足就补其经隧，不要使经气外泄。

黄帝又问道：针刺治疗皮肤微病，怎样施行？岐伯说：在按摩的同时，把针拿出来给病人看，并佯告说："我准备深刺"，但在实际针刺时还是刺得较浅，这样病人的精气就自然内守，而不与邪气相结，邪气散乱于浅表，没有它可以附着停留的地方，就由腠理而发泄于外，于是真气就恢复正常了。黄帝说：讲得好！

【原文】

血有余不足奈何？岐伯曰：血有余则怒，不足则恐①。血气未并，五藏安定，孙络外②溢，则络③有留血。

帝曰：补写奈何？岐伯曰：血有余，则写其盛经出其血；不足，则视④其虚经，内针其脉中，久留而视⑤，脉大⑥，疾出其针，无令血泄。

帝曰：刺留血奈何？岐伯曰：视其血络，刺出其血，无令恶血得入于经，以成其疾。帝曰：善！

【注释】

①恐：新校正："按全元起本，'恐'作'悲'，《甲乙》及《太素》并同。"
②外：原作"水"，据《甲乙经》卷六第三、《皇帝内经太素》卷二十四虚实补泻改。
③络：原作"经"，据《甲乙经》卷六第三改。
④视：《皇帝内经太素》卷二十四虚实补泻作"补"。
⑤久留而视：《甲乙经》卷六第三作"久留之血至"。《黄帝内经太素》卷二十四虚实补泻作"久留血至"。
⑥脉大：指针下气感增强的现象。

【语译】

血有余和不足有哪些表现？岐伯说：血有余则发怒，血不足则恐惧。如果血气没有发生偏聚，五脏生理功能正常，只是孙络中有血液外溢的现象，则说明络脉中已有瘀血留滞。

黄帝说：治疗上怎样运用补泻的方法？岐伯说：血有余，就泻其气血充盛的经脉，针刺使其出血；血不足，就视其虚经所在，将针刺入其经脉之中，并留针候气，待到针下感觉有较强的经气来至，就迅速出针，不要使其出血。

黄帝又问：针刺治疗留血，怎样施行？岐伯说：视其留血所在的络脉，针刺使其出血，使留滞的坏血不致于入于经脉，从而引起其他的疾病。黄帝说：讲得好！

**【原文】**

形有余不足奈何？岐伯曰：形有余则腹胀，泾溲不利①，不足则四支不用。血气未并，五藏安定，肌肉蠕动，命曰微风②。

帝曰：补写奈何？岐伯曰：形有余则写其阳经③，不足则补其阳络③。

帝曰：刺微奈何？岐伯曰：取分肉间，无中其经，无伤其络，卫气得复，邪气乃索④。帝曰：善！

**【注释】**

①泾溲不利：指大小便不利。王冰："泾，大便；溲，小便也。"

②微风：肌肉跳动属风，而"蠕动"则微，故称"微风"。马莳："风或客之肌肉，如蠕虫之动然，而风气尚微，命曰微风。"

③阳经、阳络：张志聪："阳，谓阳明也。阳明与太阴为表里。盖皮肤气分为阳，脾所主在肌肉，故当从阳而补泻。泻刺其经者，从内而出于外也；补刺其络者，从外而入于内也。"

④索：离散。

**【语译】**

形有余和不足有哪些表现？岐伯说：形有余就出现腹胀，大小便不通畅；形不足就出现四肢软弱无力。如果血气没有发生偏聚，五脏生理功能正常，只出现肌肉蠕动，那就叫"微风"。

黄帝又说：治疗上怎样运用补泻的方法？岐伯说：形有余，就针刺泻其阳经；形不足，就针刺补其阳络。

黄帝又问：针刺治疗微风，怎样施行？岐伯说：针刺其分肉之间，不要刺在经脉中，也不要损伤其络脉，只要促使卫气得以恢复，邪气就能消散。黄帝说：讲得好！

**【原文】**

志有余不足奈何？岐伯曰：志有余则腹胀飧泄，不足则厥。血气未并，五藏安

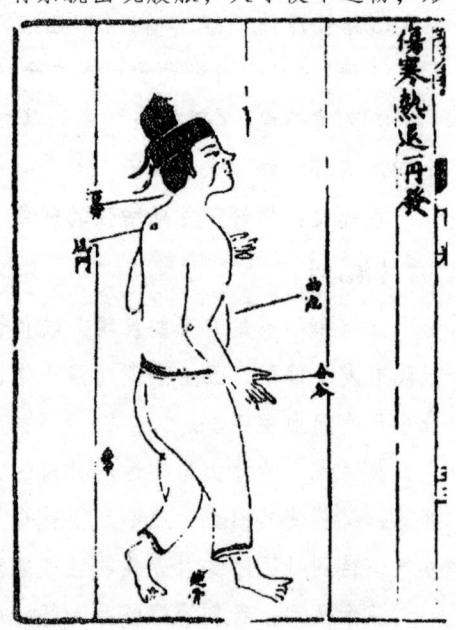

明万历刊本《杨敬斋针灸全书》针灸方图中的伤寒热退再发取穴图

定，骨节有动①。

帝曰：补写奈何？岐伯曰：志有余则写然筋②血者；不足则补其复溜③。

帝曰：刺未并奈何？岐伯曰：即取之，无中其经，邪所乃能立虚④。帝曰：善！

【注释】

①动：《甲乙经》卷六第三作"伤"。动，训为"疼痛"。盖古文"动"通"恸"而"恸"与"痛"音同义近，故借之。如《骨空论》有"缺盆骨上切之坚痛如筋者灸之"句，其中"痛"字，《甲乙经》卷入第一、《黄帝内经太素》卷二十六灸寒热法、《类经》二十一卷第四十二均作"动"。

②然筋：高世栻："然筋即然谷，在足心斜上内侧两筋之间，故曰然筋。"新校正："杨上善云：然筋当是然谷下筋。再详诸处引然谷者，多云'然骨之前血'者，疑少'骨之'二字，'前'字误作'筋'字。"

③复溜：穴名，属足少阴经，在足内踝上二寸处。

④邪所乃能立虚：新校正："按《甲乙经》'邪所'作'以去其邪'。"高世栻："血气未并，骨节有动之时，当即取之，使病无中其经，庶受邪之所，乃能立虚。立虚者，使邪即去，毋容缓也，此微泻微补之法也。"

【语译】

志有余和不足有哪些表现？岐伯说：志有余就出现腹胀飧泄，志不足则手足厥冷。如果血气没有发生偏聚，五脏生理功能正常时，只感到骨节间有些疼痛。

黄帝又道：治疗上怎样运用补泻的方法？岐伯说：志有余就用泻法针刺然谷出血，志不足就用补法针刺复溜。

黄帝又问：针刺治疗血气尚未偏聚者，怎样施行？岐伯说：就在骨节疼痛处取穴针刺，不要刺在经脉上；邪气就很快被祛除了。黄帝说：讲得好。

【原文】

余已闻虚实之形，不知其何以生。岐伯曰：气血以并①，阴阳相倾②，气乱于卫，血逆③于经，血气离居，一实一虚④。血并于阴，气并于阳，故为惊狂；血并于阳，气并于阴，乃为炅⑤中；血并于上，气并于下，心烦惋⑥善怒；血并于下，气并于上，乱而喜忘。

【注释】

①气血以并：气血发生了偏聚。这是对上文神、气、血、形、志五者有余不

足病机的说明。

②阴阳相倾：倾，不平衡。阴阳相倾，即阴阳偏盛偏衰的不平衡现象。

③逆：《黄帝内经太素》卷二十四虚实所生作"留"。

④血气离居，一实一虚：气与血相随而行，若由于血气偏聚而不能相随，则称为"血气离居"。有血处无气，有气处无血，故云"一实一虚"。张志聪："血离其居，则血虚而气实；气离其居，则气虚而血实。故曰一实一虚。"

⑤炅（jiǒng 炯）：热。

⑥悗（wǎn 碗）：《甲乙经》卷六第三作"闷"。《黄帝内经太素》卷二十四虚实所生作"悗"。悗（mán 瞒），烦闷。"悗"与"悗"古义近。

【语译】

我已听了关于虚实的情形，但不知道它们是怎样产生的。岐伯说：是由于血气发生了偏聚，阴阳出现偏盛偏衰而失去平衡状态，气混乱于卫表，血逆行于经脉，于是血气不得正常地相随运行，形成一实一虚的病理现象。如果血偏聚于阴，气偏聚于阳，就会发生惊狂；如果血偏聚于阳，气偏聚于阴，就会出现热中；如果血偏聚于上，气偏聚于下，则表现为心中烦闷，易于发怒；如果血偏聚于下，气偏聚于上，则表现为思维混乱，易于健忘。

【原文】

帝曰：血并于阴，气并于阳，如是血气离居，何者为实，何者为虚？岐伯曰：血气者，喜温而恶寒，寒则泣①不能流，温则消而去之②。是故气之所并为血虚，血之所并为气虚③。

帝曰：人之所有者，血与气耳。今夫子乃言血并为虚，气并为虚，是无实乎？岐伯曰：有者为实，无者为虚；故气并则无血，血并则无气；今血与气相失，故为虚焉。络之与孙脉，俱输④于经；血与气并，则为实焉。血之与气，并走于上，则为大厥，厥则暴死⑤；气复反则生，不反则死。

【注释】

①泣：凝涩的意思。

②消而去之：消，散。去，流走的意思。消而去之，指（血气）散开并流走。

③气之所并……气虚：张介宾："气并于阳则无血，是血虚也；血并于阴则无气，是气虚也。"

④输：《甲乙经》卷六第三作"注"。

⑤暴死：突然昏死。

【语译】

黄帝道：血偏聚于阴分，气偏聚于阳分，象这样血气分离而不能相随运行，哪一方为实，哪一方为虚呢？岐伯说：血气的特性是喜温暖而恶寒冷，寒冷则使其凝涩而不能畅流，温暖则使其消散而流行。因此气偏聚于阳分就形成血虚，血偏聚于阴分就形成气虚。

黄帝又道：人身所有的，不过血与气罢了。现在先生说血偏聚也为虚，气偏聚也为虚，那就没有实了吗？岐伯说：有的一方为实，没有的一方为虚；所以气偏聚的地方就血虚，血偏聚的地方就气虚；现在血与气相分离而不得相随运行，所以是虚了。络脉和孙脉中的血气都流注汇集到经脉，如果血气都汇集并聚于经脉，就成为实了。如果血与气聚集于经脉而上逆，就会发生"大厥"之病，表现为突然昏死；假如血气能复返而下降的就生还，如不能复返的就将死亡。

【原文】

帝曰：实者何道从来，虚者何道从去？虚实之要，愿闻其故。岐伯曰：夫阴与阳①，皆有俞会②。阳注于阴，阴满之外，阴阳匀平，以充其形，九候若一，命曰平人。夫邪之生也，或生于阴，或生于阳。其生于阳者，得之风雨寒暑；其生于阴者，得之饮食居处，阴阳③喜怒。

【注释】

①阴与阳：指在内的脏腑（阴）之气血和在外的肌表（阳）之气血。
②皆有俞会：都有俞穴相互流注交会。
③阴阳：指男女房事。

【语译】

黄帝说：实是从什么地方来的，虚又到哪里去了？关于虚实的要点，请您讲讲它的道理。岐伯说：人体在内的脏腑之气血和在外的肌表之气血，都有俞穴相互流注交会。在外的气血通过俞穴流注于内，在内的气血也通过俞穴满溢于外，内外之气血相互平衡，以充实人的形体，三部九候的脉象也协调一致，就称为"平人"。凡邪气伤人而产生疾病，或从内脏开始，或从肌表开始。从肌表开始的，是由于受了风雨寒暑等外邪的侵袭；从内脏开始的，是由于饮食失宜、起居无常、房事过度和喜怒不节所造成。

【原文】

帝曰：风雨之伤人奈何？岐伯曰：风雨之伤人也，先客于皮肤，传入于孙脉，孙脉满则传入于络脉，络脉满则输于大经脉。血气与邪并客于分腠之间，其脉坚大，故曰实。实者外坚充满，不可按之，按之则痛。

帝曰：寒湿之伤人奈何？岐伯曰：寒湿之中人也，皮肤不收①，肌肉坚紧，荣血泣，卫气去，故曰虚。虚者，聂辟②气不足③，按之则气足以温之，故快然而不痛。帝曰：善！

【注释】

①皮肤不收：《甲乙经》卷六第三、《黄帝内经太素》卷二十四虚实所生作"皮肤收"。皮肤不收，指皮肤松弛而不紧敛。吴崑："不收者，肌肤虚浮，不收敛也。"张介宾："皮肤不收而为纵缓。"

②聂（zhé 辄）辟（bì 壁）：聂，通"摺"。辟，通"襞"，指衣服上的皱褶。聂辟，即折皱的意思；此处指皮肤上的皱纹。

③足：《皇帝内经太素》卷二十四虚实所生此下有"血泣"二字；《甲乙经》卷六第三此下有"血涩"二字。

【语译】

黄帝道：风雨是怎样伤人的？岐伯说：风雨伤人，是先侵入皮肤，然后传入子孙脉，孙脉满就传入络脉，络脉满就传输到大经脉之中。血气与邪气搏结，停滞在分肉腠理之间，病人的脉象坚紧而大，所以说是实症。实症可见到患病部位外形坚实充满，不能按压，按压就痛。

黄帝又问：寒湿是怎样伤人的？岐伯说：寒湿伤人，使人皮肤松弛而不能收敛，肌肉反见坚紧，营血凝涩，卫气散失，所以说是虚症。大凡虚症，多是皮肤松弛而有皱纹，卫气不足，如果按压患处，则局部气就充足而感到温暖，所以病人感到舒服而不痛。黄帝说：讲得好！

【原文】

阴之生实奈何？岐伯曰：喜怒不节①，则阴气上逆，上逆则下虚，下虚则阳气走之，故曰实矣。帝曰：阴之生虚奈何？岐伯曰：喜则气下，悲则气消，消则脉虚空；因寒饮食，寒气熏满②，则血泣气去，故曰虚矣。

【注释】

①喜怒不节：新校正："按经云'喜怒不节则阴气上逆'，疑剩'喜'字。"按古文法，"喜怒"当为偏正词组，意偏在"怒"而不在"喜"。

②熏满：新校正："按《甲乙经》作'动脏'。"《皇帝内经太素》卷二十四

虚实所生作"熏脏"。熏满，充满的意思。

【语译】

阴分发生的实症是怎样的？岐伯说：如郁怒不加节制，就会使阴气上逆，阴气上逆则下部空虚，下部阴虚则阳气凑合于下部，所以说是实症。黄帝道：阴分发生的虚症是怎样的？岐伯说：如喜乐太过，则使其气下陷，悲哀太过，就使其气消散；若再吃了寒凉的饮食，使寒气趁虚而充满于经脉，于是血行涩滞而气耗散而去，所以说是虚症。

【原文】

帝曰：经言①阳虚则外寒，阴虚则内热，阳盛则外热，阴盛则内寒，余已闻之矣，不知其所由然也。岐伯曰：阳受气于上焦，以温皮肤分肉之间。今②寒气在外，则上焦不通，上焦不通，则寒气独留于外，故寒栗。帝曰：阴虚生内热奈何？岐伯曰：有所劳倦，形气衰少③，谷气不盛，上焦不行，下脘④不通，胃气热，热气熏胸中⑤，故内热。

帝曰：阳盛生外热奈何？岐伯曰：上焦不通利⑥，则皮肤致密，腠理闭塞，玄府⑦不通，卫气不得泄越，故外热。帝曰：阴盛生内寒奈何？岐伯曰：厥气⑧上逆，寒气积于胸中而不写，不写则温气去，寒独留，则血凝泣，凝则脉不通，其脉盛大以涩，故中寒。

【注释】

①经言：引古经语：王冰："经言，谓上古经言也。"

②今：原是"令"，现据文义改。

③形气衰少：形，脾所主。形气衰少，脾气虚弱的意思。

④脘：《甲乙经》卷六第三作"焦"。

⑤胃气热，热气熏胸中：《甲乙经》卷六第三作"胃气热熏胸中"。《黄帝内经太素》卷二十四虚实所生作"胃热熏中"。

⑥上焦不通利：肺气不得宣通的意思。

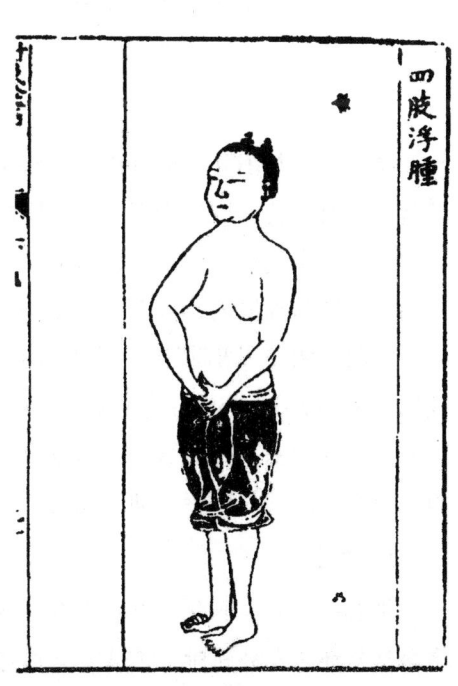

明万历刊本《杨敬斋针灸全书》针灸方图中的四肢浮肿取穴图

⑦玄府：《甲乙经》卷六第三、《皇帝内经太素》卷二十四虚实所生均无此二字。玄府，即汗孔。

⑧厥气：此处指由下而上逆的阴寒之气。

【语译】

黄帝道：医经上说，阳虚则产生外寒，阴虚则产生内热，阳盛则产生外热，阴盛则产生内寒，我已听说过这些，但不知道它所产生原理。岐伯说：阳是受气于上焦肺的，肺宣发卫气以温养皮肤腠理之间。如现在寒气侵袭于外，则使上焦肺气不能宣通，肺气不能宣通则卫气不能温养肌表，于是寒气独留于外，所以发生恶寒战栗的症状。黄帝又道：阴虚生内热是怎样的？岐伯说：是由于劳倦过度而伤脾，脾气虚弱，运化失健而吸收水谷精微不足，上焦不能宣行水谷之清气，下脘不能传送水谷之浊气，胃气郁遏而生热，热气向上熏于胸中，所以产生内热。

黄帝又问：阳盛产生的外热是怎样的？岐伯说：由于肺气不得宣通，使皮肤紧密而腠理闭塞，汗孔也就不通利，卫气不得泄越于外，所以产生外热。黄帝又问：阴盛生内寒是怎样的？岐伯说：阴寒之气上逆，寒气积聚于胸中而不散，寒气不散则温热之阳气衰耗，而寒气独留于内，以致血液凝涩，血液凝涩则经脉不通畅，其脉盛大而涩，所以产生内寒。

【原文】

帝曰：阴与阳并，血气以并，病形以成，刺之奈何？岐伯曰：刺此者，取之经隧。取血于营，取气于卫①。用形哉，因四时多少高下②。

帝曰：血气以并，病形以成，阴阳相倾，补写奈何？岐伯曰：写实者气盛③乃内针，针与气俱内，以开其门，如利其户；针与气俱出，精气不伤，邪气乃下，外门不闭，以出其疾，摇大其道，如利其路④，是谓大写，必切而出，大气⑤乃屈。帝曰：补虚奈何？岐伯曰：持针勿置，以定其意⑥，候呼内针，气出针入，针空四塞，精无从去，方实而疾出针，气入针出，热不得还，闭塞其门，邪气布散，精气乃得存。动气候时，近气不失，远气乃来，是谓追之⑦。

【注释】

①取血于营，取气于卫：从营分取血，从卫分取气。取：拿走。这是说明需要向患处补血或补气时，可从别处引导气血而入于虚所，或血气有所聚并时应从营分泻出血，从卫分泻出气。

②用形哉，因四时多少高下：应用于病人的形体时，要结合四时气血的多少

和病位的高下。

③气盛：吸气则气入于身，故称"气盛"。

④摇大其道，如利其路：摇大针孔，就象开拓不通畅的道路。

⑤大气：指亢盛的邪气。张介宾："大邪之气。"

⑥持针勿置，以定其意：先持针在手，不急于刺入，以安定病人的情绪。

⑦追之：是针刺中的补法。《灵枢·小针解》："追而济之者，补也。"

【语译】

黄帝问道：阴与阳兼并，或者血与气偏聚，疾病因而形成，怎样用针刺治疗？岐伯说：针刺治疗这种疾病，应取其经隧，从营分取血，从卫分取气。在应用于病人形体时，还要结合四时气血的多少和病位的高下。

黄帝又说：血气发生偏聚，疾病因而形成，阴阳之间失去相互平衡，如何应用补泻的方法？岐伯说：泻实的方法是病人的吸气时进针，使针与气同时进去，以打开其邪气外泄的通路，就象打开闭塞的门户一样；出针要待其呼气，使针与气一同出来，精气不受伤，邪气才能退；出针时针孔不要闭合，以利于邪气外出，同时要摇大针孔，就像开拓不通畅的道路一样，这就叫做"大泻"；但必须用左手按压针孔两边而出针，亢盛的邪气才能被制服。黄帝又问：补虚的方法怎样？岐伯说：先持针在手，不要急于刺入，以安定病人的情绪，等病人呼气时进针，使气出而针入，针孔周围密闭，精气不致从针孔外泄；待针下气至而刚有充实感便迅速出针，出针要在病人吸气时，使气入而针出，邪气不得返还于内，并要按闭针孔；邪气能够散发，精气才得以保存。要有动气来至的感觉，必须等待一定时候，已经到来的气不使散失，尚未到来的气能引导而来，这就叫"追"法。

【原文】

帝曰：夫子言虚实者有十，生于五藏，五藏五脉耳，夫十二经脉皆生其①病，今夫子独言五藏；夫十二经脉者，皆络三百六十五节，节有病，必被②经脉，经脉之病皆有虚实，何以合之？岐伯曰：五藏者，故得六府与为表里，经络支节，各生虚实，其③病所居，随而调之。病在脉，调之血；病在血，调之络；病在气，调之卫；病在肉，调之分肉；病在筋，调之筋；病在骨，调之骨。燔针劫刺④其下及与急⑤者；病在骨，焠针⑥药熨；病不知所痛⑦，两蹻为上；身形有痛，九候莫病，则缪刺⑧之；痛⑨在于左而右脉病者，巨刺⑩之。必谨察其九候，针道备矣。

①其:《甲乙经》卷六第三、《黄帝内经太素》卷二十四虚实所生作"百"。

②被:及。

③其:《甲乙经》卷六第三、《黄帝内经太素》卷二十四虚实所生此前有"视"字。

④燔 (fán 凡) 针劫刺:吴崑在此句前补"病在筋"三字,义长。燔,烧。此句是说针刺入后,用火烧针使暖,为治痹证的治法。张介宾:"劫刺,因火气而劫散寒邪也。"

⑤急:指筋脉拘急。

⑥焠 (cuì 脆) 针:即火针法。张介宾:"按上节言燔针者,盖纳针之后,以火燔之使暖也。此言焠针者,用火先赤其针而后刺之,不但暖也,寒毒固结,非此不可。"

⑦病不知所痛:有病痛但说不清确切部位。

⑧缪刺、巨刺:都是左病刺右、右病刺左的针法,但缪刺是刺络脉,巨刺是刺大经。详见下篇"缪刺论"。

⑨痛:《甲乙经》卷六第三、《黄帝内经太素》卷二十四虚实所生作"病"。

【语译】

黄帝道:先生谈到虚实有十种,都是产生于五脏,但五脏只有五条经脉,而人身十二经脉都能产生病变,先生为什么只讲五脏呢?并且十二经脉都联络到三百六十五节,节如果有了病变,必定波及经脉,经脉之病又都有虚实,怎样与您所谈的相合呢?岐伯说:五脏本来是和六腑为表里的,五脏六腑及其所联系的经络、支节,就会各自发生虚实病变,这就要随其病变所在的部位而进行调治。如病在脉,从血调治;病在血,从络调治,病在气,从卫调治;病在肉,从分肉间调治;病在筋,就从筋调治;病在骨,就从骨调治。又如筋有病,就用燔针劫刺其疼痛之处,要刺到有拘急感的筋脉;如骨有病,就用焠针刺治或用药物温熨病处;如果有病痛但说不清确切部位,应当针刺阴蹻阳蹻为好;若身体有病痛,但九候脉象未见异常,就用缪刺法治疗;如果病痛在左侧而右侧脉搏出现异常,就用巨刺法治疗。必须谨慎地审察病人九候的脉象,然后进行刺治,这样针刺的原理和方法就完备了。

# 卷第十八

## 缪刺论篇第六十三

【题解】

缪，交错的意思。缪刺，是左病刺右、右病刺左的一种方法，病位和针刺部位左右交错，故称"缪刺"。本篇首先讨论了这种刺法，所以篇名"缪刺论"。

【原文】

黄帝问曰："余闻缪刺①，未得其意，何谓缪刺？岐伯对曰：夫邪之客于形也，必先舍于皮毛；留而不去，入舍于孙脉；留而不去，入舍于络脉；留而不去，入舍于经脉，内连五藏，散于肠胃；阴阳俱感，五藏乃伤。此邪之从皮毛而入，极于五藏之次也。如此，则治其经焉。今邪客于皮毛，入舍于孙络②，留而不去，闭塞不通，不得入于经，流溢于大络③而生奇病④也。夫邪客大络者，左注右，右注左，上下左右⑤，与经相干，而布于四末，其气无常处，不入⑥于经俞，命曰缪刺。

【注释】

①缪刺：缪，通"谬"，乖错；此处是交错的意思。缪刺，针刺部位与病变部位相交错。

②络：《甲乙经》卷五第三作"脉"。

③大络：较大的络脉。吴崑："十二经支注之大络，《难经》所谓络脉十五者是也。"

④奇病：异于寻常的疾病。

⑤左右：《皇帝内经太素》卷二十三量缪刺无。

⑥入：《甲乙经》卷五第三作"及"。

【语译】

黄帝问道：我听说有一种"缪刺"，但不知道它的意义，究竟什么叫缪刺？岐伯回答说：大凡病邪侵袭人体，必须首先侵入皮毛；如果逗留不去，就进入孙脉；再逗留不去，就进入络脉；如还是逗留不去，就进入经脉，并向内延及五脏，流散到肠胃；这时表里都受到邪气侵袭，五脏于是受伤。这是邪气从皮毛而入，最终影响到五脏的次序。象这样，就要治疗其经脉了。现在邪气从皮毛侵入，进入孙脉、络脉后，就逗留而不去，内外闭塞不通，邪气不得入于经脉，只流溢于大络之中，从而生成一些异常疾病。邪气侵入大络后，在左边的就流窜到右边，在右边的就流窜到左边，或上或下，或左或右，但只影响到络脉而不能进入经脉之中，从而随大络流布到四肢；邪气流窜无一定地方，也不能进入经脉俞穴，这时候采取的刺法就叫做"缪刺"。

【原文】

帝曰：愿闻缪刺，以左取右，以右取左，奈何？其与巨刺，何以别之？岐伯曰：邪客于经，左盛则右病，右盛则左病，亦有移易者①，左痛②未已而右脉先病，如此者，必巨刺③之；必中其经，非络脉也。故络病者，其痛与经脉缪处④，故命曰缪刺。

【注释】

①亦有移易者：《甲乙经》卷五第三作"亦有易且移者"。《皇帝内经太素》卷二十三量缪刺作"病亦有易移者"。

②痛：《黄帝内经太素》卷二十三量缪刺作"病"。

③巨刺：巨刺与缪刺同是左病取右、右病取左，其不同点在于巨刺必刺中大经，而缪刺只刺大络。

④痛与经脉缪处：指病痛部位与经脉所在部位不同。这是解释"缪刺"的又一理由。

【语译】

黄帝道：我想听听缪刺法左病右取、右病左取的道理是怎样的？它和巨刺法怎么区别？岐伯说：邪气侵袭到经脉，如果左边经气较盛则右边经脉先病，或右边经气较盛则左边经脉先病；但也有左右相互转移变易的，如左边疼痛尚未好，而右边经脉已开始有病，象这样，就必须用巨刺法；一定要刺中其经脉，因为它不是络脉的病变。所以络病的病痛部位与经脉所在部位不同，因此称为"缪刺"。

【原文】

帝曰：愿闻缪刺奈何？取之何如？岐伯曰：邪客于足少阴之络，令人卒①心痛，暴胀，胸胁支满无积②者，刺然骨之前③出血，如食顷④已；不已⑤，左取右，右取左。病新发者，取⑥五日已。

【注释】

①卒（cù 醋）：同"猝"。突然。

②无积：胁下没有积聚。说明胸胁支满只是少阴病气旁及两胁所致。

③然骨之前：指然谷穴。

④食顷：一顿饭的工夫。

⑤不已：《甲乙经》卷五第三、《黄帝内经太素》卷二十三量缪刺均无。疑衍，或此下有脱文。

⑥取：《甲乙经》卷五第三、《黄帝内经太素》卷二十三量缪刺均无。

【语译】

黄帝道：我想知道缪刺怎样进行，怎样用于治疗病人？岐伯说："邪气侵入足少阴经的络脉，使人突然发生心痛，腹胀大，胸胁部胀满但并无积聚，针刺然谷穴出些血，大约过一顿饭的工夫，

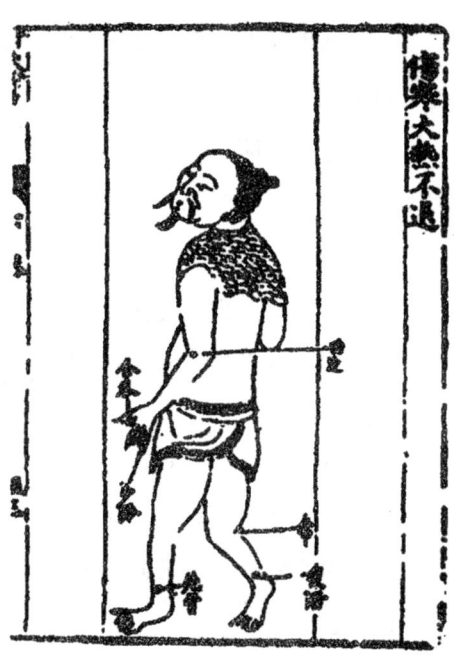

明万历刊本《杨敬斋针灸全书》针灸方图中的伤寒大热不退取穴图

病情就可缓解；如尚未好，左病则刺右边，右病则刺左边。这种病是新近发生的，针刺五天就可痊愈。

【原文】

邪客于手少阳之络，令人喉痹舌卷，口干心烦，臂外廉痛，手不及头①，刺手中指②次指爪甲上，去端如韭叶，各一痏痏③。壮者立已，老者有顷已。左取右，右取左。此新病，数日已。

【注释】

①手不及头：因疼痛而不能举手至头。

②中指：新校正："按《甲乙经》关冲穴出小指次指之端，今言中指者，误也。"

③痏（wěi 委）：针灸施术后穴位上的瘢痕。引申为针刺的次数。

【语译】

邪气侵入手少阳经的络脉，使人发生咽喉疼痛痹塞，舌卷，口干，心中烦闷，手臂外侧疼痛，抬手不能至头，针刺手小指侧的次指指甲上方，距离指甲如韭菜叶宽那样远处的关冲穴，各刺一针。壮年人马上就见缓解，老年人稍待一会儿也就好

了。左病则刺右边，右病则刺左边。这是新近发生的病，几天就可痊愈。

【原文】

邪客于足厥阴之络，令人卒疝暴痛<sup>①</sup>，刺足大指爪甲上与肉交<sup>②</sup>者，各一痏。男子立已，女子有顷已。左取右，右取左。

【注释】

①卒疝暴痛：突然发生疝气，剧烈疼痛。

②爪甲上与肉交：指甲与皮肉交界处。

【语译】

邪气侵袭足厥阴经的络脉，使人突然发生疝气，剧烈疼痛，针刺足大趾爪甲上与皮肉交接处的大敦穴，各刺一针。男子立刻缓解，女子则稍待一会儿也就好了。左病则刺右边，右病则刺左边。

【原文】

邪客于足太阳之络，令人头项肩<sup>①</sup>痛，刺足小指爪甲上与肉交者，各一痏，立已。不已，刺外踝下<sup>②</sup>三痏。左取右，右取左。如食顷已<sup>③</sup>。

【注释】

①肩：《甲乙经》卷五第三、《黄帝内经太素》卷二十三量缪刺此前有"痛"字。

②下：《甲乙经》卷五第三作"上"字。

③如食顷已：《皇帝内经太素》卷二十三量缪刺无。此句当在"刺外踝下三痏"下。

【语译】

邪气侵袭足太阳经的络脉，使人发生头项肩部疼痛，针刺足小趾爪甲上与皮肉交接处的至阴穴，各刺一针，立刻就缓解。如若不缓解，再刺外踝下的金门穴三针，大约一顿饭的工夫也就好了。左病则刺右边，右病则刺左边。

【原文】

邪客于手阳明之络，令人气满胸中，喘息而支胠<sup>①</sup>，胸中热，刺手大指次指爪甲上，去端如韭叶，各一痏。左取右，右取左。如食顷已。

【注释】

①支胠（qū区）：胠，腋下的胁肋部。支胠，胁肋部撑胀的意思。

邪气侵袭手阳明经的络脉，使人发生胸中气满，喘息而胁肋部撑胀，胸中发热，针刺手大指侧的次指指甲上方，距离指甲如韭菜叶宽那样远处的商阳穴，各刺一针。左病则刺右边，右病则刺左边。大约一顿饭的工夫病就好了。

【原文】

邪客于臂掌之间①，不可得屈，刺其踝②后，先以指按之痛，乃刺之。以月死生为数③，月生一日一痏，二日二痏，十五日十五痏，十六日十四痏。

【注释】

①臂掌之间：指手厥阳经的络脉。高世栻："《经脉篇》曰，心主手厥阴心包络之脉，下臂入掌中，病则臂肘挛急，掌中热，故邪客于臂掌之间，不可得屈。"

②踝：此处指手腕。

③以月死生为数：《黄帝内经太素》卷二十三量缪刺"数"前有"痏"字。望日月圆以后，月亮渐缺为月"死"，朔日月空以后，月亮生光向圆为月"生"。人身经络气血随月亮圆缺而盛衰，所以月圆气血盛，可多刺，月缺气血衰，宜少刺，随日数而增减其病数。自农历初一至十五，痏数日加，自十五至三十，痏数日减。参阅本经《八正神明论》篇。

【语译】

邪气侵入手厥阴经的络脉，使人发生臂掌之间疼痛，不能弯曲，针刺手腕后方，先以手指按压，找到痛处，再用针刺。根据月亮的圆缺确定针刺的次数，例如月亮开始生光，初一刺一针，初二刺二针，以后逐日加一针，直到十五日加到十五针，十六日又减为十四针，以后逐日减一针。

【原文】

邪客于足阳蹻之脉①，令人目痛，从内眦②始，刺外踝之下半寸所③，各二痏。左刺右，右刺左。如行十里顷而已。

【注释】

①足阳蹻之脉：《素问注证发微》无"足"字。《黄帝内经太素》作"阳踏"。高世栻："《脉度篇》：蹻脉从足至目，属目内眦，故邪客于足阳蹻之脉，令人目痛，从内眦始。"

②内眦（zì字）：眼内角。

③外踝之下半寸所：即申脉穴，为阳跷脉之所生，在外踝下五分之陷凹中。

【语译】

邪气侵入足部的阳跷脉，使人发生眼睛疼痛，从内眦开始，针刺外踝下面约半寸处的申脉穴，各刺二针。左病则刺右边，右病则刺左边。大约如人步行十里路的工夫就可以好了。

【原文】

人有所堕坠，恶血留内，腹中满胀，不得前后①，先饮利药②。此上伤厥阴之脉，下伤少阴之络。刺足内踝之下、然骨之前血脉出血③，刺足跗上动脉④；不已，刺三毛⑤上各一痏，见血立已。左刺右，右刺左，善悲惊⑥不乐，刺如右方。

【注释】

①不得前后：即大小便不通。

②利药：指通便导瘀的药物。

③血脉出血：新校正："详'血脉出血'，'脉'字疑是'络'字。"

④足跗上动脉：王冰谓阳明经之冲阳穴；张介宾谓厥阴经之太冲穴。此处似应指冲阳穴，其下有明显的动脉搏动。

⑤三毛：即大敦穴。

⑥惊：《甲乙经》卷五第三、《黄帝内经太素》卷二十三量缪刺此前有"善"字。

【语译】

人由于堕坠跌伤，瘀血停留体内，使人发生腹部胀满，大小便不通，要先服通便导瘀的药物。这是由于坠跌，上面伤了厥阴经脉，下面伤了少阴经的络脉。针刺取其足内踝之下、然骨之前的血脉，刺出其血，再刺足背上的动脉；如果病不缓解，再刺足大趾三毛处的大敦穴各一针，出血后病立即就缓解。左病则刺右边，右病则刺左边。假如有好悲伤或惊恐不乐的现象，刺法同上。

【原文】

邪客于手阳明之络，令人耳聋，时不闻音①，刺手大指次指爪甲上，去端如韭叶，各一痏，立闻；不已，刺中指爪甲上与肉交者②，立闻。其不时闻者③，不可刺也。耳中生风④者，亦刺之如此数。左刺右，右刺左。

【注释】

①时不闻音：张志聪："时不闻音，谓有时闻而有时不闻也。"

②中指爪甲上与肉交者：即中冲穴。张介宾："中指爪甲上，手厥阴之井，中冲穴也。以心主之脉出耳后，合少阳完骨之下，故宜取之。"

③其不时闻者：指完全失去听力。张介宾："时或有闻者，尚为可治，其不闻者，络气已绝，刺亦无益，故不可刺也。"

④耳中生风：即耳中鸣响，如有风声。

【语译】

邪气侵入手阳明经的络脉，使人耳聋，间断性失去听觉，针刺手大指侧的次指指甲上方，距离指甲如韭菜叶宽那样远处的商阳穴各一针，立刻就可恢复听觉；如不见效，再刺中指爪甲上与皮肉交接处的中冲穴，马上就可听到声音。如果是完全失去听力的，就不可用针刺治疗了。假如耳中鸣响，如有风声，也采取上述方法进行针刺治疗。左病则刺右边，右病则刺左边。

【原文】

凡痹往来行无常处者①，在分肉间痛而刺之，以月死生为数。用针者随气盛衰②，以为痏数，针过其日数则脱气，不及日数则气不写。左刺右，右刺左。病已，止；不已③，复刺之如法④。月生一日一痏，二日二痏，渐多之，十五日十五痏，十六日十四痏，渐少之。

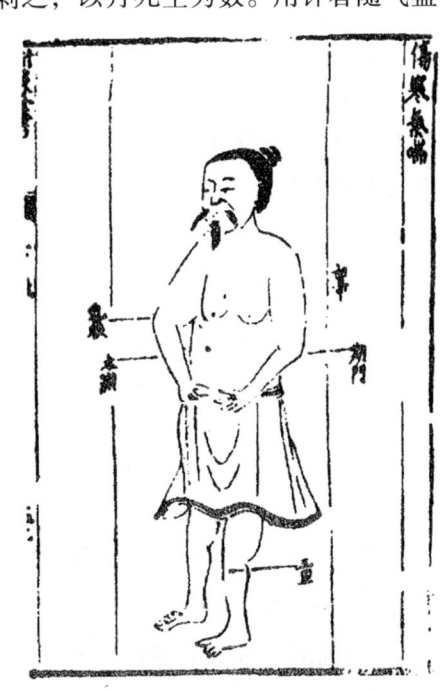

【注释】

①凡痹往来行无常处者：高世栻："此言往来行痹，不涉经脉，但当缪刺其络脉，不必刺其俞穴也。"

②随气盛衰：谓随着人体在月周期中气血的盛衰。

③不已：《甲乙经》卷五第三作"病如故"。

④法：《甲乙经》卷五第三此下有"以月生死为数"六字。

明万历刊本《杨敬斋针灸全书》针灸方图中的伤寒气喘取穴图

【语译】

凡是痹症疼痛走窜，无固定地方的，就随疼痛所在而刺其分肉之间，根据月亮盈亏变化确定针刺的次数。凡用针刺治疗的，都要随着人体在月周期中气血的盛衰情况来确定用针的次数，如果用针次数超过其相应的日数，就会损耗人的正气，如果达不到相应的日数，邪气又不得泻除。左病则刺右边，右病则刺左边。病好了，就不要再刺；若还没有痊愈，按上述方法再刺。月亮新生的初一刺一针，初二刺二针，逐日加多，十五日加至十五针；十六日又减至十四针，逐日减少。

【原文】

邪客于足阳明之络①，令人鼽②衄，上③齿寒，刺足中指次指④爪甲上与肉交者，各一痏。左刺右，右刺左。

【注释】

①络：原作"经"，据《甲乙经》卷五第三、《皇帝内经太素》卷二十三量缪刺改。

②鼽（qiú 求）：鼻塞。

③上：《黄帝内经太素》卷二十三量缪刺作"下"。

④中指次指：指足阳明经之厉兑穴，在足次趾的中趾侧（即第二趾外侧）。又王冰注："中当为人，亦传写中大之误也。据《灵枢经》、《孔穴图经》，中指次指爪甲上无穴，当言刺大指次指爪甲上，乃厉兑穴，阳明之井。"《甲乙经》卷五第三作"中指"。供参考。

【语译】

邪气侵入足阳明经的络脉，使人发生鼻塞，衄血，上齿寒冷，针刺足中趾侧的次趾爪甲上方与皮肉交接处的厉兑穴，各刺一针。左病则刺右边，右病则刺左边。

【原文】

邪客于足少阳之络，令人胁痛不得息①，咳而汗出，刺足小指次指爪甲上与肉交者，各一痏，不得息立已，汗出立止；咳者温衣饮食，一日已。左刺右，右刺左，病立已。不已，复刺如法。

【注释】

①胁痛不得息：因护痛而呼吸不畅，呼吸过深则胁痛更剧。

【语译】

邪气侵入足少阳经的络脉，使人胁痛而呼吸不畅，咳嗽而汗出，针刺足小趾侧的次趾爪甲上方与皮肉交接处的窍阴穴，各刺一针，呼吸不畅马上就缓解，出汗也就很快停止了；如有咳嗽的要嘱其注意衣服饮食的温暖，这样一天就可好了。左病则刺右边，右病则刺左边，疾病很快就可痊愈。如果仍未痊愈，按上述方法再刺。

【原文】

邪客于足少阴之络，令人嗌痛，不可内食，无故善怒，气上走贲上<sup>①</sup>，刺足下中央之脉<sup>②</sup>，各三痏，凡六刺，立已。左刺右，右刺左<sup>③</sup>。嗌中肿，不能内，唾时不能出唾者，刺然骨之前出血，立已。左刺右，右刺左。

【注释】

①贲上：就是贲门（胃上口）以上的部位。

②足下中央之脉：《甲乙经》卷五第三"脉"作"络"。张介宾："足下中央少阴之井，涌泉穴也。"

③左刺右，右刺左：高世栻认为此六字为衍文。

【语译】

邪气侵入足少阴经的络脉，使人咽喉疼痛，不能进饮食，往往无故发怒，气上逆直至贲门之上，针刺足心的涌泉穴，左右各三针，共六针，可立刻缓解。左病则刺右边，右病则刺左边。如果咽喉肿起而疼痛，不能进饮食，想咯（kǎ 卡）吐痰涎时不能咯出来，针刺然骨之前使之出血，很快就好。左病则刺右边，右病则刺左边。

【原文】

邪客于足太阴之络，令人腰痛，引少腹、控眇<sup>①</sup>"，不可以仰息，刺腰尻之解、两胂之上是腰俞<sup>②</sup>，以月死生为痏数，发针立已。左刺右，右刺左。

【注释】

①控眇（miǎo 秒）：控，牵引。眇胁下虚软处。控眇，牵引到胁下。

②腰尻之解、两胂（shèn 慎）之上是腰俞：尻，脊骨的末端，此处指骶骨。胂，夹脊肉。此句是说针刺的穴位在腰骶骨节和夹脊肌肉之上方，穴名叫"腰俞"。因下文有"左刺右，右刺左"句，所以此穴非督脉之"腰俞"，可能相当于第四腰椎棘突下旁开3～4寸凹陷中，今称"腰眼"，主治腰痛等病。

【语译】

邪气侵入足太阴经的络脉，使人腰痛连及少腹，牵引至胁下，不能挺胸呼吸，针刺腰骶骨节和夹脊肌肉之上方的"腰俞"穴，根据月亮圆缺确定用针的次数，出针后马上就好了。左病则刺右边，右病则刺左边。

【原文】

邪客于足太阳之络，令人拘挛背急，引胁而痛[1]，刺之从项始数脊椎侠背，疾按之应手如痛[2]，刺之傍三痏，立已。

【注释】

①痛：《甲乙经》卷五第三、《黄帝内经太素》卷二十三量缪刺此下有"内引心而痛"五字。

②如痛：如，而。吴崐："此不拘穴俞而刺，谓之应痛穴。"

【语译】

邪气侵入足太阳经的络脉，使人背部拘急，牵引胁肋部疼痛，针刺应从项部开始沿着脊骨两傍向下按压，如果按压较重即应手而痛的，就在痛处周围针刺三针，病立刻就好。

【原文】

邪客于足少阳之络，令人留于枢中[1]痛，髀不可举，刺枢中以毫针，寒则久留针，以月死生为数[2]，立已。

【注释】

①枢中：即环跳部。

②数：《甲乙经》卷五第三、《黄帝内经太素》卷二十三量缪刺此前有"痛"字。

【语译】

邪气侵入足少阳经的络脉，使人环跳部疼痛，腿股不能举动，以毫针刺其环跳穴，有寒的可留针久一些，根据月亮盈亏的情况确定针刺的次数，很快就好。

【原文】

治诸经刺之，所过者不病，则缪刺之[1]。耳聋，刺手阳明；不已，刺其通脉出耳前者[2]。齿龋[3]，刺手阳明[4]不已，刺其脉入齿中，立已。

①治诸经……缪刺之：高世栻："治诸经刺之，谓治诸经之病，则正刺其经也。所过者不病，谓诸经所过之道，不为邪客，而不病也。不病，则但在于络，故缪刺之。"

②通脉出耳前者：指听宫穴。《甲乙经》卷五第三"通"作"过"。

③齿龋（qǔ取）：蛀牙。

④明：《甲乙经》卷五第三此下有"立已"二字。

【语译】

治疗各经疾病用针刺的方法，如果经脉所经过的部位未见病变，就应用缪刺法。耳聋针刺手阳明经商阳穴，如果不好，再刺其经脉走向耳前的听宫穴。蛀牙病刺手阳明经的商阳穴，如果不好，再刺其走入齿中的经络，很快就见效。

【原文】

邪客于五藏之同，其病也，脉引而痛，时来时止，视其病①，缪刺之于手足爪甲上，视其脉，出其血，间日一刺，一刺不已，五刺已。缪传②引③上齿，齿唇寒痛④，视其手背脉血者去之，足⑤阳明中指爪甲上一痏，手大指次指爪甲上各一痏，立已。左取右，右取左。

【注释】

①病：《甲乙经》卷五第三、《黄帝内经太素》卷二十三量缪刺此下有"脉"字。义长。

②缪传：交错感传。手阳明之脉入下齿中，还出挟口，交人中；足阳明之脉入上齿中，还出挟口环唇，下交承浆。故阳明之脉有病，可上下左右交错感传。张志聪："谓手阳明之邪缪传于足阳明之脉也。"

③引：《黄帝内经太素》卷二十三量缪刺作"刺"。

④痛：《甲乙经》卷五第三无。

⑤足：《甲乙经》卷五第三此上有"刺"字。

【语译】

邪气侵入到五脏之间，其病变表现为经脉牵引作痛，时痛时止，根据其病的情况，在其手足爪甲上进行缪刺法，择有血液郁滞的络脉，刺出其血，隔日刺一次，一次不见好，连刺五次就可好了。阳明经脉有病气交错感传而牵引上齿，出现唇齿寒冷疼痛，可视其手背上经脉有郁血的地方针刺出血，再在足阳明中趾爪甲上刺一针，在手大指侧的次指爪甲上的商阳穴各刺一针，很快就好了。左病则刺右边，右病则刺左边。

【原文】

邪客于手足少阴太阴足阳明之络，此五络皆会于耳中，上络左角①，五络俱竭，令人身脉皆动，而形无知也，其状若尸，或曰尸厥②。刺其足大指内侧爪甲上③去端如韭叶，后刺足心，后刺足中指爪甲上，各一痏，后刺手大指内侧④去端如韭叶，后刺手⑤少阴锐骨之端，各一痏，立已。不已以竹管吹其两耳⑥，鬄⑦其左角之发，方一寸，燔治⑧，饮以美酒一杯，不能饮者灌之，立已。

【注释】

①上络左角：马莳："络于左耳之额角。"

②尸厥：王冰："五络闭结而不通，故其状若尸也，以是从厥而生，故或曰尸厥。"马莳："身脉虽动而昏晕迷心，其形任人推呼而无有知觉，状类于尸，名曰尸厥。"

③爪甲上：《黄帝内经太素》卷二十三量缪刺作"甲下"。

④侧：《甲乙经》卷五第三此后有"爪甲"二字。

⑤手：此下原有"心主"二字，考之五络并无手心主，且此处亦未云刺其何穴，当为衍文；此据《甲乙经》卷五第三、《黄帝内经太素》卷二十三量缪刺删。

⑥以竹管吹其两耳：《甲乙经》卷五第三、《黄帝内经太素》卷二十三量缪刺"管"作"筒"。《甲乙经》"耳"下有"中"字。

⑦鬄（tì剃）：剃发。

⑧方一寸，燔治：方一寸，《甲乙经》卷五第三、《黄帝内经太素》卷二十三量缪刺作"方寸"。燔治，烧制为末。

【语译】

邪气侵入到手少阴、手太阴、足少阴、足太阴和足阳明的络脉，这五经的络脉都聚会于耳中，并上绕左耳上面的额角，假如由于邪气侵袭而致此五络的真气全部衰竭，就会使全身经脉都振动，而形体失去知觉，就象死尸一样，有人把它叫做"尸厥"。这时应当针刺其足大趾内侧爪甲上距离爪甲有韭菜叶宽那么远处的隐白穴，然后再刺足心的涌泉穴，再刺足中趾爪甲上的厉兑穴，各刺一针；然后再刺手大指内侧距离爪甲有韭菜叶宽那么远处的少商穴，再刺手少阴经在掌后锐骨端的神门穴，各刺一针，当立刻清醒。如仍不好，就用竹管吹病人两耳之中，并把病人左边头角上的头发剃下来，取一方寸左右，烧制为末，用好酒一杯冲服，如因失去知觉而不能饮服，就把药酒灌下去，很快就可恢复过来。

【原文】

凡刺之数①，先视其经脉，切而从②之，审其虚实而调之；不调者，经刺③之；有痛而经不病者，缪刺之，因④视其皮部有血络者尽取之。此缪刺之数也。

【注释】

①数：技术方法。

②从：《甲乙经》卷五第三作"循"。

③经刺：即巨刺。

④因：《甲乙经》卷五第三作"目"。

【语译】

大凡刺治的方法，先要根据所病的经脉，切按推寻，详审其虚实而进行调治；如果经络不调，先采用经刺的方法；如果有病痛而经脉没有病变，再采用缪刺的方法，要看其皮部是否有郁血的络脉，如有应全部把郁血刺出。以上就是缪刺的方法。

## 四时刺逆从论篇第六十四

【题解】

四时更替，阴阳升降，人体五脏与四时相应，气血随之而变化，所以针刺也要随其变化而进行。顺应四时而施刺谓之从，违反四时而施刺谓之逆。本篇内容主要讨论了上述问题，所以称"四时刺逆从论"。

【原文】

厥阴有余，病阴痹①；不足，病生热痹②；滑③则病狐疝风④；涩③则病少腹积气。少阴有余，病皮痹⑤隐轸⑥；不足，病肺痹⑦；滑则病肺风疝；涩则病积，溲血。太阴有余，病肉痹寒中；不足，病脾痹，滑则病脾风疝；涩则病积，心腹时满。阳明有余，病脉痹，身时热；不足，病心痹；滑则病心风疝；涩则病积，时善惊。太阳有余，病骨痹身重；不足，病肾痹；滑则病肾风疝；涩则病积，善时⑦巅疾。少阳有余，病筋痹胁满，不足，病肝痹；滑则病肝风疝；涩则病积，时筋急目痛。

【注释】

①阴痹：与热痹相对而言，是指偏于寒性的痹证。痹证，是由邪气留着，血气运行闭阻而导致的疼痛病症。参阅本经《痹论》篇。

②热痹：痹痛而有灼热感，是由阴气不足，阳邪偏胜所致。《痹论》篇曰："其热者，阳气多，阴气少，病气胜，阳遭阴，故为痹热。"

③滑、涩：此处是指人体气血运行的两种不正常的状态。滑者流行太过，收摄不及，故易生"风疝"之病；涩者运行迟缓，气血不畅，故易致"积气"之类疾病。以下皆同。

④狐疝风：依下文例，似应作"狐风疝"。张介宾："疝者，前阴少腹之病，男女五脏皆有之。狐之昼伏夜出，阴兽也。疝在厥阴，其出入上下不常，与狐相类，故曰狐疝风。此非外入之风，乃以肝邪为言也。""风"作"气"解。

⑤皮痹、肺痹：肺外合于皮，故外邪先客于皮而为皮痹，是实邪所致，故称"有余"；皮痹久不愈，则内舍于肺，即为肺痹，此肺气已虚，故云"不足"。以下诸痹皆仿此。

⑥隐轸：《甲乙经》卷四第一作"瘾疹"。义同。

⑦善时：《甲乙经》卷四第一作"时善"。

【语译】

厥阴之气有余，可以发生阴痹；不足则发生热痹；气血过于滑利则患狐疝风；气血运行涩滞则形成少腹中有积气。少阴之气有余，可以发生皮痹和隐疹；不足则发生肺痹；气血过于滑利则患肺风疝；气血运行涩滞则病积聚和尿血。太阴之气有余，可以发生肉痹和寒中；不足则发生脾痹；气血过于滑利则患脾风疝；气血运行涩滞则病积聚和心腹胀满。阳明之气有余，可以发生脉痹，身体有时发热；不足则发生心痹；气血过于滑利则患心风疝；气血运行涩滞则病积聚和不时惊恐。太阳之气有余，可以发生骨痹、身体沉重；不足则发生肾痹；气血过于滑利则患肾风疝；气

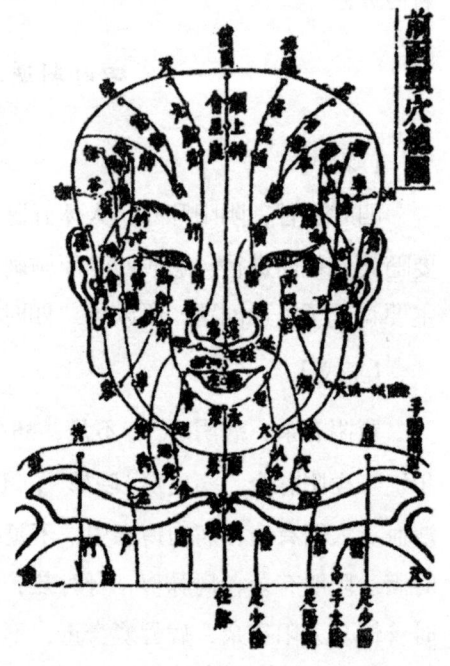

明代张介宾《类经图翼》中的前面头穴总图

血运行涩滞则病积聚，且不时发生巅顶部疾病。少阳之气有余，可以发生筋痹和胁肋满闷；不足则发生肝痹；气血过于滑利则患肝风疝；气血涩滞则病积聚，有时发生筋脉拘急和眼目疼痛等。

【原文】

是故春气在经脉，夏气在孙络，长夏气在肌肉，秋气在皮肤，冬气在骨髓中。

帝曰：余愿闻其故。岐伯曰：春者，天气始开，地气始泄，冻解冰释，水行经通，故人气在脉。夏者，经满气溢，入孙络受血，皮肤充实。长夏者，经络皆盛，内溢肌中。秋者，天气始收，腠理闭塞，皮肤引急①。冬者盖藏，血气在中，内著骨髓，通于五藏。是故邪气者，常随四时之气血而入客也，至其变化，不可为度，然必从其经气，辟除②其邪，除其邪则乱气不生。

【注释】

①皮肤引急：皮肤毛孔收缩的意思。

②辟除：驱除。

【语译】

所以春天人的气血在经脉，夏天人的气血在孙络，长夏人的气血在肌肉，秋天人的气血在皮肤，冬天人的气血在骨髓中。

黄帝说：我想听听其中的道理。岐伯说：春季，天之阳气开始启动，地之阴气也开始发泄，冬天的冰冻此时逐渐融化解释，水道通行，所以人的气血也集中在经脉中流行。夏季，经脉中气血充满而流溢于孙络，孙络接受了气血，皮肤也变得充实了。长夏之季，经脉和络脉中的气血都很旺盛，所以能充分地灌溉润泽于肌肉之中。秋季，天气开始收敛，腠理随之而闭塞，皮肤也收缩紧密起来了。冬季主闭藏，人身的气血收藏在内，聚集于骨髓，并内通于五脏。所以邪气也往往随着四时气血的变化而侵入人体相应的部位，若待其发生了变化，那就难以预测了；但必须顺应四时经气的变化及早进行调治，驱除侵入的邪气，那么气血就不致变化逆乱了。

【原文】

帝曰：逆四时而生乱气奈何？岐伯曰：春刺络脉，血气外溢，令人少气；春刺肌肉，血气环逆①，令人上气；春刺筋骨，血气内著，令人腹胀。夏刺经脉，血气乃竭，令人解㑊；夏刺肌肉，血气内却②，令人善恐；夏刺筋骨，血气上逆，令人善怒。秋刺经脉，血气上逆，令人善忘；秋刺络脉，气不外行③，令人卧不欲动；秋刺筋骨，血气内散，令人寒栗。冬刺经脉，血气皆脱，令人目不明；冬刺络脉，内气外泄，留为大痹④；冬刺肌肉，阳气竭绝，令人善忘⑤。凡此四时刺者，大逆之病⑥，不可不从也；反之则生乱气，相淫病焉。故刺不知四时之经、病之所生，以从为逆，正气内乱，与精相薄⑦必审九候，正气不乱，精气不转⑧。帝曰：善！

【注释】

①环逆：循环逆乱。

②内却：吴崐："令血气却弱，是以善恐。"

③气不外行：新校正："按别本作，血气不行'，全元起本作'气不卫外'，《太素》同。"

④大痹：张志聪："大痹者，藏气虚而邪痹于五藏也。"

⑤冬刺肌肉……善忘：张介宾："冬时刺其夏之气，故阳气竭绝。阳气者，精则养神，阳虚则神衰，所以善忘。"

⑥大逆之病：新校正："按全元起本作'六经之病'。"

⑦正气内乱，与精相薄：正气内乱则为邪，邪气与精气相结是为薄。按音韵，"薄"当作"抟"。抟，结聚。

⑧转：《素问识》："转，恐薄之讹。"转，当作"抟"。"薄"通"搏"，"搏"与"搏（抟）"字形近似而常互缪。

【语译】

黄帝道：针刺违反了四时而导致气血逆乱是怎样的？岐伯说：春天刺络脉，会使血气向外散溢，使人发生少气无力；春天刺肌肉，会使血气循环逆乱，使人发生上气咳喘；春天刺筋骨，会使血气留著在内，使人发生腹胀。夏天刺经脉，会使血气衰竭，使人疲倦懈惰；夏天刺肌肉，会使血气却弱于内，使人易于恐惧；夏天刺筋骨，会使血气上逆，使人易于发怒。秋天刺经脉，会使血气上逆，使人易于忘事；秋天刺络脉，但人体气血正值内敛而不能外行，所以使人阳气不足而嗜卧懒动；秋天刺筋骨，会使血气耗散于内，使人发生寒战。冬天刺经脉，会使血气虚脱，使人发生目视不明；冬天刺络脉，则收敛在内的真气外泄，体内血行不畅而成"大痹"；冬天刺肌肉，会使阳气竭绝于外，使人易于忘事。以上这些四时的刺法，都将严重地违背四时变化而导致疾病发生，所以不能不注意顺应四时变化而施刺；否则就会产生逆乱之气，扰乱人体生理功能而生病的呀！所

黄帝内经

以针刺不懂得四时经气的盛衰和疾病之所以产生的道理，不是顺应四时而是违背四时变化，从而导致正气逆乱于内，邪气便与精气相结聚了。一定要仔细审察九候的脉象，这样进行针刺，正气就不会逆乱，邪气也不会与精气相结聚了。黄帝说：讲得好！

【原文】

刺五藏，中心一日死，其动为噫；中肝五日死，其动为语；中肺三日死，其动为咳；中肾六日死，其动为嚏、欠；中脾十日死，其动为吞。刺伤人五藏必死，其动则依其藏之所变，候知其死也。

【语译】

如果针刺误中五脏，刺中心脏一天就要死亡，其变动的征象为暖气；刺中肝脏五天就要死亡，其变动的征象为多语；刺中肺脏三天就要死亡，其变动的征象为咳嗽；刺中肾脏六天就要死亡，其变动的征象为喷嚏和呵欠；刺中脾脏十天就要死亡，其变动的征象为吞酸等。刺伤了人的五脏，必致死亡，其变动的征象也随所伤之脏而又各不相同，因此可以根据它来测知死亡的日期。

## 标本病传论篇第六十五

【题解】

本篇内容，是论述疾病的标本关系及其治法，以及疾病的传变和预后等，所以叫"标本病传论"。

【原文】

黄帝问曰：病有标本，刺有逆从①，奈何？岐伯对曰：凡刺之方，必别阴阳②，前后相应③，逆从得施，标本相移④。故曰：有其在标而求之于标，有其在本而求之于本，有其在本而求之于标，有其在标而求之于本。故治有取标而得者，有取本而得者，有逆取而得者，有从取而得者。故知逆与从，正行无问⑤；知标本者，万举万当；不知标本，是谓妄行。

【注释】

①病有标本，刺有逆从：疾病有标本不同，相对来说，凡先病、病机、体内等因素为本，后病、症状、体表等因素为标。刺法有不同，凡针对病邪而采用泻的手法为"逆"，顺应经气而采用补的手法为"从"。

②必别阴阳：张介宾："'阴阳'二字，所包者广，如经络、时令、气血、

疾病，无所不在。"

③前后相应：马莳："前后者，背腹也。其经络互相为应。"张志聪："谓有先病后病也。"

④标本相移：针刺时根据情况或先治本后治标，或先治标后治本，并无固定次序，故云"标本相移"。吴崐："刺者，或取于标，或取于本，互相移易。"

⑤正行无问：马莳："乃正行之法，而不必问之于人也。"

【语译】

黄帝问道：疾病有标和本的分别，刺法有逆和从的不同，是怎么回事？岐伯回答说：大凡针刺的准则，必须辨别其阴阳属性，联系其前后关系，恰当地运用逆

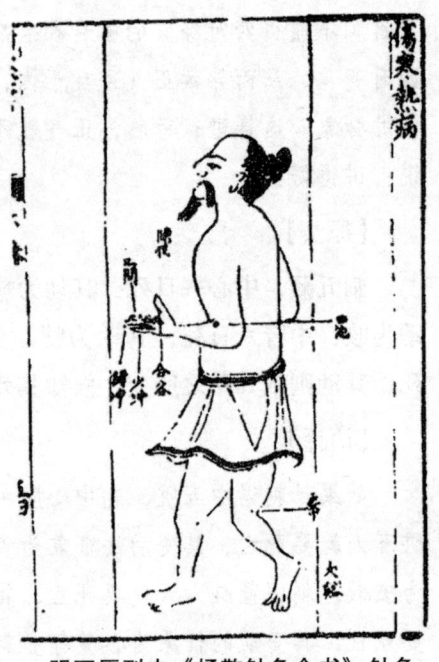

明万历刊本《杨敬针灸全书》针灸方图中的伤寒热病取穴图

和从治，灵活地处理治疗中的标本先后关系。所以说有的病在标而治标，有的病在本而治本，有的病在本而治标，有的病在标而治本。因此在治疗上，有治标而缓解的，有治本而见效的，有逆治而痊愈的，有从治而成功的。所以懂得了逆治和从治的原则，便能进行正确的治疗而不必疑虑；知道了标本之间的轻重缓急，治疗时就能万举万当；如果不知标本，那就是盲目行事了。

【原文】

夫阴阳、逆从、标本之为道也，小而大，言一而知百病之害；少而多，浅而博，可以言一而知百也。以浅而知深，察近而知远。言标与本，易而勿及①。治反为逆，治得为从。

【注释】

①易而勿及：讲起来容易，运用起来却较难。

【语译】

关于阴阳、逆从、标本的道理，看起来很小，而应用的价值却很大，所以谈一个阴阳标本逆从的道理，就可以知道许多疾病的利害关系；由少可以推多，执简可以驭繁，所以一句话可以概括许多事物的道理。从浅显入手可以推知深微，

观察目前的现象可以了解它的过去和未来。不过，讲讲标本的道理是容易的，可运用起来就比较难了。迎着病邪而泻的方法就是"逆"治，顺应经气而补的方法就是"从"治。

【原文】

先病而后逆①者治其本；先逆而后病者治其本。先寒而后生病者治其本；先病而后生寒者治其本。先热而后生病者治其本②；先热而后生中满者治其标③。先病而后泄者治其本；先泄而后生他病者治其本，必且④调之，乃治其他病。先病而后生中满者治其标；先中满而后烦心者治其本。人有客气有同气⑤，小大⑥不利治其标；小大利治其本。病发而有余，本而标之，先治其本，后治其标；病发而不足，标而本之，先治其标，后治其本。谨察间甚⑦，以意调之，间者并行⑧，甚者独行⑨。先小大不利而后生病者治其本。

【注释】

①先病而后逆：先病为本，后逆为标。下文凡有先后者，皆以先病为本，后病为标。

②本：《甲乙经》卷六第二此后有"先病而后生热者治其本"十字。

③先热而后生中满者治其标：因标急故当先治标而后治本。张介宾："诸病皆先治本，而惟中满者先治其标。盖以中满为病，其邪在胃，胃者藏府之本也，胃满则药食之气不能行，而藏府皆失其所禀，故先治此者，亦所以治本也。"

④且：《甲乙经》卷六第二作"先"。义胜。

⑤人有客气有同气：客气，即邪气，与"同气"相对；同气，即正气，与"客气"相对。此句是说，人体生病时有邪气和正气相互作用着。又"同"，新校正云："按全元起本'同'作'固'。"作"固"于义无碍。

⑥小大：指大小便。《灵枢·病本》作"大小便"。下同。

⑦间甚：间，指病情轻浅和缓解期。甚，指病情深重和发作期。

⑧并行：标本同治。

⑨独行：先治标后治本，或先治本后治标，不相兼治。

【语译】

先患某病而后发生气血逆乱的，先治其本；先气血逆乱而后生病的，先治其本。先有寒而后生病的，先治其本；先有病而后生寒的，先治其本。先有热而后生病的，先治其本；先有热而后生中满腹胀的，先治其标。先有某病而后发生泄泻的，先治其本；先有泄泻而后发生其他疾病的，先治其本。必须先把泄泻调治好，然后再治其他病。先患某病而后发生中满腹胀的，先治其标；先患中满腹胀而后出现烦心的，先治其本。人体疾病过程中有邪气和正气的相互作用，凡是出现了大小便不利的，先通利大小便以治其标；大小便通利则治其本病。疾病发作表现为邪气有余，就用"本而标之"的治法，即先祛邪以治其本，后调理气血、恢复生理功能以治其标；疾病发作表现为正气不足，就用"标而本之"的治法，即先固护正气防止虚脱以治其标，后祛除邪气以治其本。总之，必须谨慎地观察疾病的轻重深浅和缓解期与发作期中标本缓急的不同，用心调理；凡病轻的，或缓解期，可以标本同治；凡病重的，或发作期，应当采用专一的治本或治标的方法。另外，如果先有大小便不利而后并发其他疾病的，应当先治其本病。

【原文】

夫病传者，心病先心痛，一日而咳；三日胁支痛；五日闭塞不通，身痛①体重。三日不已，死；冬夜半，夏日中②。

【注释】

①痛：《甲乙经》卷六第十无。

②夏日中：新校正云："按《灵枢经》：大气入脏，病先发于心，一日而之肺，三日而之肝，五日而之脾。三日不已，死，冬夜半，夏日中。《甲乙经》曰：病先发于心，心痛，一日之肺而咳，三日之肝，胁支痛，五日之脾，闭塞不通，身体重。三日不已，死，冬夜半，夏日中。详《素问》言其病，《灵枢》言其脏，《甲乙经》乃并《素问》、《灵枢》二经之文，而病与脏兼举之。"张介宾："心火畏水，故冬则死于夜半；阳邪亢极，故夏则死于日中。盖衰极亦死，盛极亦死。"

【语译】

大凡疾病的传变，心病先发心痛，过一日病传于肺而咳嗽；再过三日病传于肝而胁肋胀痛；再过五日病传于脾而大便闭塞不通、身体疼痛沉重。再过三日不愈，就要死亡；冬天死于半夜，夏天死于中午。

【原文】

肺病喘咳，三日而胁支满痛；一日身重体痛；五日而胀。十日不已，死；冬日入，夏日出①。

【注释】

①冬日入，夏日出：马莳："冬之日入在申，申虽属金，金衰不能扶也。夏

之日出在寅，木旺火将生，肺气已绝，不待火之生也。"

【语译】

肺病先发喘咳，三日不好则病传于肝，则胁肋胀满疼痛；再过一日病邪传脾，则身体沉重疼痛；再过五日病邪传胃，则发生腹胀。再过十日不愈，就要死亡；冬天死于日落之时，夏天死于日出之时。

【原文】

肝病头①目眩，胁支满，三日②体重身痛③；五日而胀；三日腰脊少腹痛、胫痠。三日不已，死；冬日入，夏早食④。

【注释】

①头：《甲乙经》卷六第十作"头痛"。

②三日：《甲乙经》卷六第十作"一日"。

③体重身痛：《甲乙经》卷六第十作"身体痛"。

④冬日入，夏早食：《甲乙经》卷六第十"入"作"中"。马莳："盖冬之日入在申，以金旺木衰也；夏之早食在卯，以木旺气反绝也。"张介宾："木受伤者，金胜则危，故冬畏日入；肝发病者，木强则剧，故夏畏早食时也。"

【语译】

肝病则先头痛目眩，胁肋胀满，三日后病传于脾而身体沉重疼痛；再过五日病传于胃，产生腹胀；再过三日病传于肾，产生腰脊少腹疼痛，腿胫发酸。再过三日不愈，就要死亡；冬天死于日落之时，夏天死于吃早饭的时候。

【原文】

脾病身痛体重，一日而胀；二日少腹腰脊痛，胫痠；三日背胠①筋痛，小便闭。十日不已，死；冬人定，夏晏食②。

【注释】

①背胠（lǚ吕）：胠，同"膂"。马莳："胠，膂同。肾自传于膀胱府，故背胠筋痛，小便自闭。"

②冬人定，夏晏食：王冰："人定，谓申后二十五刻。晏食，谓寅后二十五刻。

【语译】

脾病则先身体沉重疼痛，一日后病邪传入于胃，发生腹胀；再过二日病邪传于肾，发生少腹腰脊疼痛，腿胫发酸；再过三日病邪入膀胱，发生背脊筋骨间疼痛，小便不通。再过十日不愈，就要死亡；冬天死于申时之后，夏天死于寅时之后。

【原文】

肾病少腹腰脊痛，骱痠，三日背胎筋痛，小便闭；三日腹胀[①]；三日两胁支痛。三日不已，死；冬大晨[②]，夏晏晡[③]。

【注释】

①腹胀：《甲乙经》卷六第十作"而上之心，心胀"。

②大晨、晏晡：大晨，指天亮时。晏晡，指黄昏时。

【语译】

肾病则先少腹腰脊疼痛，腿胫发酸，三日后病邪传入膀胱，发生背脊筋骨疼痛，小便不通；再过三日病邪传入于胃，产生腹胀；再过三日病邪传于肝，发生两胁胀痛。再过三日不愈，就要死亡；冬天死于天亮，夏天死于黄昏。

【原文】

胃病胀满，五日少腹腰脊痛，骱痠，三日背胎筋痛，小便闭；五日身体重[①]。六日不已，死；冬夜半后[②]；夏日昳[③]。

【注释】

①身体重：《甲乙经》卷六第十作"而上至心，身重"。

②后：《灵枢·病传》、《甲乙经》卷六第十均无。

③日昳（dié 蝶）：午后。

【语译】

胃病则先腹部胀满，五日后病邪传于肾，发生少腹腰脊疼痛，腿胫发酸；再过三日病邪传入膀胱，发生背脊筋骨疼痛；小便不通；再过五日病邪传于脾，则身体沉重。再过六日不愈，就要

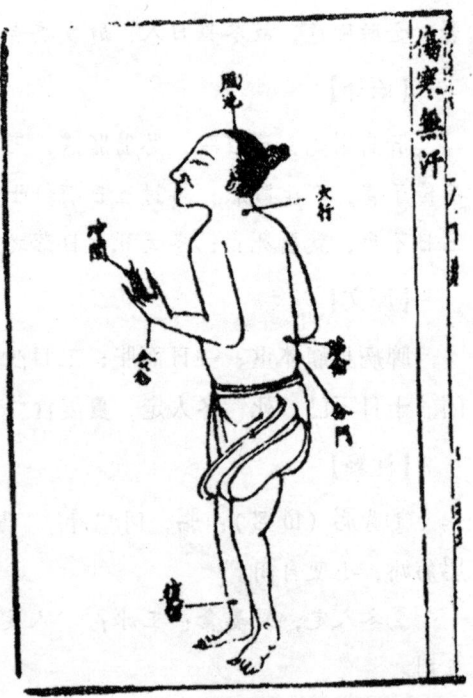

明万历刊本《杨敬斋针灸全书》针灸方图中的伤寒无汗取穴图

死亡；冬天死于半夜之后，夏天死于午后。

【原文】

膀胱病小便闭，五日少腹胀，腰脊痛，骱痠；一日腹胀；一日<sup>①</sup>身体痛。二日不已，死；冬鸡鸣<sup>②</sup>，夏下晡<sup>③</sup>。

【注释】

①一日：《甲乙经》卷六第十作"二日"。

②鸡鸣：半夜后。

③下晡：下午。

【语译】

膀胱发病则先小便不通，五日后病邪传于肾，发生少腹胀满，腰脊疼痛，腿胫发酸；再过一日病邪传入于胃，发生腹胀；再过一日病邪传于脾，发生身体疼痛。再过二日不愈，就要死亡；冬天死于半夜后，夏天死于下午。

【原文】

诸病以次是相传，如是者，皆有死期，不可刺；间一藏止，及至<sup>①</sup>三四藏者，乃可刺也。

【注释】

①至：《灵枢·病传》作"二"。

【语译】

各种疾病按次序这样相传，正如上面所说的，都有一定的死期，不可以用针刺治疗；假如是间脏相传就不易再传下去，即使传过三脏、四脏，还是可以用针刺治疗的。

# 卷第十九

## 天元纪大论篇第六十六

【题解】

本篇论述了五运六气学说的一些基本法则，从太过、不及、平气的岁气变化，说明运气对宇宙万物的影响。因其用天干以纪地气，地支以纪天气，天地运气是宇宙间万物生化的本源，本篇专门纪而论之，所以称为"天元纪大论"。

【原文】

黄帝问曰：天有五行御五位①，以生寒暑燥湿风，人有五脏化五气②，以生喜怒思忧恐。论言五运相袭③而皆治之，终期④之日，周而复始，余已知之矣，愿闻其与三阴三阳之候奈何合之？鬼臾区⑤稽首再拜对曰：昭乎哉问也。夫五运阴阳者，天地之道也，万物之纲纪，变化之父母，生杀之本始，神明之府也，可不通乎！故物生谓之化，物极谓之变⑥，阴阳不测⑦谓之神，神用无方⑧谓之圣。夫变化之为用也，在天为玄，在人为道，在地为化⑨。化生五味，道生智，玄生神。神在天为风，在地为木；在天为热，在地为火；在天为湿，在地为土；在天为燥，在地为金；在天为寒，在地为水。故在天为气，在地成形，形气相感而化生万物矣⑩。然天地者，万物之上下也⑪，左右者，阴阳之道路也⑫；水火者，阴阳之征兆也；金木者，生成之终始也⑬。气有多少、形有盛衰，上下相召而损益彰矣。

【注释】

①御五位：指五行之气化，临治于东西南北中五个方位。御，治理。如《国语》周语："百官御事。"

②化五气：指五脏之气动而产生的五种情志变化。

③五运相袭：五运，即木、火、土、金、水五运，主司年之气，居于天之下地之上气交之内，五运轮转，相互因袭。《玄珠密语》卷一五运元通纪篇云："夫运者，司气也。故居中位也。在天之下，地之上，当气交之内，万化之中，人物生化之间也。故运者，动也，转动也，即轮流运动往来不歇也。"

④期（jī基）：一年。

⑤鬼臾区：黄帝臣。据王冰注曰，其十世祖当神农之世，说《太始天元玉册》。又据《古今医统》曰：未详其姓，佐帝发明五行，详论经脉，问对《难经》，究尽义理，以为经论。按：此皆传说之事。

⑥物生谓之化，物极谓之变：《类经》卷二十三天元纪注："万物之生，皆阴阳之气化也。盛极必衰，衰极复盛，故物极者必变"。

⑦阴阳不测：义指阴阳变化多端，难以探测。

⑧方：边也。如《史记》扁鹊仓公传："视见垣一方人。"

⑨在天为玄，在人为道，在地为化：见阴阳应象大论注释。

⑩形气相感而化生万物矣：形寓阴而气寓阳，阴阳之气相互感召，故能化生万物。《类经》二十三卷第三注："形，阴也。气，阳也。形气相感，阴阳合也。

合则化生万物矣。"

⑪天地者，万物之上下也：见阴阳应象大论注释。在运气诸篇中，天又指司天，地又指在泉。一岁之中，岁半之前，司天主之，岁半之后，在泉主之。司天为天气居上，在泉为地气居下，故为万物之上下。

⑫左右者，阴阳之道路也：见阴阳应象大论注释。在运气诸篇中，又指左右间气而言。司天、在泉各有左右间气，为阴阳升降之路，故曰阴阳之道路也。

⑬金木者，生成之终始也：王冰注："木主发生应春，春为生化之始。金主收敛应秋，秋为成实之终。"

【语译】

黄帝问道：天有木、火、土、金、水五行，临治于东、西、南、北、中五个方位，从而产生寒、暑、燥、湿、风等气候变化，人有五脏生五志之气，从而产生喜、怒、思、忧、恐等情志变化。经论所谓五运递相因袭，各有一定的主治季节，到了一年终结之时，又重新开始的情况，我已经知道了。还想再听听五运和三阴三阳的结合是怎样的呢？鬼臾区再次跪拜回答说：你提这个问题很高明啊！五运和阴阳是自然界变化的一般规律，是自然万物的一个总纲，是事物发展变化的基础和生长毁灭的根本，是宇宙间无穷尽的变化所在，这些道理哪能不通晓呢？因而事物的开始发生叫做"化"，发展到极点叫做"变"，难以探测的阴阳变化叫做"神"，能够掌握和运用这种变化无边的原则的人，叫做"圣"。阴阳变化的作用，在宇宙空间，则表现为深远无穷，在人则表现为认识事物的自然规律，在地则表现为万物的生化。物质的生化而产生五味，认识了自然规律而产生智慧，在深远的宇宙空间，产生无穷尽的变化。神明的作用，在天为风，在地为木；在天为热，在地为火；在天为湿，在地为土；在天为燥，在地为金；在天为寒，在地为水。所以在天为无形之气，在地为有形之质，形和气互相感召，就能变化和产生万物。天复于上，地载于下，所以天地是万物的上下；阳升于左，阴降于右，所以左右为阴阳的道路；水属阴，火属阳，所以水火是阴阳的象征；万物发生于春属木，成实于秋属金，所以金木是生成的终始。阴阳之气并不是一成不变的，它有多少的不同，有形物质在发展过程中也有旺盛和衰老的区别，在上之气和在下之质互相感召，事物太过和不及的形象就都显露出来了。

【原文】

帝曰：愿闻五运之主时也何如？鬼臾区曰：五气运行，各终期日，非独主时也。帝曰：请闻其所谓也！鬼臾区曰：臣积①考《太始天元册》②文曰：太虚寥廓③，肇基化元④，万物资始，五运终天，布气真灵⑤，揔⑥统坤元⑦，九星悬朗⑧，七曜周旋⑨，曰阴曰阳，曰柔曰刚⑩，幽显⑪既位，寒暑弛张⑫，生生化化⑬，品物咸章⑭。臣斯十世，此之谓也。

【注释】

①积：久也。

②《太始天元册》：古代占候之书，早已佚失。王冰注："《天元册》所以记天真元气运行之纪也。自神农之世，鬼臾区十世祖始诵而行之，此太古占候灵文。泊乎伏羲之时，已镌诸玉版，命曰《册文》。太古灵文，故命曰《太始天元册》也。"新校正曰："详今世有《天元玉册》，或者以为即此《太始天元册》文，非是。"

③太虚寥廓：广阔无边的太空。太虚和太空义同，指极高的天空寥廓，宽广无边的意思。如《汉书》司马相如传："犹焦明已翔乎寥廓之宇。"

④肇基化元：生化本元开始的基础。肇，《尔雅》释诂："始也。"化，万物的生化。元，通原，本原的意思。如：《汉书》班固传："元元本本。"

⑤布气真灵：《类经》二十三卷第三注："布者，布天元之气，无所不至也。气有真气，化机是也。物有灵明，良知是也。"义指真气生化之机，物性之灵明，皆与宇宙所布之气有关。

⑥揔：同总。

⑦坤元：指地之功德能始生万物。《易经》坤卦："至哉坤元，万物资生。"坤，八卦中乾为天，坤为地，故坤指地气。

⑧九星悬朗：明朗的九星，高悬于天空。九星，王冰注指上古时所见九星，"计星之见者七焉"。即指北斗。如《楚辞》："合五岳与八灵兮，讯九魑与六神。"注："九魑谓北斗九星也。"洪兴祖补注："北斗七星，辅星在第六星旁，又招摇一星在北斗杓端。"又，王冰注："九星谓天蓬、三芮、天冲、天辅、天禽、天心、天任、天柱、天英。"乃指九宫九星而言，即五星之应于九宫者，后世注家，多宗其说。今二说并存。

⑨七曜周旋：指日月与金、木、水、火、土五星，循周天之度，旋转运行。王冰注："七曜，谓日月五星。……周，谓周天之度。旋，谓左循天度而行。五星之行，犹各有进退高下小大矣。"

⑩曰柔曰刚：此指地气阴阳之性而言，阴性柔，阳性刚，故谓之柔刚。王冰注："阴阳天道也。柔刚地道也。天以阳生阴长，地以柔化刚成也。《易》曰：

立天之道，曰阴与阳，立地之道，曰柔与刚。此之谓也。"

⑪幽显：《类经》二十三卷第三注："阳主昼，阴主夜，一日之幽显也；自晦而朔，自弦而望，一月之幽显也；春夏主阳而生长，秋冬主阴而收藏，一岁之幽显也。"按：晦暗属阴，明是属阳；秋冬属阴，春夏属阳；夜属阴，昼属阳。故此处所谓幽显，实为概括阴阳变化的不同物象。

⑫寒暑弛张：寒暑往来。表示一年之中寒暑更代的意思。弛张，在此有往来之义。吴崐注："往者为弛，来者为张。"

⑬生生化化：指生生不息之机，变化无穷之道。

⑭品物咸章：各种物品的形象，都能显露出来。章，彰明显露的意思。品，众多也。如《易经》韩卦："品物流形。"

【语译】

黄帝说：我想听听关于五运分主四时是怎样的呢？鬼臾区说：五运各能主一年，不是单独只主四时。黄帝说：请你把其中的道理讲给我听听。鬼臾区说：臣久已考查过《太始天元册》，文中说：广阔无边的天空，是物质生化之本元的基础，万物资生的开始，五运行于天道，终而复始，布施天地真元之气，概括大地生化的本元，九星悬照天空，七曜按周天之度旋转，于是万物有阴阳的不断变化，有柔刚的不同性质，幽暗和显明按一定的位次出现，寒冷和暑热，按一定的季节往来，这些生生不息之机，变化无穷之道，宇宙万物的不同形象，都表现出来了。臣家研究这些道理已有十世，就是这个意思。

【原文】

帝曰：善。何为气有多少，形有盛衰？鬼臾区曰：阴阳之气各有多少，故曰三阴三阳也。形有盛衰，谓五行之治，各有太过不及①也。故其始也，有余而往，不足随之，不足而往，有余从之②，知迎知随，气可与期。应天为天符③，承岁为岁直④，三合⑤为治。

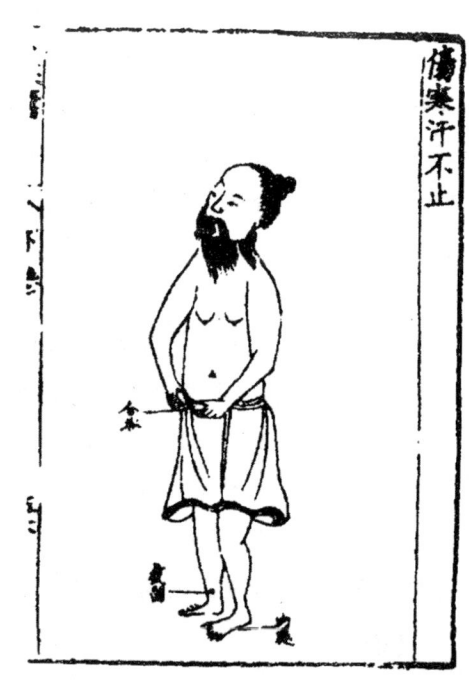

明万历刊本《杨敬斋针灸全书》针灸方图中的伤寒汗不止取穴图

①太过不及：我国古代用干支纪时，即把十天干和十二地支结合起来，如甲与子合为甲子，乙与丑合为乙丑，至最末一支相合，共得六十之数，称为六十花甲，其中必须奇数阳干配奇数阳支，偶数阴干配偶数阴支，各具阴阳属性，用以纪年、纪月、纪日、纪时。在纪年中，凡干支俱奇数的阳年为太过，干支俱偶数的阴年为不及。

### 附表　六十甲子表

| 天干 | 甲 | 乙 | 丙 | 丁 | 戊 | 己 | 庚 | 辛 | 壬 | 癸 |
|---|---|---|---|---|---|---|---|---|---|---|
| 地支 | 子 | 丑 | 寅 | 卯 | 辰 | 巳 | 午 | 未 | 申 | 酉 |
| | 戌 | 亥 | 子 | 丑 | 寅 | 卯 | 辰 | 巳 | 午 | 未 |
| | 申 | 酉 | 戌 | 亥 | 子 | 丑 | 寅 | 卯 | 辰 | 巳 |
| | 午 | 未 | 申 | 酉 | 戌 | 亥 | 子 | 丑 | 寅 | 卯 |
| | 辰 | 巳 | 午 | 未 | 申 | 酉 | 戌 | 亥 | 子 | 丑 |
| | 寅 | 卯 | 辰 | 巳 | 午 | 未 | 申 | 酉 | 戌 | 亥 |

②有余而往，不足随之，不足而往，有余从之：指气运的迭为消长。如有余（太过）的甲子阳年过后，随之而来的是不足（不及）的乙丑阴年，不足的乙丑阴年过后，从之而来的是有余的丙寅阳年。

③天符：通主一年的中运之气与司天之气相符的，叫"天符"。如乙酉年，天干主运，乙为金运，地支土气，酉年阳明司天，阳明属燥金，运和气在五行都属金，就是"天符"。符，合的意思。《文选》杨雄甘泉赋："同符三皇"。注："合也。"

④岁直：也叫岁会。通主一年的中运之气的五行与岁支的五行相同，叫"岁直"。如丁卯年，丁年属木为木运，卯位在东方，为仲春，在五行属木，中运与年支在五行都是木，就是"岁直"。

⑤三合：即主岁的中运（运会）与司天之气（天会）、年支的五行（岁会）相合，叫"三合"。亦称"太乙天符"。如戊午年，中运戊为火，司天午也是火，地支午居南方属仲夏，也属火，所以叫做"三合"。

【语译】

黄帝说：好。怎样叫气有多少，形有盛衰呢？鬼臾区说：阴气和阳气各有多少的不同，厥阴为一阴，少阴为二阴，太阴为三阴，少阴为一阳，阳明为二阳，太阳为三阳，所以叫作三阴三阳。形有盛衰，指天干所主的运气，各有太过不及的区别。例如开始是太过的阳年过后，随之而来的是不及的阴年，不及的阴年过后，从之而来的是太过的阳年。只要明白了迎之而至的是属于什么气，随之而至的是属于什么气，对一年中运气的盛衰情况，就可以预先知道。凡一年的中运之气与司天之气相符的，属于"天符"之年，一年的中运之气与岁支的五行相同的，属于"岁直"之年，一年的中运之气与司天之气及年支的五行均相合的，属于"三合"之年。

【原文】

帝曰：上下相召①奈何？鬼臾区曰：寒暑燥湿风火，天之阴阳也，三阴三阳上奉之②。木火土金水火，地之阴阳也③，生长化收藏下应之。天以阳生阴长，地以阳杀阴藏④。天有阴阳，地亦有阴阳⑤。故阳中有阴，阴中有阳。所以欲知天地之阴阳者，应天之气，动而不息⑥，故五岁而右迁⑦；应地之气，静而守位⑧，故六期而环会⑨。动静相召，上下相临，阴阳相错，而变由生也。

【注释】

①上下相召：即天气和地气相互感召。所谓"天气下降气流于地，地气上升气腾于天"，即是上下相召的一种形式。上指天气，下指地气。召，犹招也。在此即感召的意思。

②三阴三阳上奉之：寒暑燥湿风火是天气的阴阳变化，地气的三阴三阳向上承之。即厥阴奉风气，少阴奉热气，少阳奉火气，太阴奉湿气，阳明奉燥气，太阳奉寒气。奉，《说文》："承也。"

③木火土金水火，地之阴阳也：《类经》二十三卷第三注："木火土金水火，五行成于地者也，故为地之阴阳。"五行本是五个，而本文却为六个，是因为火分君火与相火，以配三阴三阳，所以火有二。

④天以阳生阴长，地以阳杀阴藏：王冰注："生长者天之道，藏杀者地之道，天阳主生，故以阳生阴长，地阴主杀，故以阳杀阴藏。天地虽高下不同，而各有阴阳之运用也。"张志聪注："夫岁半以上，天气主之，是春夏者，天之阴阳也，故天以阳生阴长。岁半以下，地气主之，是秋冬者，地之阴阳也，故地以阳杀阴藏。"二说从不同的角度解释，都有一定道理。张注较更明确，义即半岁之前自大寒至小暑，天气（司天）主之，阳气发生，阴气长养，则万物生发繁茂，故曰"天以阳生阴长"。岁半之后，自小暑至小寒，地气（在泉）主之，阳气肃杀，阴气凝敛，则万物蛰伏闭藏，故曰"地以阳杀阴藏"。

⑤天有阴阳，地亦有阴阳：王冰注："天有阴，故能下降；地有阳，故能上腾。是以各有阴阳也。阴阳交泰，故化变由之成也。"《类经》二十三卷第三注："天本阳也，然阳中有阴，地本阴也，然阴中有阳。此阴阳互藏之道。"此文进一步说明，以天地而论，则天阳而地阴，而天地之中，又各有阴阳。是阴阳可分的具体体现。

⑥应天之气，动而不息：《类经》二十三卷第三注："应天之气，五行之应天干也，动而不息，以天加地而六甲周旋也。"古人认为天属阳而行速，故曰"动而不息"。

⑦五岁而右迁：五行应十天干为五运，即甲己年为土运，乙庚年为金运，丙辛年为水运，丁壬年为木运，戊癸年为火运。每五年五运当转换一次，其方向是自东而西，故曰"右迁"。

⑧应地之气，静而守位：《类经》二十三卷第三注："应地之气，六气之应地支也，静而守位，以地承天而地支不动也。"古人认为地属阴而行迟，故曰"静而守位"。

⑨六期而环会：六气应十二支为三阴三阳，司天即子午年为少阴司天，丑未年为太阴司天，寅申年为少阳司天，卯酉年为阳明司天，辰戌年为太阳司天，巳亥年为厥阴司天。每六年环周一次，故曰"六期而环会"。

【语译】

黄帝说：天气和地气互相感召是怎样的呢？鬼臾区说：寒、暑、燥、湿、风、火，是天的阴阳，三阴三阳上承之。木、火、土、金、水、火，是地的阴阳，生长化收藏下应之。上半年天气主之，春夏为天之阴阳，主生主长；下半年地气主之，秋冬为地之阴阳，主杀主藏。天气有阴阳，地气也有阴阳。因此说，阳中有阴，阴中有阳。所以要想知道天地阴阳的变化情况，是这样的，五行应于天干而为五运，常动而不息，故五年之间，自东向西，每运转换一次；六气应于地支，为三阴三阳司天，其运行较迟，各守其位，故六年而环周一次。由于动和静互相感召，天气和地气互相加临，阴气和阳气互相交错，而运气的变化就发生了。

【原文】

帝曰：上下周纪①，其有数乎？鬼臾区曰：天以六为节，地以五为制②。周天气者，六期为一备；终地纪者，五岁为一周。君火以名，相火以位③。五六相合，而七百二十气④，为一纪，凡三十岁，千四百四十气，凡六十岁，而为一周，不及太过，斯皆见矣。

【注释】

①上下周纪：天干配五运，五年一周，地支配六气，六年一周，五运和六气相临，需三十年，五运六周，六气五周，而气和运复始，叫作一纪。

②天以六为节，地以五为制：王冰注："六节，谓六气之分。五制，谓五位之分。位应一岁，气统一年。"《类经》二十三卷第三注："天数五，而五阴五阳，故为十干。地数六。而六阴六阳，故为十二支。然天干之五，必得地支之六以为节；地支之六，必得天干之五以为制。而后六甲成，岁气备。"当以王注为是，意即司天之气有六，故以六为节；主岁之运有五，故以五为制。制，在此即制度之义。节，亦有制度之义。如《易经》节卦："节，亨。苦节不可贞。"疏："节者，制度之名。"

③君火以名，相火以位：火有君火和相火之分，但君火不主岁气，凡火主岁之年，由相火代宣火令，所以说，"君火以名，相火以位。"王冰注："君火在相火之右，但立名于君位，不立岁气，故天之六气，不偶其气以行，君火之政，守位而奉天之命，以宣行火令尔。以名奉天，故曰君火以名。守位禀命，故云相火以位。"

④七百二十气：每五日为候，三候为气。如立春、雨水、惊蛰、春分等，一年共二十四气。七百二十气是三十年的气数。

【语译】

黄帝说：天气和地气，循环周旋，有没有定数呢？鬼臾区说：司天之气，以六为节，司地之气，以五为制。司天之气，六年循环一周，谓之一备；司地之气，五年循环一周，谓之一周。主运之气的火运，君火是有名而不主令，相火代君宣化火令。六气和五运互相结合，七百二十气，谓之一纪，共三十年；一千四百四十气，共六十年而成为一周，在这六十年中，气和运的太过和不及，都可以出现了。

【原文】

帝曰：夫子之言，上终天气，下毕地纪，可谓悉矣。余愿闻而藏之，上以治民，下以治身，使百姓昭著，上下和亲，德泽下流，子孙无忧，传之后世，无有终时，可得闻乎？鬼臾区曰：至数之机①，迫迮以微②，其来可见，其往可追。敬之者昌，慢之者亡，无道行私，必得夭殃。谨奉天道，请言真要。帝曰：善言始者，必会于终，善言近者，必知其远，是则至数极而道不惑，所谓明矣。愿夫子推而次之，令有条理，简而不匮③，久而不绝，易用难忘，为之纲纪，至数之要，愿尽闻之。鬼臾区曰：昭乎哉问！明乎哉道！如鼓之应桴④，响之应声也。臣闻之，甲己之岁，土运统之；乙庚之岁，金运统之；丙辛之岁，水运统之；丁壬之岁，木运统之；戊癸之岁，火运统之⑤。

【注释】

①至数之机：指气运相合之机理。机，理也。《类经》二十三卷第三注："至数之机，即五六相合之类也。"

②迫迮（zuò坐）以微：《类经》二十三卷第三注："谓天地之气数，其精微切近，无物不然也。"迫，此作近解。如《周礼》地官大司徒注：同宗者生相近，死相迫。"迮，《玉篇》："迫，迮也。"是迮迫义通。

③匮（kuì愧）：此为贫乏的意思。

④桴fú（孚）：鼓槌。

⑤甲己之岁，土运统之；……戊癸之岁，火运统之：凡甲年与己年为土运，故甲己年土运主治；乙年与庚年为金运，故乙庚年金运主治。余者义同。统，治理的意思。《书经》周官："统百官。"传："统理百官。"

【语译】

黄帝说：先生所谈论的，上则终尽天气，下则穷究地理，可以说是很详尽了。我想在听后把它保存下来，上以调治百姓的疾苦，下以保养自己的身体，并使百姓也都明白这些道理，上下和睦亲爱，德泽广泛流行，并能传之于子孙后世，使他们不必发生忧虑，并且没有终了的时候，可以再听你谈谈吗？鬼臾区说：气运结合的机理，很是切近而深切，它来的时候，可以看得见，它去的时候，是可以追溯的。遵从这些规律，就能繁荣昌盛，违背这些规律，就要损折夭亡；不遵守这些规律，而只按个人的意志去行事，必然要遇到天然的灾殃。现在请让我根据自然规律讲讲其中的至

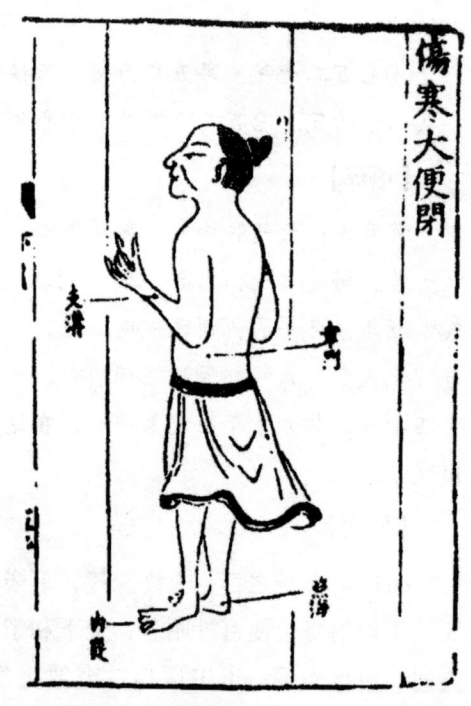

明万历刊本《杨敬斋针灸全书》针灸方图中的伤寒大便闭取穴图

理要道。黄帝说：凡是善于谈论事理的起始，也必能领会其终结，善于谈论近的，也必然就知道远的。这样，气运的至数虽很深远，而其中的道理并不至被迷惑，这就是所谓明了的意思。请先生把这些道理，进一步加以推演，使它更有条理，简明而又不贫乏，永远相传而不至于绝亡，容易掌握而不会忘记，使其能提纲挈领，至理扼要，我想听你详细地讲讲。鬼臾区说：你说的道理很明白，提的问题也很高明啊！好象鼓槌击在鼓上的应声，又象发出声音立即得到回响一样。臣听说过，凡是甲己年都是土运治理，乙庚年都是金运治理，丙辛年都是水运治理，丁壬年都是木运治理，戊癸年都是火运治理。

**【原文】**

帝曰：其于三阴三阳，合之奈何？鬼臾区曰：子午之岁，上见少阴[①]；丑未之岁，上见太阴；寅申之岁，上见少阳；卯酉之岁，上见阳明；辰戌之岁，上见太阳；巳亥之岁，上见厥阴。少阴所谓标也，厥阴所谓终也[②]。厥阴之上，风气主之[③]；少阴之上，热气主之；太阴之上，湿气主之；少阳之上，相火主之；阳明之上，燥气主之；太阳之上，寒气主之。所谓本也，是谓六元[④]。帝曰：光乎哉道！明乎哉论！请著之玉版，藏之金匮，署曰天元纪。

**【注释】**

①子午之岁，上见少阴：子午年为少阴司天。上，指司天而言。下丑未之岁，寅申之岁等同此义。

②少阴所谓标也，厥阴所谓终也：地支十二的顺序是始于子，终于亥，而子年少阴司天，亥年厥阴司天，所以少阴为标，厥阴为终。《类经》二十三卷第三注："标，首也。终，尽也。六十年阴阳之序，始于子午，故少阴谓标，尽于巳亥，故厥阴谓终。"

③厥阴之上，风气主之：厥阴、少阴、太阴等三阴三阳，是根据阴阳气多少所决定，三阴三阳又与六气相应。所以三阴三阳司天时，则由六气为之主。此即其中的一例，余类推。

④所谓本也，是谓六元：六元即六气，因六气为气象变化的本元，故称六元，六气与三阴三阳相结合，分值每年司天之气。王冰注："三阴三阳为标，寒暑燥湿风火为本，故云所谓本也。天真元气，分为六化，以统坤元生成之用。征其应用，则六化不同，本其所生，则正是真元之一气，故曰六元也。"

**【语译】**

黄帝说：三阴三阳与六气是怎样相合的呢？鬼臾区说：子午年是少阴司天，

丑未年是太阴司天，寅申年是少阳司天，卯酉年是阳明司天，辰戌年是太阳司天，巳亥年是厥阴司天。地支十二，始于子，终于亥，子是少阴司天，亥是厥阴司天，所以按这个顺序排列，少阴是起首，厥阴是终结。厥阴司天，风气主令；少阴司天，热气主令；太阴司天，湿气主令；少阳司天，相火主令；阳明司天，燥气主令；太阳司天，寒气主令。这就是三阴三阳的本元，所以叫做六元。黄帝说：你的论述很伟大，也很高明啊！我将把它刻在玉版上，藏在金匮里，题上名字，叫做天元纪。

## 五运行大论篇第六十七

【题解】

本篇内容包括古代的天文、地理、气象等学说，它们都是以阴阳五行、五运六气来演绎说明的。其中对五运学说，是从观察自然界中存在着五种不同的气色而创始的。所谓"五运"，即五行之气变化运行，因即称"五运行大论"。

【原文】

黄帝坐明堂，始正天纲①，临观八极②，考建五常③，请天师而问之曰：论言④天地之动静，神明为之纪，阴阳之升降，寒暑彰其兆。余闻五运之数于夫子，夫子之所言⑤，正五气之各主岁尔，首甲定运⑥，余因论之。鬼臾区曰：土主甲己，金主乙庚，水主丙辛，木主丁壬，火主戊癸⑦。子午之上，少阴主之⑧；丑未之上，太阳主之；寅申之上，少阳主之；卯酉之上，阳明主之；辰戌之上，太阳主之；巳亥之上，厥阴主之。不合阴阳⑨，其故何也？岐伯曰：是明道也，此天地之阴阳也。夫数之可数者，人中之阴阳也，然所合，数之可得者也。夫阴阳者，数之可十，推之可百，数之可千，推之可万。天地阴阳者，不以数推，以象之谓也⑩。

【注释】

①天纲：指天之纲纪。如日月轨道，斗纲月建，二十八宿，四时方位等均是。

②八极：八方极远之处。《后汉书》明帝纪："恢弘大道，被之八极。"注引《淮南子》云："九州之外有八寅，八寅外有八纮，八纮之外有八极。"

③考建五常：《类经》二十三卷第四注："考，察也。建，立也。五常，五行气运之常也。考建五常，以测阴阳之变化也。"

④论言：新校正云："详论谓阴阳应象大论及气交变大论文。"

⑤夫子之所言：似指六节脏象论中岐伯所言有关五运之事。

⑥首甲定运：干支相配之六十花甲，以纪运气，甲子居其首位，故曰"首甲定运"。王冰注："首甲谓六甲之初，则甲子年也。"

⑦土主甲己，……火主戊癸：此同上篇天元纪大论中"甲己之岁，土运统之，……戊癸之岁，火运统之"一段，以论述天干主运的规律。义同前。

⑧子午之上，少阴主之：即上篇天元纪大论所谓"子午之岁，上见少阴"之义。即地支子年与午年，为少阴司天。上指司天而言。下丑未、寅申等义同。

⑨不合阴阳：《类经》二十三卷第四注："不合阴阳，如五行之甲乙，东方木也，而甲化土运，乙化金运。六气之亥子，北方水也，而亥年之上，风木主之，子年之上，君火主之。又如君火司气，火本阳也，而反属少阴。寒水司气，水本阴也，而反属太阳之类，似皆不合于阴阳者也。"义指五运六气干支之阴阳属性与方位干支之阴阳属性不相符合。

⑩夫阴阳者，……以象之谓也：《类经》二十三卷第四注："然阴阳之道，或本阳而标阴，或内阳而外阴，或此阳而彼阴，或先阳而后阴，故小之而十百，大之而千万，无非阴阳之变化，此天地之阴阳无穷，诚有不可以限数推言者，故当因象求之，则无不有理存焉。"

【语译】

黄帝坐在明堂里，开始厘正天之纲纪，考建五气运行的常理，乃向天师岐伯请问道：在以前的医论中曾经言道，天地的动静，是以自然界中变化莫测的物象为纲纪，阴阳升降，是以寒暑的更换，显示它的征兆。我也听先生讲过五运的规律，先生所讲的仅是五运之气各主一岁。关于六十甲子，从甲年开始定运的问题，我又与鬼臾区进一步加以讨论，鬼臾区说，土运主甲己年，金运主乙庚年，水运主丙辛年，木运主丁壬年，火运主戊癸年。子午年是少阴司天，丑未年是太阴司天，寅申年是少阳司天，卯酉年是阳明司天，辰戌年是太阳司天，巳亥年是厥阴司天。这些，与以前所论的阴阳不怎么符合，是什么道理呢？岐伯说：它是阐明其中的道理的，这里指的是天地运气的阴阳变化。关于阴阳之数，可以数的，是人身中的阴阳，因而合乎可以数得出的阴阳之数。至于阴阳的变化，若进一步推演之，可以从十而至百，由千而及万，所以天地阴阳的变化，不能用数字去类推，只能从自然物象的变化中去推求。

【原文】

帝曰：愿闻其所始也。岐伯曰：昭乎哉问也！臣览《太始天元册》文，丹天<sup>①</sup>之气经于牛、女<sup>②</sup>戊分；黅天<sup>①</sup>之气，经于心、尾<sup>②</sup>己分；苍天<sup>①</sup>之气，经于危、室、柳、鬼<sup>②</sup>；素天<sup>①</sup>之气，经于亢、氐、昴、毕<sup>②</sup>，玄天<sup>①</sup>之气，经于张、翼、娄、胃<sup>②</sup>。所谓戊己分者，奎、壁、角、轸<sup>②</sup>，则天地之门户也<sup>③</sup>。夫候之所始，道之所生，不可不通也。

【注释】

①丹天、黅（jīn 今）天、苍天、素天、玄天：丹、黅、苍、素、玄，即赤、黄、青、白、黑五色。传说古人占天时，发现五色云气，横于太空，故称之为丹天、黅天、苍天、素天、玄天。丹天象火气，黅天象土气，苍天象木气，素天象金气，玄天象水气，由五气化五运，所以五天之气为五运之本。《玄珠密语》卷一五运元通纪云："太极始判，横五运于中，轮流至今，终而复始，圣人望而详之。自开辟乾坤，望见青气横于丁壬，故丁壬为木运也；赤气横于戊癸，故戊癸为火运也；黄气横于甲己，故甲己为土运也；白气横于乙庚，故乙庚为金运也；黑气横于丙辛，故丙辛为水运也。"

②牛、女、心、尾、危、室、柳、鬼、亢、氐、昴、毕、张、翼、娄、胃、奎、壁、角、轸：为二十八宿名称。二十八宿，《史记》名二十八舍。古人为了观察太阳在天空的视运动规律，测定天体与地面部位，选定了周天在赤道附近的恒星，以为标志，从而确定天体的位置。计分四宫，即东方苍龙七宿包括角、亢、氐、房、心、尾、箕；北方玄武七宿包括斗、牛、女、虚、危、室、壁；西方白虎七宿包括奎、娄、胃、昴、毕、觜、参；南方朱雀七宿包括井、鬼、柳、星、张、翼、轸。当立春时，地球正当位于柳星诸宿，此时的夜半，可以看到柳星二宿，位于天空的正中，而角亢诸宿位于东方，觜参诸宿，位于西方，牛女诸宿背向地球在下，为北方。于是，就有了二十八宿的四个方位。

③天地之门户也：《图翼》一卷奎壁角轸天地之门户说："予常考周天七政轸度，则春分二月中，日缠壁初，以次而南，三月入奎娄，四月入胃昴华，五月入觜参，六月入井鬼，七月入柳星张，秋分八月中，日缠翼末，以交于轸，循次而北，九月入角亢，十月入氐房心，十一月入尾箕，十二月入斗牛，正月入女虚危。至二月复交于春分而入奎壁矣。是日之长也，时之暖也，万物之发生也，皆从奎壁始；日之短也，时之寒也，万物之收藏也，皆从角轸始。故曰春分司启，秋分司闭。夫既司启闭，要非门户而何。然自奎壁而南，日就阳道，故曰天门；角轸而北，日就阴道，故曰地户"。至于戊己为什么在奎壁角轸之分，沈括也曾解释说："《素问》以奎壁为戊分，轸角为己分，奎壁在戊亥之间，谓之戊分，

则戊当在戌也。角轸在辰巳之间，谓之己分，则己当在辰也。《遁甲》以六戊（戊辰、戊寅、戊子、戊戌、戊申、戊午）为天门，天门在戌亥之间，则戊亦当在戌。六己（己巳、己卯、己丑、己亥、己酉、己未）为地户，地户在辰巳之间，则己亦当在辰。辰戌皆土位，故戊己寄焉。二说正相合。"又清人俞正燮以为"天门"之说，原为"盖天之说也"，其谓："乾位在西北，以天门所在，盖天之说也，浑天则不然，故说经宜通盖天。《素问》五常政大论云：天不足西北，左寒而右凉；地不足东南，右热而左温。《列子》汤问篇、《淮南》天文训，俱云：天倾西北，日月星辰移焉。……《周礼》大司徒疏引《河图括地象》云：天不足西北，地不足东南，西北为天门，东南为地户，天门无上，地户无下。"此说亦可参。

【语译】

黄帝说：我想听听运气学说是怎样创始的。岐伯说：你提这个问题是很高明的啊！我曾看到《太始天元册》文记载，赤色的天气，经过牛、女二宿及西北方的戊分；黄色的天气，经过心、尾二宿及东南方的己分；青色的天气，经过危、室二宿与柳、鬼二宿之间；白色的天气，经过亢、氐二宿与昴、毕二宿之间；黑色的天气，经过张、翼二宿与娄、胃二宿之间。所谓戊分，即奎、壁二宿所在处，己分，即角、轸二宿所在处，奎、壁正当秋分时，日渐短，气渐寒，角、轸正当春分时，日渐长，气渐暖，所以是天地阴阳的门户。这是推演气候的开始，自然规律的所在，不可以不通。

【原文】

帝曰：善。论①言天地者，万物之上下②，左右者③，阴阳之道路④，未知其所谓也。岐伯曰：所谓上下者，岁上下见阴阳之所在也。左右者，诸上见厥阴，左少阴，右太阳；见少阴，左太阴，右厥阴；见太阴，左少阳，右少阴；见少阳，左阳明，右太阴；见阳明，左太阳，右少阳；见太阳，左厥阴，右阳明。所谓面北而命其位，言其见也。

【注释】

①论：当指天元纪大论而言。

②上下：上指司天，下指在泉。

③左右者：指司天之左右间气。以位南面北的方向来定。如上文所说，厥阴司天时，左间是少阴，右间是太阳。《玄珠密语》卷三天元定化纪篇："夫司天者，司之言直也，司直而待于天之直也，左右者，从直也，次于司天也，即从司

而待直于天，其名间气，即本气随天虚而时间令化也。是司天之间化之令，故名间气。"

④阴阳之道路：此指一年六气主时的六步，除司天所居的三气与在泉所居的终气外，其余四间气之时位，乃是阴阳之气升为司天或降为在泉的道路。

【语译】

黄帝说：好。在天元纪大论中曾说：天地是万物的上下，左右是阴阳的道路，不知道是什么意思。岐伯说：这里所说的"上下"，指的是从该年的司天在泉，以见阴阳所在的位置。所说的"左右"，指的是司天的左右间气，凡是厥阴司天，左间是少阴，右间是太阳；少阴司天，左间是太阴，右间是厥阴；太阴司天，左间是少阳，右间是少阴；少阳司天，左间是阳明，右间是太阴；阳明司天，左间是太阳，右间是少阳；太阳司天，左间是厥阴，右间是阳明。这里说的左右，是面向北方所见的位置。

【原文】

帝曰：何谓下？岐伯曰：厥阴在上则少阳在下，左①阳明，右②太阴；少阴在上则阳明在下，左太阳，右少阳；太阴在上则太阳在下，左厥阴，右阳明；少阳在上则厥阴在下，左少阴，右太阳；阳明在上则少阴在下，左太阴，右厥阴；太阳在上则太阴在下，左少阳，右少阴。所谓面南而命其位，言其见也。上下相遘②，寒暑相临③，气相得则和，不相得则病④。帝曰：气相得而病者何也？岐伯曰：以上临上，不当位也⑤。

【注释】

①左、右：在此指在泉的左右间气而言。以位北面南的方向来定。

②上下相遘（gòu购）：即上下的气相遇而交感的意思。遘，《说文》："遇也。"这里所说的"上、下"，上指客气，下指主气，即客主加临的意思。客主加临，反映每年六步中客气与主气的错杂关系。主客气相得则和，不相得则病。

③寒暑相临：客气与主气交感，则客气与主气之气，便相加临，这里只提寒暑，乃是举例而言。《素问经注节解》注："寒暑者，六气之二也。不言六气而只言寒暑者，盖特举其显而易见者也。"

④气相得则和，不相得则病：意指客气主气相生或客主之气相同者为相得，相克者为不相得。王冰注："木火相临，金水相临，水木相临，火土相临，为相得也。土木相临，土水相临，水火相临，火金相临，为不相得也。"

⑤以下临上，不当位也：意指客主加临，虽然客主相生，都可以叫相得，但

若主气生客气的，属于以下临上。仍是
不当位。王冰注："六位相临，假令土临
火，火临木，木临水，水临金，金临土，
皆为以下临上，不当位也。"

【语译】

黄帝说：什么叫做下（在泉）？岐伯
说：厥阴司天，则少阳在泉，在泉的左
间是阳明，右间是太阴；少阴司天则阳
明在泉，在泉的左间是太阳，右间是少
阳；太阴司天则太阳在泉，在泉的左间
是厥阴，右间是阳明；少阳司天则厥阴
在泉，在泉的左间是少阴，右间是太阳；
阳明司天则少阴在泉，在泉的左间是太
阴，右间是厥阴；太阳司天则太阴在泉，
在泉的左间是少阳，右间是少阴。这里

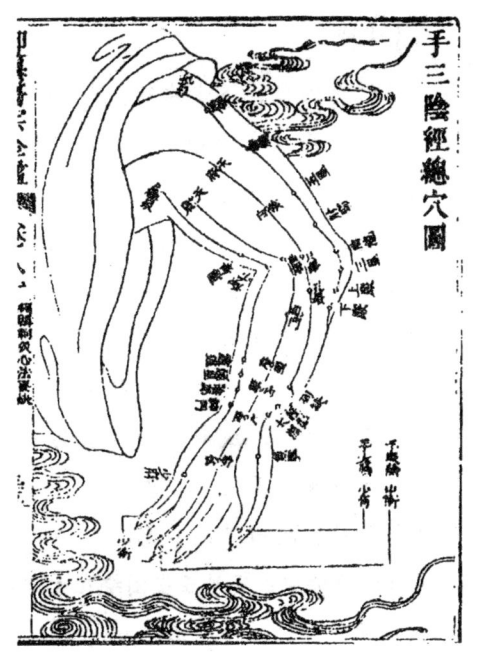

清代吴良善等人所撰《医宗会鉴》中
的手三阴经总穴图

说的左右是面向南方所见的位置。客气和主气互相交感，客主之六气互相加临，
若客主之气相得的就属平和，不相得的就要生病。黄帝说：客主之气相得而生病
的是什么原因呢？岐伯说：气相得指的是客气生主气，若主气生客气，是上下颠
倒，叫做下临上，仍属不当其位，所以也要生病。

【原文】

帝曰：动静何如？岐伯曰：上者右行，下者左行①，左右周天，余而复会
也②。帝曰：余闻鬼臾区曰：应地者静。今夫子乃言下者左行，不知其所谓也。
愿闻何以生之乎？岐伯曰：天动地静，五运迁复，虽鬼臾区其上候而已，犹不能
徧明。夫变化之用，天垂象，地成形③，七曜纬虚④，五行丽地⑤。地者，所以载
生成之形类也。虚者，所以列应天之精气⑥也。形精之动，犹根本之与枝叶也，
仰观其象，虽远可知也。

帝曰：地之为下否乎？岐伯曰：地为人之下，太虚之中者也。帝曰：冯乎？
岐伯曰：大气举之也⑦。燥以干之，暑以蒸之，风以动之，湿以润之，寒以坚
之，火以温之。故风寒在下，燥热在上，湿气在中，火游行其间⑧，寒暑六入，
故令虚而生化也⑨。故燥胜则地干，暑胜则地热，风胜则地动，湿胜则地泥，寒
胜则地裂，火胜则地固矣。

【注释】

①上者右行，下者左行：《类经》二十三卷第四注："上者右行，言天气右旋，自东而西以降于地。下者左行，言地气左转，自西向东以升于天。"这里所说的右行左行，乃是古代天文学家有关天体视运动的理论，虽然不是日月星宿的真正运行情况，但对于观测天体运动状况及制订历法等，有较大的实用价值。

②左右周天，余而复会也：上者右行，下者左行，一年之时周于天。周天度数为三百六十五又四分之一度，而日月运行则是"三百六十五日而成岁"。这个岁差度数即气余。一年加岁差气余之数，则天地又得复会于始。

③天垂象，地成形：古人认为天在至上，人不可测，但有象可见，日月五星，二十八宿即天之象。垂，自上而及于下。故曰"天垂象"。在地则形成各种有形的物质，故曰"地成形"。

④七曜纬虚：日月五星围绕在太空之中。"纬"，围的意思。虚，太虚，即天空。

⑤五行丽地：金、木、水、火、土五行，是有形的物质，都是附著在大地之上。丽，附著的意思。如《礼记》王制："邮罚丽于事。"注："丽，附也。"

⑥应天之精气：日月五星等，是感受天体之精气而形成。"应"，受的意思。如《国语》周语："其叔父实应且憎。"注："犹受也。"

⑦"地为人之下，……大气举之也"本文所说的位置，是以天地人三者的位置而论，天当在人之上，地在人之下。并说明地在太虚之中，是以大气为凭依。冯，同凭。《类经》二十三卷第四注："人在地之上，天在人之上。以人之所见言，则上为天，下为地。以天地之全体言，则天包地之外，地居天之中，故曰太虚之中者也。由此观之，则地非天之下矣，然则司天者，主地之上，在泉者，主地之下。五行之丽地者，是为五运，而运行于上下之中者也。此特举地为辨者，盖以明上中下之大象耳。……大气者，太虚之元气也。乾坤万物，无不赖之以立，故地在太虚之中，亦惟元气任持之耳。"

⑧风寒在下，……火游行其间：马莳注："风寒在下，而风居东寒居北。燥热在上，而燥居西热居南。湿气居中央。火于未入之前在湿上，已入之后在湿下，而游行上下之间也。自'地之为下'至此，原地气一皆本于天也。""火游行其间"，注家说法不一。马莳从"入前"与"入后"作解，《类经》二十三卷第四注，则从君、相二火作解曰："惟火有二，君火居湿之上，相火居湿之下，故曰火游行其间也。"《素问经注节解》云："相火者，龙雷之火也，升降不常，倏忽善变，其静也，托根丹田，其动也，五脏六腑无处不到，盖常游行其间矣。"

此乃根据人身相火之变化情况立论。上说皆难论定。按：本文之火，当指六气之火，六气之火，乃相火也。在岁气中，相火一气的时位，主气客气不一，主气少阳相火，在太阴湿土之前；客气少阳相火，在太阴湿土之后，故所谓"火游行其间"，亦或指此。

⑨寒暑六入，故令虚而生化也：《类经》二十三卷第四注："凡寒暑再更而气入者六，非虚无以寓气，非气无以化生，故曰令虚而化生也。""寒暑"，在此指一年。"六入"，指六气下临于地。

【语译】

黄帝说：天地的动静是怎样的呢？岐伯说：天在上，自东而西是向右运行，地在下自西而东是向左运行，左行和右行，当一年的时间，经周天三百六十五度及其余数四分度之一，而复会于原来的位置。黄帝说：我听到鬼臾区说：应地之气是静止而不动的。现在先生乃说"下者左行"，不明白你的意思，我想听听是什么道理。岐伯说：天地的运动和静止，五行的递迁和往复，鬼臾区虽然知道了天的运行情况，但是没有全面的了解。关于天地变化的作用，天显示的是日月二十八宿等星象，地形成了有形的物质。日月五星围绕在太空之中，五行附著在大地之上。所以地载运各类有形的物质。太空布列受天之精气的星象。地之形质与天之精气的运动，就象根本和枝叶的关系。虽然距离很远，但通过对形象的观察，仍然可以晓得它们的情况。

黄帝说：大地是不是在下面呢？岐伯说：应该说大地是在人的下面，在太空的中间。黄帝说：它在太空中间依靠的是什么呢？岐伯说：是空间的大气把它举起来的。燥气使它干燥，暑气使它蒸发，风气使它动荡，湿气使它滋润，寒气使它坚实，火气使它温暖。所以风寒在于下，燥热在于上，湿气在于中，火气游行于中间，一年之内，风寒暑湿燥火六气下临于大地，由于它感受了六气的影响而才化生为万物。所以燥气太过地就干燥，暑气太过地就炽热，风气太过地就动荡，湿气太过地就泥泞，寒气太过地就坼裂，火气太过地就坚固。

【原文】

帝曰：天地之气①，何以候之，岐伯曰：天地之气，胜复之作②，不形于诊也。《脉法》③曰：天地之变，无以脉诊。此之谓也。帝曰：间气④何如？岐伯曰：随气所在，期于左右⑤。帝曰：期之奈何？岐伯曰：从其气则和⑥，违其气则病⑦，不当其位⑧者病，迭移其位⑨者病，失守其位⑩者危，尺寸反⑪者死，阴阳交⑫者死。先立其年，以知其气，左右应见，然后乃可以言死生之逆顺。

【注释】

①天地之气：天气，指司天之气。地气，指在泉之气。

②胜复之作：指胜气和复气的发作。凡本运不及者，胜我之气往往乘虚而至，便是胜气。胜极则衰，衰则本运之子气复至，便是复气。胜气和复气的发作，没有一定规律，要看当年的变化。所以说："胜复之动时，虽有常位，而气无必也。"就是这个意思。《运气论奥谚解》胜复之图云："气运之不及，则胜者乘其不及而克之，此称为胜。胜后则待其子复仇，此称为复。例如金克木，木之于是火，火是克金的，所以木运不及，金乘木之不及而胜木，待木之子火来则为母复仇，即火克金。"

③《脉法》：当为古医书名。

④间气：每年主令之气的六步，三之气为司天，终之气为在泉，二之气与四之气易位于司天之左右间，初之气，五之气易位于在泉之左右间，故为"间气"。

⑤左右：指左手和右手之脉。王冰注："于左右尺寸四部分位乘之，以知应与不应，过与不过。"

⑥从其气则和：凡主令之气至，与其脉相应，脉搏不强不弱的，便是平和。即至真要大论所谓"厥阴之至其脉弦，少阴之至其脉钩，太阴之至其脉沉，少阳之至大而浮，阳明之至短而涩，太阳之至大而长。至而和则平"的意思。

⑦违其气则病：脉搏与主令之气不相应的便是病象。

⑧不当其位：指当应的脉象，不应于本位，而应于它位。

⑨迭移其位：指当应之脉位互相更移，即当应于左，反见于右，当见于右，反见于左。

⑩失守其位：指当应之脉位，不见当应之脉，而反见克贼之脉。《类经》二十三卷第五注："克贼之脉见，而本位失守也。"

⑪尺寸反：指脉当应于寸者，反见于尺，当见于尺者，反见于寸。如子午年少阴脉应于两寸，若反见两尺者，就是尺寸反。王冰注："子午卯酉四岁有之。反，谓岁当阴在寸脉，而脉反见于尺，岁当阳在尺，而脉反见于寸，尺寸俱，乃谓反也。若尺独然，或寸独然，是不应气，非反也。"

⑫阴阳交：指脉当应于左手者，反见于右手，当应于右手者，反见于左手。如巳亥年，少阴脉应见于左寸，而反见于右寸者，就是阴阳交。王冰注："寅申巳亥丑未辰戌八年有之。交谓岁当阴在右脉，反见左；岁当阳在左脉，反见右。左右交见是谓交。若左独然，或右独然，是不应气，非交也。"

【语译】

黄帝说：司天在泉之气，对人的影响，从脉上怎样观察呢？岐伯说：司天和在泉之气，胜气和复气的发作，不表现于脉搏上。《脉法》上说：司天在泉之气的变化，不能根据脉象进行诊察。就是这个意思。黄帝说：间气的反应怎样呢？岐伯说：可以随着每年间气应于左右手的脉搏去测知。黄帝说：怎样测知呢？岐伯说：脉气与岁气相应的就平和，脉气与岁气相违的就生病，相应之脉不当其位而见于他位的要生病，左右脉互移其位的要生病，相应之脉位反见于克贼脉象的，病情危重，两手尺脉和寸脉相反的，就要死亡，左右手互相交见的，也要死亡。首先要确立每年的运气，以测知岁气与脉象相应的正常情况，明确左右间气应当出现的位置，然后才可以预测人的生死和病情的逆顺。

【原文】

帝曰：寒暑燥湿风火，在人合之奈何？其于万物，何以生化？岐伯曰：东方生风，风生木，木生酸，酸生肝，肝生筋，筋生心。其在天为玄，在人为道，在地为化。化生五味，道生智，玄生神，化生气。神在天为风，在地为木，在体为筋，在气为柔，在脏为肝。其性为暄①，其德②为和，其用为动，其色为苍，其化为荣，其虫③毛，其政④为散，其令④宣发，其变摧拉⑤，其眚⑥为陨，其味为酸，其志为怒。怒伤肝，悲胜怒，风伤肝，燥胜风；酸伤筋，辛胜酸。

【注释】

①暄（xuān 喧）：温暖。

②德：得也。指气候的正常变化赋与万物之影响，如有所得的意思。

③虫：在此指动物的总名称。古人把动物分为五人类，称为五虫。《大戴礼记》："有羽之虫三百六十而凤凰为之长：有毛之虫三百六十而麒麟为之长；有甲之虫三百六十而神龟为之长；有鳞之虫三百六十而蛟龙为之长；有保之虫三百六十而圣人为之长。"

④政、令：指气候变化，加于万物的某些作用，比喻统治者所施行的"政"、"令"。

⑤摧拉：损折败坏的意思。拉，《说文》："摧也。"《玉篇》："摧折也，"

⑥眚（shěng 省）：灾的意思。

【语译】

黄帝说：寒暑燥湿风火六气，与人体怎样应合呢？对于万物的生化，又有什么关系呢？岐伯说：东方应春而生风，春风能使木类生长，木类生酸味，酸味滋养肝脏，肝滋养筋膜，肝气输于筋膜，其气又能滋养心脏。六气在天为深远无边，在人为认识事物的变化规律，在地为万物的生化。生化然后能生成五味，认识了事物的规律，然后能生成智慧，深远无边的宇宙，生成变化莫测的神，变化而生成万物之气机。神的变化，具体表现为：在天应在风，在地应在木，在人体应在筋，在气应在柔和，在脏应在肝。其性为温暖，其德为平和，其功用为动，其色为青，其生化为繁荣，其虫为毛虫，其政为升散，其令为宣布舒发，其变动为摧折败坏，其灾为陨落，其味为酸，其情志为怒。怒能伤肝，悲哀能抑制怒气；风气能伤肝，燥气能克制风气；酸味能伤筋，辛味能克制酸味。

【原文】

南方生热，热生火，火生苦，苦生心，心生血，血生脾。其在天为热，在地为火，在体为脉，在气为息①，在脏为心。其性为暑，其德为显②，其用为躁，其色为赤，其化为茂③，其虫羽，其政为明④，其令郁蒸⑤，其变炎烁，其眚燔焫⑥，其味为苦，其志为喜。喜伤心，恐胜喜；热伤气，寒胜热；苦伤气，咸胜苦。

【注释】

①息：在此指阳气生长。《礼记》月令注："阳生为息。"王冰注："息，长也。"

②显：王冰注："明显见象，定而可取，火之德也。"

③茂：茂盛。

④明：《易经》系辞："日月相推而明生焉。"《说文》："照也。"在此有物象显明之义。

⑤郁蒸：王冰注："郁，盛也。蒸，热也。言盛热气如蒸也。"新校正云："详注谓'郁'为'盛'，其义未安。按王冰注五常政大论云：郁谓郁燠，不舒畅也。当如此解。"按：五常政大论乃指火运不及伏明之纪，"其气郁"。故王解为"郁燠，不舒畅"。此乃火运常气，当以此解为是。又，"郁"训"盛"，亦有常例，如《诗经》晨风："郁彼北林。"郁即盛貌，可证。

⑥焫（ruò弱）：烧的意思。

【语译】

南方应夏而生热，热盛则生火，火能生苦味，苦味入心，滋养心脏，心能生血，心气通过血以滋养脾脏。变化莫测的神，其具体表现为：在天应在热，在地应在火，在人体应在脉，在气应在阳气生长，在脏应在心。其性为暑热，其德为显现物象，其功用为躁动，其色为赤，其生化为茂盛，其虫为羽虫，其政为明显，其令为热盛，其变动为炎热灼烁，其灾为燔灼焚烧，其味为苦，其情志为喜。喜能伤心，恐惧能抑制喜气；热能伤气，寒能克制热气；苦味能伤气，咸味能克制苦味。

【原文】

中央生湿，湿生土，土生甘，甘生脾，脾生肉，肉生肺。其在天为湿，在地为土，在体为肉，在气为充<sup>①</sup>，在脏为脾。其性静兼<sup>②</sup>，其德为濡，其用为化，其色为黄，其化为盈，其虫倮<sup>③</sup>，其政为谧<sup>④</sup>，其令云雨，其变动注<sup>⑤</sup>，其眚淫溃<sup>⑥</sup>，其味为甘，其志为思。思伤脾，怒胜思；湿伤肉，风胜湿；甘伤脾，酸胜甘。

【注释】

①充：充盈的意思。王冰注："土气施化则万象盈。"

②静兼：《类经》三卷第六注："脾属至阴，故其性静。土养万物，故其性兼。"兼，在此作兼并解。

③倮：指倮虫。《大戴礼》孙希旦集解："凡物无羽毛鳞介，若（蛙本字）蟥之属，皆倮虫也。而人则倮虫之最灵者。"

④谧：安静。

⑤注：王冰注："注，雨久下也。"

⑥淫溃：王冰注："淫，久雨也。溃，土崩溃也。"

【语译】

中央应长夏而生湿，湿能生土，土能生甘味，甘味入脾，能滋养脾脏，脾能滋养肌肉，脾气通过肌肉而滋养肺脏。变化莫测的神，其具体表现为：在天应于湿，在地应于土，在人体应于肉，在气应于物体充盈，在脏应于脾。其性安静能兼化万物，其德为濡润，其功用为化生，其色黄，其生化为万物盈满，其虫为倮虫，其

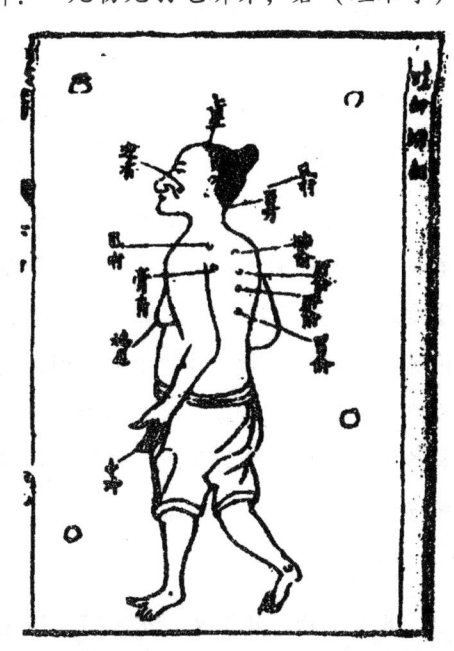

明万历刊本《杨敬斋针灸全书》针灸方图中的吐血衄血取穴图

政为安静，其令为布化云雨，其变动为久雨不止，其灾为湿雨土崩，其味为甘，其情志为思。思能伤脾，忿怒能抑制思虑；湿能伤肌肉，风能克制湿气；甘味能伤脾，酸味能克制甘味。

【原文】

西方生燥，燥生金，金生辛，辛生肺，肺生皮毛，皮毛生肾。其在天为燥，在地为金，在体为皮毛，在气为成①，在脏为肺。其性为凉，其德为清②，其用为固③，其色为白，其化为敛，其虫介④，其政为劲⑤，其令雾露，其变肃杀⑥，其眚苍落⑦，其味为辛，其志为忧。忧伤肺，喜胜忧；热伤皮毛，寒胜热；辛伤皮毛，苦胜辛。

【注释】

①成：成熟、成就的意思。张志聪注："成者，万物感秋气而成也。"

②清：据气交变大论作"其德清洁"之文，则清在此当为洁净之义。

③固：坚固的意思。《类经》三卷第六注："坚而能固，金之用也。"

④介：指介虫，即有甲壳一类的动物。

⑤劲：刚劲急切的意思。

⑥肃杀：有严酷摧残的意思。常用来形容秋冬的气象。如《汉书》礼乐志："秋气肃杀。"

⑦苍落：王冰注："青干而凋落。"

【语译】

西方应秋而生燥，燥能生金，金能生辛味，辛味入肺而能滋养肺脏，肺能滋养皮毛，肺气通过皮毛而又能滋养肾脏。变化莫测的神，其具体表现为：在天应于燥，在地应于金，在人体应于皮毛，在气应于万物成熟，在脏应于肺。其性为清凉，其德为洁净，其功用为坚固，其色白，其生化为收敛，其虫为介虫，其政为刚劲急切，其令为雾露，其变动为严酷摧残，其灾为青干而凋落，其味为辛，其情志为忧愁。忧能伤肺，喜能抑制忧愁；热能伤皮毛，寒能克制热气；辛味能伤皮毛，苦味能克制辛味。

【原文】

北方生寒，寒生水，水生咸，咸生肾，肾生骨髓，髓生肝。其在天为寒，在地为水，在体为骨，在气为坚①，在脏为肾，其性为凛，②其德为寒，其用为藏，其色为黑，其化为肃，③其虫鳞④，其政为静⑤，其令霰⑥雪，其变凝冽⑦，其眚冰雹，其味为咸，其志为恐。恐伤肾，思胜恐；寒伤血，燥胜寒；咸伤血，甘胜咸。

五气更立，各有所先<sup>⑧</sup>，非其位则邪，当其位则正。

【注释】

①坚：坚定的意思。王冰注："柔耎之物，遇寒则坚，寒之化也。"

②凛：在此有严凛的意思。高士宗注："凛，严厉也。冬气严厉而寒，故其性为凛。"

③肃：在此有整肃的意思。

④鳞：指鳞虫，即有鳞类动物。

⑤静：在此有平静的意思。

⑥霰（xiàn 线）：空中降落的白色不透明的小冰粒，俗称"米雪"或"粒雪"。

⑦凝冽：在此有寒冷冻冰的意思。水结成冰为凝。寒冷为冽。

⑧五气更立，各有所先：《类经》三卷第六注："五行之气，化有不同，天干所临，是为五运，地支所司，是为六气，五运六气，皆有主客之分，故岁时变迁，五气更立，各有所先，以主岁气也。"

【语译】

北方应冬而生寒，寒能生水，水能生咸味，咸味入肾而能滋养肾脏，肾能滋养骨髓，肾气通过骨髓而能滋养肝脏。变化莫测的神，其具体表现为：在天应于寒，在地应于水，在人体应于骨，在气应于物体坚实，在脏应于肾。其性为严凛，其德为寒冷，其功用为闭藏，其色黑，其生化为整肃，其虫为鳞虫，其政为平静，其令为霰雪，其变动为水冰气寒，其灾为冰雹，其味为咸，其情志为恐。恐能伤肾，思能抑制恐惧；寒能伤血，燥能克制寒气；咸味能伤血，甘味能克制咸味。

上述五方之气，互相更替以主时气之所至，各有先期，若气来于不应主时之方位者，为邪气，气来于主时之方位者，为正气。

【原文】

帝曰：病生之变何如？岐伯曰：气相得则微，不相得则甚<sup>①</sup>。帝曰：主岁<sup>②</sup>何如？岐伯曰：气有余则制已所胜而侮所不胜；其不及则已所不胜侮而乘之，已所胜轻而侮之<sup>③</sup>；侮反受邪，侮而受邪，寡于畏<sup>④</sup>也。帝曰：善。

【注释】

①气相得则微，不相得则甚：《类经》三卷第六注："主客相遇，上下相临，气有相得不相得，则病变由而生矣。相得者，如彼此相生，则气和而病微；不相得者，如彼此相克，则气乖而病甚也。"

②主岁：指五运六气，各有主岁之时。

③气有余则制己所胜，……己所胜轻而侮之：此乃说明五行之气的制侮关系。凡本气有余，则可以克制我所胜之气，欺侮我所不胜之气；本气不足，则我所不胜者，必乘不足而欺侮之，我所胜者，亦必轻蔑而欺侮之。如木有余则可以制土侮金；木不足，则金气侮而乘之，土气轻而侮之。余类推。侮，欺侮，有恃强凌弱的意思。乘，趁着，有乘虚侵袭的意思。轻，轻蔑畏的意思。

④寡于畏：《类经》三卷第六注："五行之气，各有相制，畏其所制，乃能守位，寡于畏则肆无忌惮，而势极必衰，所以反受其邪。"

【语译】

黄帝说：邪气致病所发生的变化是怎样的呢？岐伯说：来气与主时之方位相合，则病情轻微，来气与主时之方位不相合，则病情严重。黄帝说：五气主岁是怎样的呢？岐伯说：凡气有余，则能克制自己所不能胜过的气，而又能欺侮自己所能胜过的气；气不足，则自己所不能胜过的气趁其不足而来欺侮，自己所能胜过的气，也对其轻蔑地进行欺侮；由于本气有余而进行欺侮或乘别气之不足而进行欺侮的，也往往要受邪，是因为它无所畏忌，盛极必衰，亦必为别气所乘的缘故。黄帝说：好。

### 六微旨大论篇第六十八

【题解】

本篇阐明天道六六之节，以应天气、应地理，突出主岁主时加临之六气。因所论各节内容，至为精微，故称"六微旨"。

【原文】

黄帝问曰：呜呼远哉！天之道①也，如迎浮云，若视深渊，视深渊尚可测，迎浮云莫知其极。夫子数言谨奉天道，余闻而藏之，心私异之，不知其所谓也。愿夫子溢志②尽言其事，令终不灭，久而不绝。天之道可得闻乎？岐伯稽首再拜对曰：明乎哉问天之道也！此因天之序，盛衰之时也③。

【注释】

①天之道：此指气象变化的自然规律。

②溢志：情志洋溢的意思。

③此因天之序，盛衰之时也：凡天地气象变化的规律，是由于运气秩序的变更，表现为四时之气的盛衰。《类经》二十三卷第六注："因天道之序更，所以成盛衰之时变也。"

【语译】

黄帝问道：天的规律非常远大呀！如象仰望空中的浮云，又像看望深渊一样，渊虽深还可以被测知，仰望浮云则不知它的终极之处。先生多次谈到，要小心谨慎地尊奉气象变化的自然规律，我听到以后，都怀记下来，但是心里独自有些疑惑，不明白说的是什么意思。请先生热情而详尽地讲讲其中的道理，使它永远地流传下去，久而不至灭绝。你可以把它的规律讲给我听吗？岐伯再次跪拜回答说：你提的问题很高明啊！这是由于运气秩序的变更，表现为自然气象盛衰变化的时位。

【原文】

帝曰：愿闻天道六六之节盛衰何也？岐伯曰：上下有位，左右有纪①。故少阳之右，阳明治之；阳明之右，太阳治之；太阳之右，厥阴治之；厥阴之右，少阴治之；少阴之右，太阴治之；太阴之右，少阳治之②。此所谓气之标③，盖南面而待也。故曰，因天之序，盛衰之时，移光定位，正立而待之④，此之谓也。少阳之上，火气治之，中见厥阴⑤；阳明之上，燥气治之，中见太阴；太阳之上，寒气治之，中见少阴；厥阴之上，风气治之，中见少阳；少阴之上，热气治之，中见太阳；太阴之上，湿气治之，中见阳明。所谓本也，本之下，中之见也，见之下，气之标也，本标不同，气应异象⑥。

【注释】

①左右有纪：左右间气有一定的条理。左右，指左右间气。纪，在此有条理的意思。

②故少阳之右，阳明治之；……太阴之右，少阳治之：本处所指左右，是位北面南所定。东为左，西为右，所以在少阳的右面，是阳明主治，以下按三阳三阴顺推。这里的三阳三阴的顺序，是按阴阳多少排定，少阳为一阳，阳明为二阳。太阳为三阳；厥阴为一阴，少阴为二阴，太阴为三阴。就是以后所说的客气

六步，其时位每年有所变动。详见后文。

③气之标：气指六气。标，木的末端。《韵会》：“木末也。”引伸为事物之末者。此指三阴三阳为六气之标，六气为三阴三阳之本。

④移光定位，正立而待之：此指古代观日影以定时的方法。最初只是直立在地平面上的一根竿子或柱子，从竿子与太阳所成的影子，可以测定一年季节的长短、黄、赤道的交角，地方真太阳时（即日规所指示的时刻）及纬度等。后来逐步改进成特制的仪器。王冰注：“移光，谓日移光。定位，谓南面观气，正立观岁，数气之至，则气可待之也。”《隋书》天文志：“祖暅造八尺铜表，其下与圭相连，圭上为沟，置水以取平正，揆测日晷，求其盈缩。”这就是有关利用日晷测量时刻的记载（见图六）。

⑤中见厥阴：《类经》二十三卷第六注：“此以下言三阴三阳各有表里，其气相通，故各有互根之中气也。少阳之本火，故火气在上，与厥阴相表里，故中见厥阴，是以相火而兼风木之化也。”此下即所谓本、标、中见。本指六气，标指三阴三阳，中见指三阴三阳之互为表里者。如子午年，少阴司天，便是热气为本，少阴为标，与少阴相表里的太阳为中见。余类推。

⑥气应异象：下文曰：“气，脉其应也。”也就是说：脉应于不同之气，则有不同的病象。《类经》二十三卷第六注：“岁气有寒热之非常者，诊法有脉从而病反者，病有生于本，生于标，生于中气者。治有取本而得，取标而得，取中气而得者，此皆标本之不同，而气应之异象。”《素问直解》注：“六气应病不同，故气应异象。象，病形也。”

【语译】

黄帝说：我想听听关于天道六六之节的盛衰情况是怎样的？岐伯说：六气司天在泉，有一定位置，左右间气，有一定的条理。所以少阳的右间，是阳明主治；阳明的右间，是太阳主治；太阳的右间，是厥阴主治；厥阴的右间，是少阴主治；少阴的右间，是太阴主治；太阴的右间，是少阳主治。这就是所说的六气之标，是面向南方而定的位置。所以说，要根据自然气象变化的顺序和盛衰的时间，及日影移动的刻度，确定位置，南面正立以进行观察。就是这个意思。少阳司天，火气主治，少阳与厥阴相表里，故厥阴为中见之气；阳明司天，燥气主治，阳明与太阴相表里，故太阴为中见之气；太阳司天，寒气主治，太阳与少阴相表里，故少阴为中见之气；厥阴司天，风气主治，厥阴与少阳相表里，故少阳为中见之气；少阴司天，热气主治，少阴与太阳相表里，故太阳为中见之气；太阴司天，湿气主治，太阴与阳明相表里，故阳明为中见之气。这就是所谓本元之气，本气之下，是中见之气，中见之下，是气之标，由于本和标不同，应之于脉则有差异，而病形也就不一样。

【原文】

帝曰：其有至而至<sup>①</sup>，有至而不至，有至而太过，何也？岐伯曰：至而至者和；至而不至，来气不及气；未至而至，来气有余也<sup>②</sup>。帝曰：至而不至，未至而至如何？岐伯曰：应则顺，否则逆，逆则变生，变生则病<sup>③</sup>。帝曰：善。请言其应。岐伯曰：物，生其应也<sup>④</sup>。气，脉其应也<sup>⑤</sup>。

【注释】

①至而至：前"至"指时之至，后"至"指气之至。如夏季至，热气亦至，即至而至。王冰注："时至而气至，和平之应，此则为平岁也。"

②至而不至，……来气有余也：指时至而气不至，为应至之气不足；时未至而气已至，为应至之气有余。王冰注："假令甲子岁气有余，于癸亥岁未当至之期，先时而至也。乙丑岁气不足，于甲子岁当至之期，后时而至也。故曰来气不及，来气有余也。言初气之至期如此。岁气有余，六气之至皆先时；岁气不及，六气之至皆后时。先时后至，后时先至，各差三十日而应也。"

③应则顺，……变生则病：凡时至而气亦至者为应，应则顺。时至而气不至，或时未至而气已至者为否，否则逆。逆则气候必有异变，有异变则致病于万物。《类经》二十三卷第六注："当期为应，愆期为否，应则顺而生化之气正，否则逆而胜复之变生，天地变生则万物亦病矣。"

④物，生其应也：万物对于六气的感应，表现于其生长的情况。吴崐注："生长化收藏，物之应也。"

⑤气，脉其应也：天气变化，亦必影响人体之气，在脉象上，可以反映出来。

【语译】

黄帝说：六气有时至而气亦至的，有时至而气不至的，有先时而气至太过的，

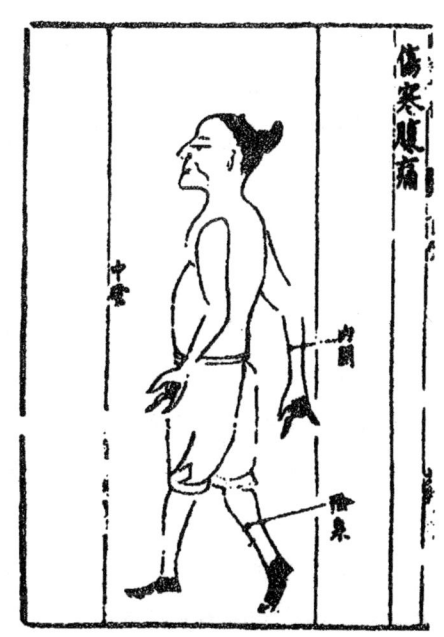

明万历刊本《杨敬斋针灸全书》针灸方图中的伤寒腹痛取穴图

这是为什么呢？岐伯说：时至而气亦至的，为和平之年；时至而气不至的，是应至之气有所不及；时未至而气已至，是应至之气有余。黄帝说：时至而气不至，时未至而气已至的会怎样呢？岐伯说：时与气相应的是顺，时与气不相应的是逆，逆就要发生反常的变化，反常的变化就要生病。黄帝说：好，请你再讲讲其相应的情况。岐伯说：万物对六气的感应，表现于其生长的情况。六气对于人体的影响，从脉象上可以反映出来。

【原文】

帝曰：善。愿闻地理之应六节气位①何如？岐伯曰：显明②之右，君火之位也；君火之右，退行一步③，相火治之；复行一步，土气治之；复行一步，金气治之；复行一步，水气治之；复行一步，木气治之；复行一步，君火治之。相火之下，水气承④之；水位之下，土气承之；土位之下，风气承之；风位之下，金气承之；金位之下，火气承之；君火之下，阴精承之⑤。帝曰：何也？岐伯曰：亢则害，承乃制⑥，制则生化，外列盛衰⑦，害则败乱，生化大病。

【注释】

①地理之应六节气位：《类经》二十三卷第六注："此下言地理之应六节，即主气之静而守位者也，故曰六位，亦曰六步，乃六气所主之位也。"此处说的是主气六步的方位和时间，主气六步，地气所化，年年相同，所以说："地理之应，""静而守位。"

②显明：显明之位，正当日出之所，卯正之位。在一年的时间里，则正当春分时。王冰注："日出谓之显明，则卯地，气春分（原作分春，据守山阁本校文改）也。"

③退行一步：《类经》二十三卷第六注："退行一步，谓退于君火之右一步也。"主气六步，运转的方向是自右而左，即自西而东，故为退行。六气分主一年，有如行走了六步，故每一气也称一步。初之气自大寒至惊蛰，二之气自春分至立夏，三之气自小满至小暑，四之气自大暑至白露，五之气自秋分至小雪，终之气自大雪至小寒。每步等于六十点八七五日，六步合计三百六十五点二五日，即一年。

④承：承袭的意思。与上篇所谓"其不及则己所不胜侮而乘之"之义同。承之者，都是己所不胜之气。说明六气之中，借此相互制约的关系，以维持其正常的气化，若这种关系被破坏，就要发生反常之变。吴崑注："六气各专一令，专令者常太过，故各有所承，所以防其太过，不欲其亢甚为害也。"

⑤君火之下，阴精承之：五行数五，六气数六，其中火分为二，故有君火相火之别。君火亦阳之属，所以君火之下，阴精承之，乃阴能制阳的意思。

⑥亢则害，承乃制：天之六气各专其性，正常时则有益于万物的生化，太过则有损于万物的生化。六气又各畏其所不胜，六气盛极，其不胜之气则承而制之。所以说："亢则害，承乃制。"《类经》二十三卷第六注："亢者，盛之极也。制者，因其极而抑之也。盖阴阳五行之道，亢极则乖，而强弱相残矣，故凡有偏盛，则必有偏衰，使强无所制，则强者愈强，弱者愈弱，而乖乱日甚。所以亢而过甚，则害乎所胜，而承其下者，必从而制之。"

⑦外列盛衰：马莳注："外列，谓天之六气运列于外者。"高士宗注："外列盛衰者，盛已而衰，衰已而盛，四时之气可征也。"

【语译】

黄帝说：好。我想听你讲讲六气之应于地理位置是怎样的呢？岐伯说：显明正当春分之时，它的右边，为君火主治之位；君火的右边，再退行一步，为相火主治之位；再退行一步，为土气主治之位；再退行一步，为金气主治之位；再退行一步，为水气主治之位；再退行一步，为木气主治之位；再退行一步，为君火主治之位。六气各有相克之气，承于其下，以制约之。水能制火，相火的下面，水气承之；土能制水，水位的下面，土气承之；木能制土，土位的下面，风气承之；金能制木，风位之下，金气承之；火能制金，金位之下，火气承之；阴能制阳，君火的下面，阴精承之。黄帝说：这是什么原因呢？岐伯说：六气亢盛时就要为害，相承之气，可以制约它，递相制约才能维持正常的生化，在四时之气中表现为气盛者必衰，衰者必盛，若亢盛为害则生化之机毁败紊乱，必然发生大病。

【原文】

帝曰：盛衰何如？岐伯曰：非其位①则邪，当其位则正，邪则变甚，正则微。帝曰：何谓当位？岐伯曰：木运临卯，火运临午，土运临四季②，金运临酉，水运临子。所谓岁会，气之平也③。帝曰：非位何如？岐伯曰：岁不与会也。帝曰：土运之岁，上见太阴；火运之岁，上见少阳、少阴；金运之岁，上见阳明；木运之岁，上见厥阴；水运之岁，上见太阳，奈何？岐伯曰：天之与会也。故《天元册》曰天符。帝曰：天符岁会何如？岐伯曰：太一天符④之会也。

帝曰：其贵贱何如？岐伯曰：天符为执法⑤，岁位⑥为行令⑦，太一天符为贵人⑧。帝曰：邪之中也奈何？岐伯曰：中执法者，其病速而危；中行令者，其病徐而持；中贵人者，其病暴而死⑨。帝曰：位之易也何如？岐伯曰：君位臣则顺，臣位君则逆⑩，逆则其病近，其害速；顺则其病远，其害微。所谓二火也。

【注释】

①位：指十二地支在方位中的位置。正北为子位，属水；正南为午位，属火；正东为卯位，属木；正西为酉位，属金。丑寅居东北隅中，辰巳居东南隅中，未申居西南隅中，戌亥居西北隅中。土位中央，寄旺于四季各十八日，所以辰戌丑未属土。

②土运临四季：新校正云："土运临四季，甲辰、甲戌、己丑、己未岁也。"

③所谓岁会，气之平也：马莳注："所谓岁会，气之平者，言此八岁，皆岁与五运相会而气平和。"凡此岁会之年，即指岁运与五行所应之位相会者属平气，与后文五常政大论所言之平气，似不尽相同。

④太一天符：即天元纪大论中所说的三合。共有四年，即戊午、己丑、己未、乙酉。《类经》二十四卷第七注："太一天符者，尊之之号也，故太乙天符称贵人。"

⑤执法：王冰注："执法犹相辅。"《运气论奥谚解》云："执法是执柄、执权的意思。有如执行国政，其权威震于天下，所以天符的岁气，速而且强。"

⑥岁位：与岁会义同，《运气论奥谚解》云："岁位，这里仅是指岁会而言。"

⑦行令：岁会之气，比喻施行政令一般。王冰注："行令犹方伯。"《运气论奥谚解》云："犹言诸侯。诸侯各司其国，威力只限于本国，施行不广。……其岁势较之天符，缓而不烈。"

⑧贵人：王冰注："贵人犹君主。"《运气论奥谚解》云："贵人犹言君主，君主统率上下，为万方之主，任意施威于天下，其气甚盛。太一天符的岁势，在三者之中，专而最盛，所以比作贵人。

⑨中执法者，……其病暴而死：《类经》二十四卷第七注："中执法者，犯司天之气也，天者生之本，故其病速而危。中行令者，犯地支之气也，害稍次之，故其病徐而持。持者，邪正相持，而吉凶相半也。中贵人者，天地之气皆犯矣，故暴而死。按此三者，地以天为主，故中天符者，甚于岁会，而太一天符者，乃三气合一，其盛可知，故不犯则已，犯则无能解也，人而受之不能免矣。"

⑩君位臣则顺，臣位君则逆：指君火与相火的关系。君火与相火在主气与客气中，各有所司之位，君火为君，相火为臣，若少阴君火司天之位，加于主气少

阳相火之上，是君位臣，也叫上临下，为顺。反之为逆。

【语译】

黄帝说：气的盛衰是怎样的呢？岐伯说：不当其位的是邪气，恰当其位的是正气，邪气则变化很严重，正气则变化很轻微。黄帝说：怎样叫作恰当其位呢？岐伯说：例如木运遇到卯年，火运遇到午年，土运遇到辰、戌、丑、未年，金运遇到酉年，水运遇到子年，乃是中运之气与年支方位五行之气相同。所说的"岁会"，为运气和平之年。黄帝说：不当其位是怎样的呢？岐伯说：就是中运不与年支方位五行之气相会。黄帝说：土运之年，遇到太阴司天；火运之年，遇到少阳、少阴司天；金运之年，遇到阳明司天；木运之年，遇到厥阴司天；水运之年，遇到太阳司天是怎样的呢？岐伯说：这是中运与司天相会。所以《天元册》中叫作"天符"。黄帝说：既是"天符"，又是"岁会"的是怎样的呢？岐伯说：这叫作"太一天符"。黄帝说：它们有什么贵贱的不同吗？岐伯说：天符好比执法，岁会好比行令，太一天符好比贵人。黄帝说：邪气中人发病时，三者有什么区别呢？岐伯说：中于执法之邪，发病快速而危重；中于行令之邪，发病缓慢而持久；中于贵人之邪，发病急剧而多死。黄帝说：主气客气位置互易时是怎样的呢？岐伯说：君位客气居于臣位主气之上的为顺，臣位客气，居于君位主气之上的为逆。逆者发病快而急，顺者发病慢而轻。这里主要是指君火和相火说的。

【原文】

帝曰：善。愿闻其步何如？岐伯曰：所谓步者，六十度而有奇①。故二十四步积盈百刻而成日②也。

帝曰：六气应五行之变何如？岐伯曰：位有终始③，气有初中④，上下⑤不同，求之亦异也。帝曰：求之奈何？岐伯曰：天气始于甲，地气始于子⑥，子甲相合，命曰岁立⑦，谨候其时，气可与期。帝曰：愿闻其岁，六气始终，早晏何如？岐伯曰：明乎哉问也！甲子之岁，初之气，天数始于水下一刻⑧，终于八十七刻半；二之气，始于八十七刻六分，终于七十五刻；三之气，始于七十六刻，终于六十二刻半；四之气，始于六十二刻六分，终于五十刻；五之气，始于五十一刻，终于三十七刻半；六之气，始于三十七刻六分，终于二十五刻。所谓初六⑨，天之数⑩也。乙丑岁，初之气，天数始于二十六刻，终于一十二刻半；二之气，始于一十二刻六分，终于水下百刻；三之气，始于一刻，终于八十七刻半；四之气，始于八十七刻六分，终于七十五刻；五之气，始于七十六刻，终于六十二刻半；六之气，始于六十二刻六分，终于五十刻。所谓六二，天之数也。

丙寅岁，初之气，天数始于五十一刻，终于三十七刻半；二之气，始于三十七刻六分，终于二十五刻；三之气，始于二十六刻，终于一十二刻半；四之气，始于一十二刻六分，终于水下百刻；五之气，始于一刻，终于八十七刻半；六之气，始于八十七刻六分，终于七十五刻。所谓六三，天之数也。丁卯岁，初之气，天数始于七十六刻，终于六十二刻半；二之气，始于六十二刻六分，终于五十刻；三之气，始于五十一刻，终于三十七刻半；四之气，始于三十七刻六分，终于二十五刻；五之气，始于二十六刻，终于一十二刻半；六之气，始于一十二刻六分，终于水下百刻。所谓六四，天之数也。次戊辰岁，初之气，复始于一刻，常如是无已，周而复始。

帝曰：愿闻其岁候何如？岐伯曰：悉乎哉问也！日行一周<sup>⑪</sup>，天气始于一刻，日行再周，天气始于二十六刻，日行三周，天气始于五十一刻，日行四周，天气始于七十六刻，日行五周，天气复始于一刻，所谓一纪<sup>⑫</sup>也。是故寅午戌岁气会同<sup>⑬</sup>，卯未亥岁气会同，辰申子岁气会同，巳酉丑岁气会同，终而复始。

【注释】

①六十度而有奇：即一气所主一步的度数为六十度有零。古人根据四分历法，定周天数为三百六十五点二五度，按日数为三百六十五点二五日，即地球绕太阳公转一周的日数。古人将每日分为一百刻，每刻为十分。三百六十五点二五日每一步的实际日数为六十点八七五日，所以说"六十度有奇"。

②二十四步积盈百刻而成日：每年为六步，二十四步就是四年。盈指每年余数二十五刻，四年即一百刻，乃为一日。本处所用的计算方法，属四分历法。也就是把一年定为三百六十五点二五日。因其将整日后的余数定为四分之一，故曰四分历。

③位有终始：指地理应六气的位置，有开始和终止的时限。王冰注："位，地位也。"

④气有初中：指六气的每一步又分两段，前段为初气，后段为中气。初气，地气用事。中气，天气用事。每段为三十日四十三又四分之三刻。王冰注："气与位互有差移，故气之初，天用事；气之中，地主之。地主则气流于地，天用则气腾于天。"

⑤上下：指天气和地气。

⑥天气始于甲，地气始于子：天干以纪天气，其起首为甲，地支以纪地气，其起首为子。

⑦子甲相合，命曰岁立：干支纪年法，即用天干地支，阳干配阳支，阴干配阴支的方法结合起来，则每岁的气运乃立。子甲相合，为甲子年，乃六十花甲之首。

⑧水下一刻：古代计时的仪器叫"漏壶"，即一般所说的铜壶滴漏，又称壶漏、铜漏、或铜壶漏刻。其法以铜壶盛水，壶底穿一孔，壶中立箭，箭上刻度数一百，即一百刻，每刻为十分，壶水由底孔逐渐外漏，箭上的刻度逐渐显露，在一昼夜，壶水即全部漏出，箭上的刻度亦全部显露，就根据箭上露出的刻数来计时。所谓"水下一刻"，并非水平面与一刻度数平齐处，乃是指壶水开始下降之位置，因其在一刻的范围中，古人习惯上就称之为一刻。每日漏水开始的时间是在寅时，相当于现在时钟的三点零分。

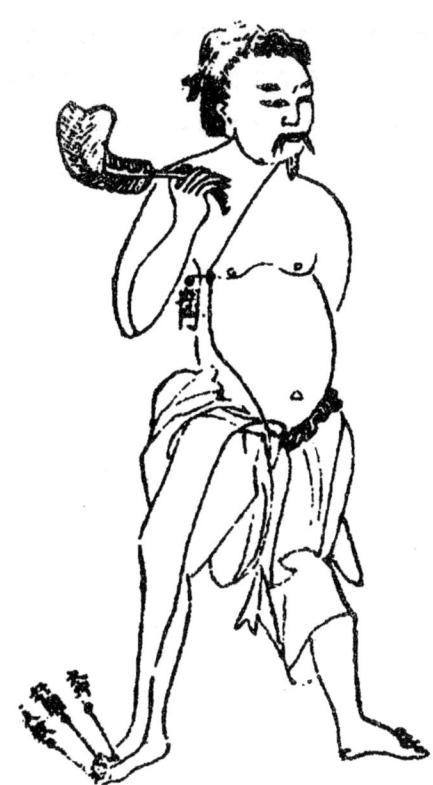

明代吴嘉言《针灸原枢》经穴图中的足厥阴肝经之图

⑨初六：六即上述所谓六步。第一个六步，谓之"初六"，下"六二"、"六三"、"六四"同此义。

⑩天之数：即天时六气终始的刻数。

⑪日行一周：指太阳运行一周的时间，也就是一年的时间。日行，乃指太阳的视运动，为太阳在天体视运动轨道上的运行，实则为地球公转的运动周期。

⑫纪：王冰注："法以四年为一纪，循环不已。余三岁以会同，故有三合也。"

⑬岁气会同：乃岁时与六气会同之时，即所谓"初之气，天气始于水下一刻"之时。

【语译】

黄帝说：好。我想听听关于六步的情况是怎样的？岐伯说：所谓"步"，就是指六十度有零的时间，每年是六步，所以在二十四步中，也就是四年内，积每年刻度的余数共为一百刻，就成为一日。

黄帝说：六气应于五行的变化是怎样的呢？岐伯说：每一气所占的位置，是有始有终的，一气中又分为初气和中气，由于天气和地气的不同，所以推求起来，也就有了差异。黄帝说：怎样推求呢？岐伯说：天气始于天干之甲，地气始于地支之子，子和甲结合起来，就叫"岁立"，谨密地注意交气的时间，六气变化的情况，就可以推求出来。黄帝说：我想听听关于每年六气的始终早晚是怎样的？岐伯说：你提这个问题是很高明的啊！甲子之年，初之气，天时的刻数，开始于漏水下一刻，终于八十七刻五分；二之气，开始于八十七刻六分，终止于七十五刻；三之气，开始于七十六刻，终止于六十二刻五分；四之气，开始于六十二刻六分，终止于五十刻；五之气，开始于五十一刻，终止于三十七刻五分；六之气，开始于三十七刻六分，终止于二十五刻。这就是所说的第一个六步，天时终始的刻数。乙丑之年，初之气，天时的刻数，开始于二十六刻，终止于十二刻五分；二之气，开始于十二刻六分，终止于漏水下至一百刻；三之气，开始于一刻，终止于八十七刻五分；四之气，开始于八十七刻六分，终止于七十五刻；五之气，开始于七十六刻，终止于六十二刻五分；六之气，开始于六十二刻六分，终止于五十刻。这就是所说的第二个六步，天时终始的刻数。丙寅之年，初之气，天时的刻数开始于五十一刻，终止于三十七刻五分；二之气，开始于三十七刻六分，终止于二十五刻；三之气，开始于二十六刻，终止于十二刻五分；四之气，开始于十二刻六分，终止于漏水下至一百刻；五之气，开始于一刻，终止于八十七刻五分；六之气，开始于八十七刻六分，终止于七十五刻；这就是所说的第三个六步，天时终始的刻数。丁卯之年，初之气，天时的刻数开始于七十六刻，终止于六十二刻五分；二之气，开始于六十二刻六分，终止于五十刻；三之气，开始于五十一刻，终止于三十七刻五分；四之气，开始于三十七刻六分，终止于二十五刻；五之气，开始于二十六刻，终止于十二刻五分；六之气，开始于十二刻六分，终止于漏水下至一百刻。这就是所说的第四个六步，天时终始的刻数。依次相推便是戊辰年，初之气，又开始于一刻，经常如此，没有终时，一周之后又重新开始。

黄帝说：我想听听每年的计算方法？岐伯说：你问的很详尽啊！太阳运行第一周时，天时开始于一刻，太阳运行于第二周时，天时开始于二十六刻，太阳运行于第三周时，天时开始于五十一刻，太阳运行于第四周时，天时开始于七十六刻，太阳运行于第五周时，天时又开始于一刻，太阳运行四周，就叫做"一纪"。所以寅、午、戌三年，岁时与六气会同，卯、未、亥三年，岁时与六气会同，辰、申、子三年，岁时与六气会同，巳、酉、丑三年，岁时与六气会同，周流不息，终而复始。

【原文】

帝曰：愿闻其用也。岐伯曰：言天者求之本<sup>①</sup>，言地者求之位<sup>②</sup>，言人者求之气交<sup>③</sup>。帝曰：何谓气交？岐伯曰：上下之位，气交之中，人之居也。故曰：天枢<sup>④</sup>之上，天气主之；天枢之下，地气主之；气交之分，人气从之，万物由之。此之谓也。

【注释】

①本：指风、热、火、湿、燥、寒六气，也称六元，为天气之本元。

②位：指六气应五行的地理位置而言。《类经》二十四卷第九注："位者，地之六步，木火土金水火是也。"

③气交：天气在上，地气在下，上下交互之处，为之气交。

④天枢：有天气地气升降之枢机的意思。《类经》二十四卷第九注："枢，枢机也。居阴阳升降之中，是为天枢，故天枢之义，当以中字为解，中之上，天气主之，中之下，地气主之，气交之分，即中之位也，而形气之相感，上下之相临，皆中宫应之而为之市。故人气从之，万物由之，变化于兹乎见矣。"

【语译】

黄帝说：我想听听六步的运用。岐伯说：谈论天气的变化，当推求于六气的本元；谈论地气的变化，当推求于六气应五行之位；谈论人体的变化，当推求于气交。黄帝说：什么是气交呢？岐伯说：天气居于上位，地气居于下位，上下交互于气交之中，为人类所居之处。所以说：天枢以上，天气主之，天枢以下，地气主之；在气交之处，人气顺从天地之气的变化，万物由此而生。就是这个意思。

【原文】

帝曰：何谓初中？岐伯曰：初凡三十度而有奇<sup>①</sup>。中气同法。帝曰：初中何也？岐伯曰：所以分天地也。帝曰：愿卒闻之。岐伯曰：初者地气也，中者天气也<sup>②</sup>。帝曰：其升降何如？岐伯曰：气之升降，天地之更用<sup>③</sup>也。帝曰：愿闻其用何如？岐伯曰：升已而降，降者谓天；降已而升，升者谓地。天气下降，气流于地；地气上升，气腾于天。故高下相召，升降相因，而变作矣<sup>④</sup>。

帝曰：善。寒湿相遘，燥热相临，风火相值<sup>⑤</sup>，其有间乎？岐伯曰：气有胜复，胜复之作，有德有化，有用有变<sup>⑥</sup>，变则邪气居之。帝曰：何谓邪乎？岐伯曰：夫物之生从于化，物之极由乎变<sup>⑦</sup>，变化之相薄，成败之所由也。故气有往复[8]，用有迟速，四者之有，而化而变，风之来也[9]。帝曰：迟速往复，风所由生，而化而变，故因盛衰之变耳。成败倚伏[10]游乎中，何也？岐伯曰：成败倚伏生乎动，动而不已，则变作矣[11]。帝曰：有期乎？岐伯曰：不生不化，静之期也[12]。帝曰：不生化乎？岐伯曰：出入废则神机化灭；升降息则气立孤危[13]。故非出入，则无以生长壮老已；非升降，则无以生长化收藏。是以升降出入，无器[14]不有。故器者，生化之宇[15]，器散则分之[16]，生化息矣。故无不出入，无不升降。化有大小，期有近远，四者之有，而贵常守，反常则灾害至矣。故曰：无形无患[17]，此之谓也。帝曰：善。有不生不化乎？岐伯曰：悉乎哉问也。与道合同，惟真人也。帝曰：善。

【注释】

①三十度而有奇：即三十度有零。若以日数计之，即三十日四十三又四分之三刻。

②初者地气也，中者天气也：《类经》二十四卷第九注："初中者，所以分阴阳也。凡一气之度，必有前后，有前后则前阳而后阴。阳主进，自下而上，故初者地气也。阴主退，自上而下，故中者天气也。"

③天地之更用：即天气与地气迭相为用的意思。《类经》二十四卷第九注："天无地之升，则不能降；地无天之降，则不能升。故天地更相为用。"

④高下相召，……而变作矣：天地上下，阴阳之气，相互感召，气之升降，互为因果，是气象变化的根本。《类经》二十四卷第九注："召，犹招也。上者必降，下者必升，此天运循环之道也。阳必召阴，阴必召阳，此阴阳配合之理也。故高下相召，则有升降，有升降则强弱相因而变作矣。"

⑤值：逢遇的意思。

⑥有德有化，有用有变：德指六气之正常功用。化为生从。用为作用。变为变化。高士宗注："德、化、用，气之正也。变则邪气居之。"

⑦物之生从于化，物之极由乎变：王冰注："故物之生也，静而化成，其毁也，躁而变革，是以生从于化，极由乎变，变化不息，则成败之由常在。"《类经》二十四卷第九注："物之生化于化，由化而生也。物之极由乎变，由极而变也。……有曰离形而易为之化，因形而易为之变。有曰自无而有，自有而无则为化，自少而壮，自壮而老，则为变，是皆变化之谓。"两注对"化"与"变"的解释，虽不尽同，但其总的精神都已开始认识到事物有量和质的变化，这在认识论上是一个很大的突破。今从王注。

⑧往复：往来的意思。

⑨风之来也：吴崑注："风，即所谓邪也。"《类经》二十四卷第九注："但从乎化，则为正风之来。从乎变，则为邪风之来。"在此当概指六气变化。

⑩椅伏：相因的意思。《老子》："祸兮福之所倚，福兮祸之所伏。"

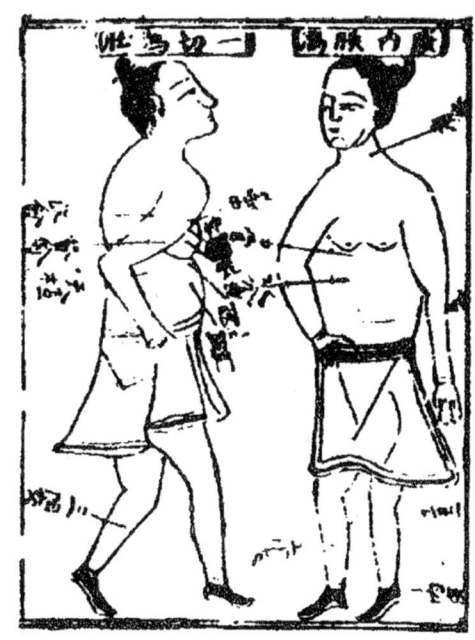

明代朱鼎臣《针灸全局》针灸方图中的腹内胀满及一切泻肚取图

⑪成败倚伏生乎动，动而不已，则变作矣：王冰注："动静之理，气有常运，其微也为物之化，其甚也为物之变。化流于物，故物得之以生，变行于物，故物得之以死。由是成败倚伏，生乎动之微甚迟速尔，岂惟气独有是哉，人在气中，养生之道，进退之用，当皆然也。"

⑫不生不化，静之期也：万物于非明显的生化阶段，表现为相对的稳定时期，就是所谓"静之期"。

⑬出入废则神机化灭，升降息则气立孤危：出入、升降，在此指物体的运动形式，物体的运动停止了，则变化不测的"神机"亦当变化灭绝，依形而寄的"气立"亦必孤存无生。所以"出入"、"升降"对物体的存在，有着非常重要的意义。"神机"、"气立"，见五常政大论。

⑭器：在此指器物或物体而言。王冰注："包藏生气者，皆为生化之器，触物然矣。"

⑮宇：在此指器宇而言。王冰注："诸身者，小生化之器宇。太虚者，广生化之器宇也。"

⑯器散则分之：《类经》二十四卷第九注："若形器散敞，则出入升降，无所依凭，各相离而生化息矣。"散，在此有形坏不存的意思。

⑰无形无患：出入升降的运动形式，皆寄于有形，所以上文说："升降出入，无器不有"，就是这个意思。其正常的运动则生化作，反常的变化则灾害至，然皆不能离形，没有形也就无所谓患，所以说"无形无患"。

　　黄帝说：什么是初气中气呢？岐伯说：初气占一气中的三十度有零。中气也是这样。黄帝说：为什么要分初气和中气呢？岐伯说：是为了区别天气与地气用事的时间。黄帝说：我想听你详尽的讲讲，岐伯说：初气为地气用事，中气为天气用事。黄帝说：它们的升降是怎样的呢？岐伯说：气的升降，是天气和地气相互作用的结果。黄帝说：我想听听它们的相互作用是怎样的？岐伯说：地气可以上升，但升到极点就要下降，而下降乃是天气的作用；天气可以下降，但降到极点就要上升，而上升乃是地气的作用。天气下降，其气乃流荡于地；地气上升，其气乃蒸腾于天。由于天气和地气的相互招引，上升和下降的相互为因，天气和地气才能不断地发生变化。

　　黄帝说：好。寒气与湿气相遇，燥气与热气相接，风气与火气相逢，会有一定的时间吗？岐伯说：六气都有太过的胜气和胜极而复的复气，胜气和复气的不断发作，使气有正常的功用，有生化的性能，有一定的作用，有异常的变化，异常变化就要产生邪气。黄帝说：什么是邪气？岐伯说：物体的新生，是从化而来，物体到极点，是由变而成，变和化的互相斗争与转化，乃是成败的根本原因。由于气有往来进退，作用有缓慢与迅速，有进退迟速，就产生了化和变，并发生了六气的变化。黄帝说：气有迟速进退，所以发生六气变化，有化有变，是由于气的盛衰变化所致。成和败相互为因，潜处于事物之中，是什么原因呢？岐伯说：成败互因的关键在于运动，不断的运动，就会发生不断的变化。黄帝说：运动有一定的时间吗？岐伯说：不生不化，乃是相对稳定的时期。黄帝说：物有不生不化的吗？岐伯说：物体的内部存有生生不息之机，名曰"神机"，物体的外形依赖于气化的作用而存在，名曰"气立"。若出入的功能废止了，则"神机"毁灭，升降的作用停息了，则"气立"危亡。因此，没有出入，也就不会有发生、成长、壮实、衰老与灭亡；没有升降，也就不会有发生、成长、变化、收敛与闭藏。所以升降出入，是没有一种物体不具备的。因而物体就象是生化之器，若器物的形体不存在了，则升降出入也就要分离，生化之机也就停止了。因此说，任何物体，无不存有出入升降之机。不过化有大小的不同，时间有远近的区别，不管大小远近，贵在保持正常，如果反常，就要发生灾害。所以说离开了物体的形态，也就无所谓灾害。就是这个意思。黄帝说：好。有没有不生不化的呢？岐伯说：你问的很详尽啊！能够结合自然规律而适应其变化的，只有"真人"。黄帝说：好。

# 卷第二十

## 气交变大论篇第六十九

【题解】

本篇主要说明五运六气的太过不及，对自然界万物的灾害和影响人体发病的情况。这种灾害和疾病的发生，是因为气化相关起了逆常变化而促成的，所以对这种变化，就称为"气交变"，故以之名篇。

【原文】

黄帝问曰：五运更治，上应天期，阴阳往复，寒暑迎随，真邪相薄，内外分离，六经波荡，五气倾移，太过不及，专胜兼并①，愿言其始，而有常名，可得闻乎？岐伯稽首再拜对曰：昭乎哉问也！是明道也。此上帝所贵，先师传之，臣虽不敏，往闻其旨。

帝曰：余闻得其人不教，是谓失道；传非其人，慢泄天宝。余诚菲德，未足以受至道；然而众子哀其不终。愿夫子保于无穷，流于无极，余司其事，则而行之奈何？岐伯曰：请遂言之也。《上经》②曰：夫道者，上知天文，下知地理，中知人事，可以长久。此之谓也。

帝曰：何谓也？岐伯曰：本气位也。位天者，天文也；位地者，地理也；通于人气③之变化者，人事也。故太过者先天，不及者后天，所谓治化，而人应之④也。

【注释】

①专胜兼并：一气独盛，称为"专胜"专胜为太过。二气相兼称为"兼并"，并有吞并侵占之义，兼并为不及。例如木气太过，则乘土侮金，是为"专胜"；若木气不及，则反受土侮金乘，是为"兼并"。

②《上经》：古书名。

③通于人气：王冰："五运居中，司人气之变化，故曰通于人气。"

④治化，而人应之：治化指六气之变化，六气之变化会影响在中之五运，五运主人气之变化，故人应之。如四时之气，先天时而至及后天时而至，就是岁运的变化，与人的气血运行，病治安危，都有息息相应的关系。

《素问》语义经典释译

黄帝问道：五运交替，与在天之六气相应，一周六步之内，阴阳往复，阳去阴来，寒一去暑亦就跟着来了，真气与邪气斗争，内外不得统一，六经的血气动荡不安，五脏的本气相互倾轧而转移，太过则一气独胜，不及则二气相并，我要知道它起始的原理和一般常规，是否能讲给我听？岐伯说：你问得很好！这是应该明白的道理，它一直是历代帝王所注意的问题，也是历代医师传授下来的，我的学问虽然很肤浅，但过去曾听老师讲过它的道理。

黄帝道，我听得人家说，遇到适当的人而不教，就会使学术的相传受到影响，称为"失道"；如传授给不适当的人，是轻视学术，不负责任的表现。我虽然没有很高的修养，不一定符合传授学术的要求；但是群众多疾病而夭亡，是应同情的。要求先生为了保全群众的健康和学术的永远留传，只要先生讲出来，我一定按照规矩来做，你看怎样？岐伯说：让我详细地讲给你听吧！《上经》说："研究医学之道的，要上知天文，下知地理，中知人事，他的学说才能保持长久。就是这个道理。

黄帝又问，这是什么意思？岐伯说，这是为了推求天、地、人三气的位置啊。求天位的，是天文；求地位的，是地理；通晓人气变化的，则人事。因而太过的气先天时而至，不及的气后天时而至，所以说，天地的运动有正常的变化，而人体的活动也随之起着相应的变化。

【原文】

帝曰：五运之化，太过何如？岐伯曰：岁木太过，风气流行，脾土受邪。民病飧泄，食减，体重，烦冤，肠鸣，腹支满。上应岁星①。甚则忽忽善怒，眩冒巅疾。化气不政，生气独治②，云物飞动，草木不宁，甚而摇落。反胁痛而吐甚。冲阳③绝者，死不治。上应太白星④。

【注释】

①岁星：即木星。

②化气不政，生气独治：张介宾："化气，土气也。生气，木气也。木盛则土衰，故化气不能布政于万物，而木之生气独治也。"

③冲阳：即胃脉，在足跗上，第二第三蹠骨间。

④太白星：即金星。

【语译】

黄帝道：五运气化太过怎样？岐伯说，木运太过，则风气流行，脾土受其侵害。人们多患消化不良性的泄泻，饮食减少，肢体沉重无力，烦闷抑郁，肠中鸣响，肚腹胀满，这是由于木气太过的缘故。在天上应木星光明，显示木气过于亢盛的征象。甚至会不时容易发怒，并出现头昏眼花等头部病症。这是土气无权，木气独胜的现象，好象天上的云在飞跑，地上的万物迅速变动，草木动摇不定，甚至树倒草偃。如病人的胁部疼痛，呕吐不止。若冲阳脉绝，多死亡而无法治疗。在天上应金星光明，这是显示木胜则金气制之。

【原文】

岁火太过，炎暑流行，金肺受邪。民病疟，少气，咳喘，血溢，血泄，注下，嗌燥，耳聋，中热，肩背热。上应荧惑星①。甚则胸中痛，胁支满胁痛，膺背肩胛间痛，两臂内痛，身热肤②痛而为浸淫。收气不行，长气独明，雨冰③霜寒。上应辰星④。上临少阴少阳⑤，火燔焫，水泉涸，物焦槁。病反谵妄狂越，咳喘息鸣，下甚，血溢泄不已。太渊⑥绝者，死不治。上应荧惑星。

【注释】

①荧惑星：即火星。

②肤：原作"骨"。《玉机真藏论》说："心脉太过，则令人身热而肤痛为浸淫。"所以新校正认为"骨"字当是"肤"字之误。据改。

③冰：原作"水"，据王冰注语改。

④辰星：即水星。

⑤上临少阴少阳：上临，指司天。凡火运太过之年是戊年，又值少阴司天，是戊子、戊午年；少阳司天是戊申、戊寅年。戊子、戊午、戊申、戊寅均属天符，其热尤甚。下文"火燔焫，水泉涸，物焦槁"，就是说明火热太过的自然现象。

⑥太渊，即肺脉，在腕后内侧横纹头，当寸口处。

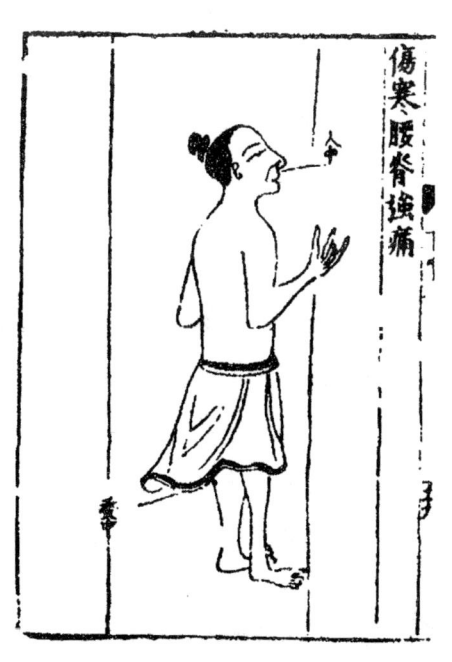

明万历刊本《杨敬斋针灸全书》针灸方图中的伤寒腰脊痛取穴图

【语译】

火运太过，则暑热流行，火邪伤肺。人们多患疟疾，呼吸少气，咳嗽气喘，吐血衄血，二便下血，水泻如注，咽喉干燥，耳聋，胸中热，肩背热。在天上应火星光明，显示火热之气过于亢盛的征象。在人体甚至会有胸中疼痛，胁下胀满，胁痛，胸背肩胛间等部位疼痛，两臂内侧疼痛，身热肤痛，而发生浸淫疮。这是金气不振，火气独旺的现象，火气过旺就会有雨冰霜寒的变化，这是火热之极，寒水来复的关系。在天上应水星光明，这是显示火盛则水气制之。如果遇到少阴或少阳司天的年份，火热之气更加亢盛，有如燃烧烤灼，以致水源干涸，植物焦枯。人们发病，多见谵语妄动，发狂越常，咳嗽气喘痰鸣，火气甚于下部则血从二便下泄不止。若太渊脉绝，多死亡而无法治疗。在天上应火星光明，这是火盛的表示。

【原文】

岁土太过，雨湿流行，肾水受邪。民病腹痛，清厥①，意不乐，体重，烦冤。上应镇星②。甚则肌肉萎，足痿不收，行善瘛③，脚下痛，饮发中满，食减，四支不举。变生得位④，藏气伏，化气独治之，泉涌河衍，涸泽生鱼，风雨大至，土崩，溃，鳞见于陆。病腹满，溏泄，肠鸣，反下甚。而太溪⑤绝者，死不治。上应岁星。

【注释】

①清厥：四肢厥冷。

②镇星：即土星。

③瘛：抽掣拘挛。

④变生得位：高世栻："变而生病，当土旺之时也。"

⑤太溪：即肾脉，在足内踝后侧，跟骨之上。

【语译】

土运太过，则雨湿之气流行，邪气伤肾。人们多病腹痛，四肢厥冷，情绪忧郁，身体困重而烦闷，这是土气太过所致。在天上应土星光明。甚至见肌肉枯萎，两足痿弱不能行动，抽掣挛痛，土病则不能克制水，以致水饮之邪积于体内而生胀满，饮食减少，四肢无力，不能举动。若遇土旺之时，水气无权，土气独旺，则湿令大行，因此泉水喷涌，河水高涨，本来干涸的池沼也会孳生鱼类了，若木气来复，风雨暴至，使堤岸崩溃，河水泛滥，陆地可出现鱼类。人们就会病肚腹胀满，大便溏泄，肠鸣，泄泻不止。而太溪脉绝，多死亡而无法治疗。在天上应木星光明。

【原文】

岁金太过，燥气流行，肝木受邪。民病两胁下少腹痛，目赤痛，眦疡，耳无所闻。肃杀①而甚，则体重，烦冤，胸痛引背，两胁满且痛引少腹。上应太白星。甚则喘咳逆气，肩背痛，尻、阴、股、膝、髀、腨、胻、足皆病。上应荧惑星。收气峻，生气下，草木敛，苍干凋陨。病反暴痛，胠胁不可反侧，咳逆甚而血溢。太冲②绝者，死不治。上应太白星。

【注释】

①肃杀：燥金之气称为"肃杀之气"。

②太冲：即肝脉，在足背部第一第二蹠骨连接部之前方，以指循蹲趾次趾之间的岐缝上压至尽处，即是。

【语译】

金运太过，则燥气流行，邪气伤肝。人们多病两胁之下及少腹疼痛，目赤而痛，眼梢溃烂，耳朵听不到声音。燥金之气过于亢盛，就会身体重而烦闷，胸部疼痛并牵引及背部，两胁胀满，而痛势下连少腹。在天上应金星光明。甚则发生喘息咳嗽，呼吸困难，肩背疼痛，尻、阴、股、膝、髀、腨、胻、足等处都感疼痛的病症。在天上应火星光明。如金气突然亢盛，水气下降，在草木则生气收敛，枝叶枯干凋落。在人们的疾病多见胠胁急剧疼痛，不能转动翻身，咳嗽气逆，甚至吐血衄血。若太冲脉绝，多死亡而无法治疗。在天上应金星光明。

【原文】

岁水太过，寒气流行，邪害心火。民病身热烦心，躁悸，阴厥①，上下中寒，谵妄，心痛。寒气早至，上应辰星。甚则腹大胫肿，喘咳，寝汗出，憎风。大雨至，埃雾朦郁，上应镇星。上临太阳，则②雨冰雪霜不时降，湿气变物。病反腹满，肠鸣溏泄，食不化，渴而妄冒。神门③绝者，死不治。上应荧惑、辰星。帝曰：善。

【注释】

①阴厥：厥冷的原因属于虚寒。

②则：原脱，据《五常政大论》新校正引文补。

③神门：即心脉，在掌后腕尺侧锐骨之端。

**【语译】**

水运太过，则寒气流行，邪气损害心。人们多患发热，心悸，烦躁，四肢逆冷，全身发冷，谵语妄动，习痛。寒气非时早至，在天上应水星光明。水邪亢盛则有腹水，足胫浮肿，气喘咳嗽，盗汗，怕风。土气来复则大雨下降，尘土飞扬如雾露一样的迷朦郁结，在天上应土星光明。如遇太阳寒水司天，则雨冰霜雪不时下降，湿气大盛，物变其形。人们多患腹中胀满，肠鸣便泻，食不化，渴而妄冒。如神门脉绝，多死亡而无法治疗。在天上应火星失明，水星光芒。黄帝道：很好。

**【原文】**

其不及何如？岐伯曰：悉乎哉问也！岁木不及，燥乃大行，生气失应，草木晚荣。肃杀而甚，则刚木辟著①，柔②萎苍干，上应太白星。民病中清③，胠胁痛，少腹痛，肠鸣溏泄。凉雨时至，上应太白星④，其谷苍⑤。上临阳明，生气失政，草木再荣⑥，化气乃急，上应太白、镇星，其主苍早⑦。复⑧则炎暑流火，湿性燥，柔脆草木焦槁，下体再生⑨，华实齐化⑩。病寒热，疮疡，疿胗，痈痤。上应荧惑、太白，其谷白坚⑪。白露早降，收杀气行，寒雨害物，虫食甘黄。脾土受邪，赤气后化，心气晚治，上胜肺金，白气乃屈，其谷不成，咳而鼽。上应荧惑、太白星。

**【注释】**

①刚木辟著：高世栻："刚木受刑。辟，刑也。著，受也。"

②柔：原为"悉"，据王冰注改。

③中清：即中气虚寒。

④太白星：新校正认为"经文阙也，当云太白星、岁星。"

⑤其谷苍：谷，指五谷。苍，就是青色。张介宾："谷之苍者属木，麻之类也。"

⑥草木再荣：王冰："金气抑木，故夏秋始荣。"

⑦苍早：苍，苍老的意思。苍早，是说草木很早就凋谢了。

⑧复：抑之太过，必起反应，古人称为"复"。复有报复之义，子为其母而报复。例如本节，金气抑木，木能生火，所以它的反应是"炎暑流火"等。

⑨下体再生：从根部重新生长。

⑩华（huā 花）实齐化：就是开花结实同时并现。华，同"花"。

⑩白坚：张介宾："白坚属金，秀而不实也。"

【语译】

五运不及怎样？岐伯说：问得真详细啊！木运不及，燥气就会旺盛，生气与时令不相适应，草木不能当时生荣。肃杀之气亢盛，使劲硬的木受刑而碎裂如辟，本来柔嫩苍翠的枝叶变为萎弱干枯，在天上应金星光明。人们多患中气虚寒，胠胁部疼痛，少腹痛，腹中鸣响，大便溏泄。在气候方面是冷雨不时下降，在天上应金星光明，在五谷是青色的谷不能成熟。如遇阳明司天，金气抑木，木气失却了应有的生气，草木在夏秋再变繁荣，所以开花结实的过程非常急促，很早就凋谢，在天上应金、土二星光明。金气抑木，木起反应而生火，于是就会炎热如火，湿润的变为干燥，柔嫩脆弱的变为干枯焦槁，枝叶从根部重新生长，花开结实并见。在人体则炎热之气郁于皮毛，多病寒热、疮疡、痈疹、痈痤。在天上应金、火二星，在五谷则外强中干，秀而不实。白霜提早下降，秋收肃杀之气流行，寒雨非时，损害万物，味甘色黄之物多生虫蛀，所以稻谷没有收获。在人则脾土先受其邪，火气后起，所以心气亦继之亢盛，火气克金，金气乃得抑制，所以其谷物不能成熟，在疾病是咳嗽鼻塞。在天上应金星与火星。

【原文】

岁火不及，寒乃大行，长政不用，物荣而下①。凝惨②而甚，则阳气不化，乃折荣美，上应辰星。民病胸中痛，胁支满，两胁痛，膺背肩胛间及两臂内痛，郁冒朦昧，心痛暴瘖，胸腹大，胁下与腰背相引而痛，甚则屈不能伸，髋髀如别③。上应荧惑、辰星，其谷丹。复则埃郁，大雨且至，黑气乃辱，病鹜溏，腹满，食饮不下，寒中，肠鸣泄注，腹痛，暴挛痿痹，足不任身。上应镇星、辰星。玄谷不成。

【注释】

①物荣而下：指植物长势繁荣，但不是向上，而是低垂向下。

②凝惨：形容严寒时的凝滞萧条景象。

③髋髀如别：别，分离。髋髀如别，就是臀股之间有如分离而不能活动自如。

【语译】

火运不及，寒气就旺盛，夏天生长之气不能发挥作用，万物就缺乏向上茂盛的力量。阴寒凝滞之气过盛，则阳气不能生化，繁荣美丽的生机就受到摧折，在天上应水星光明。人们的疾病是胸中疼痛，胁部胀满，两胁疼痛，上胸部、背部、肩胛之间及两臂内侧都感疼痛，抑郁眩晕，头目不清，心痛，突然失音，胸腹肿大，胁下与腰背相互牵引而痛，甚则四肢蜷屈不能伸展，髋骨与大腿之间不能活动自如。在天上应火星失明、水星光明，赤色的谷类不能成熟。火被水抑，火起反应则生土气来复，于是埃尘郁冒，大雨倾盆，水气受到抑制，故病见大便时时溏泄，腹中胀满，饮食不下，腹中寒冷鸣响，大便泄泻如注，腹中疼痛，两足急剧拘挛、萎缩麻木、不能行走。在天上应土星光明、水星失明。黑色之谷不能成熟。

【原文】

岁土不及，风乃大行，化气不令，草木茂荣。飘扬而甚，秀而不实，上应岁星。民病飧泄，霍乱，体重，腹痛，筋骨繇复①，肌肉𥆧酸，善怒。藏气举事，蛰虫早附，咸病寒，中。上应岁星、镇星，其谷黅。复则收政严峻，名木苍凋，胸胁暴痛，下引少腹，善太息。虫食甘黄，气客于脾，黅谷乃减，民食少、失味。苍谷乃损，上应太白、岁星。上临厥阴，流水不冰，蛰虫来见。藏气不用，白乃不复，上应岁星，民乃康。

【注释】

①繇复：就是动摇不定，反复发作。张介宾："摇动反复也。"

【语译】

土运不及，风气因而流行，土气失却生化之能力，风气旺盛，则草木茂盛繁荣。生化无能，则秀而不实，在天上应木星光明。人们的疾病多见消化不良的泄泻，上吐下泻的霍乱，身体重，腹中痛，筋骨动摇，肌肉跳动酸疼，时常容易发怒。寒水之气失制而旺，在虫类提早伏藏，在人都病寒泄中满，在天上应木星光明、土星失明，黄色之谷类不能成熟。木邪抑土，土起反应则生金，于是秋收之气当令，出现一派严肃峻烈之气，坚固的树木也不免要枝叶凋谢，所以胸胁急剧疼痛，波及少腹，常呼吸少气而太息。凡味甘色黄之物被虫蛀食，邪气客于脾土，人们多病饮食减少，食而无味。金气胜木，所以青色之谷受到损害，在天上应金星光亮、土星减明。如遇厥阴司天相火在泉，则流水不能结冰，本来早已冬眠的虫类，重新又活动起来。不及的土运，得在泉相火之助，所以寒水之气不致独旺，而土得火助木气不能克土，所以也没有金气的反应，而人们也就康健，在天上应木星正常。

【原文】

岁金不及，炎火乃行，生气乃用，长气专胜，庶物以茂，燥烁以行，上应荧惑星。民病肩背瞀重，鼽嚏，而便注下。收气乃后，上应太白、荧惑①星，其谷坚芒②。复则寒雨暴至，乃零③冰雹霜雪杀物，阴厥且格，阳反上行，头脑户④痛，延及囟顶⑤，发热。上应辰星、荧惑①，丹谷不成。民病口疮，甚则心痛。

【注释】

①荧惑：原脱，据新校正语补。

②坚芒：白的颜色。新校正："详其谷坚芒，白色可见，故不云其谷白也。"

③零：降落。

④脑户：指头后部。又督脉穴名，在风府与强间二穴之间。

⑤囟顶：即头顶。

【语译】

金运不及，火气与木气就相应地旺盛，长夏之气专胜，所以万物因而茂盛，气候干燥烁热，在天上应火星光明。人们多患肩背冈重，鼻塞流涕，喷嚏，大便下血，泄泻如注。秋收之气不能及时而至，在天上应金星失明、火星为明，白色的谷类不能及时成熟。火牙附金起反应而生水，于是寒雨之气突然而来，以致降落冰雹霜雪，杀害万物，阴气厥逆而格拒，使阳气反而上行，所以头后部疼痛，痛势连及头顶，发热。在天上应水星光明、火星失明，在谷类应红色之谷不能成熟。人们多病口腔生疮，甚至心痛。

【原文】

岁水不及，湿乃大行，长气反用，其化乃速，暑雨数至，上应镇星。民病腹满，身重，濡泄，寒疡流水①，腰股痛发，腘腨股膝不便，烦冤，足痿清厥，脚下痛，甚则跗肿。藏气不政，肾气不衡，上应镇星②、辰星，其谷秬③。上临太阴，则大寒数举，蛰虫早藏，地积坚冰，阳光不治，民病寒疾于下，甚则腹满浮肿，上应镇星、荧惑④，其主黅谷。复则大风暴发，草偃木零，生长不鲜，面色时变，筋骨并辟，肉瞤瘛，目视䀮䀮，物疏璺⑤，肌肉胗发，气并膈中，痛于心腹。黄气乃损，其谷不登，上应岁星、镇星⑥。帝曰：善。

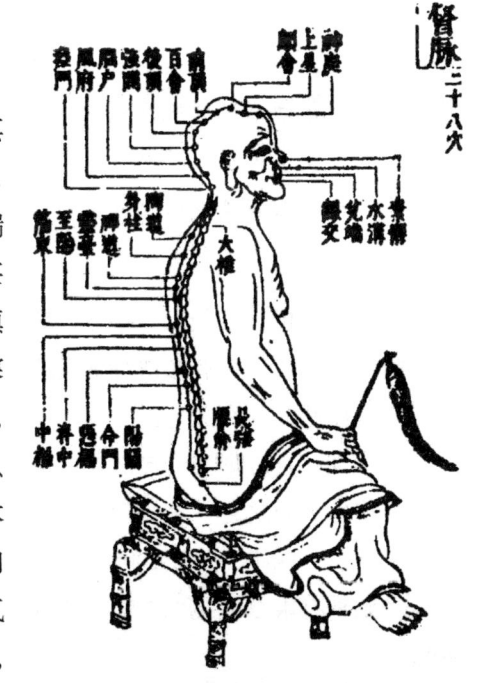

明代张介宾《类经图翼》经穴图之督脉图

①寒疡流水：不红不热的阴性疮疡，称为寒疡。流水，是形容脓液稀薄。张介宾："阴蚀阴疽之类也。"

②镇星：原无，据新校正语补。

③秬：黑色之谷。张介宾："黑黍也。"

④荧惑：原先，据新校正语补。

⑤疏墭（wèn 问）：分裂。

⑥镇星：原无，据新校正语补。

【语译】

水运不及，湿土之气因而大盛，水不制火，火气反而生旺，天气炎热，不时下雨，万物的生化很迅速，在天上应土星光明。人们多患腹胀，身体困重，大便溏泄，阴性疮疡脓水稀薄，腰股疼痛，下肢关节活动不利，烦闷抑郁，两脚萎弱厥冷，脚底疼痛，甚至足背浮肿。这是由于冬藏之气不能发挥作用，肾气不平衡，在天上应土星光明，水星失明，在谷类应黑黍不能成熟。如遇太阴司天，寒水在泉，则寒气时时侵袭，虫类很早就冬眠，地上的积水结成厚冰，阳气伏藏，不能发挥它温暖的作用，人们多患下半身的寒性疾病，甚至腹满浮肿，在天上应土星光明、火星失明，在谷类应黄色之稻成熟，主邪抑水而起反应则生风木，因而大风暴发，草类偃伏，树木凋零，生长的力量不能显著，面色时时改变，筋骨拘急疼痛，活动不利，肌肉跳动抽掣，两眼昏花，视觉不明或失常，物体视之若分裂，肌肉发出风疹，若邪气侵入胸膈之中，就有心腹疼痛。这是木气太过，土气受伤，属土的谷类没有收获，在天上应木星光明，土星失明。黄帝说：很对。

【原文】

愿闻其时也。岐伯曰：悉乎①哉问也！木不及，春有鸣条律畅之化②，则秋有雾露清凉之政；春有惨凄残贼之胜，则夏有炎暑燔烁之复。其眚东，其藏肝，其病内舍胠胁，外在关节。

火不及，夏有炳明光显之化，则冬有严肃霜寒之政；夏有惨凄凝冽之胜，则不时有埃昏大雨之复。其眚南，其藏心，其病内舍膺胁，外在经络。

土不及，四维③有埃云润泽之化，则春有鸣条鼓拆之政；四维发振拉飘腾④之变，则秋有肃杀霖霆⑤之夏。其眚四维⑥，其藏脾，其病内舍心腹，外在肌肉四肢。

金不及，夏有光显郁蒸之令，则冬有严凝整肃之应；夏有炎烁燔燎之变，则秋有冰雹霜雪之复。其眚西，其藏肺，其病内舍膺胁肩背，外在皮毛。

水不及，四维有湍润埃云之化，则不时有和风生发之应；四维发埃昏骤注之变，则不时有飘荡振拉之复。其眚北，其藏肾，其病内舍腰脊骨髓，外在溪谷踹膝。

夫五运之政，犹权衡也，高者抑之，下者举之，化者应之，变者复之，此生长化成⑦收藏之理，气之常也；失常则天地四塞矣。故曰：天地之动静，神明为之纪；阴阳之往复，寒暑彰其兆。此之谓也。

【注释】

①乎：原无，据《吴注素问》、《素问直解》补。

②鸣条律畅之化：之化，指正常的时令。鸣条律畅，形容春天正常时令。其他季节仿此。

③四维，此处指时令，也就是辰、戌、丑、未月（即三、九、十二，六月）。

④振拉飘腾：形容风暴。

⑤霖霪：久雨不止。

⑥四维：此处指四隅。王冰："东南、东北、西南、西北方也。"

⑦成：疑衍。

【语译】

希望听你讲一讲五气与四时相应的关系。岐伯说：问得真详细啊！木运不及的，如果春天有和风使草木萌芽抽条的正常时令，那秋天也就有雾露润泽而凉爽的正常气候；如果春天反见寒冷惨凄霜冻残贼的秋天气候，那夏天就有特别炎热的反应。它的自然灾害在东方，在人体应在肝脏，其病所内在肱胁部，外在筋骨关节。

火运不及的，如果夏天有景色显明的正常气候，那冬天也就有严肃霜寒的正常时令；如果夏天反见萧条惨凄寒冻的冬天气候，那时常会有倾盆大雨的反应。它的自然灾害在南方，在人体应在心脏，其病所内在胸胁部，外在经络。

土运不及的，如果辰、戌、丑、未月有尘土飘扬和风细雨的正常时令，那春天也就有风和日暖的正常气候；如果辰、戌、丑、未月仅见狂风拔倒树木的变化，那秋天也就有久雨霜雪的反应。它的自然灾害在四隅，在人体应在脾脏，其病所内在心腹，外在肌肉四肢。

金运不及的，如果夏天有景色显明树木茂盛的正常时令，那冬天也就有冰冻寒冷的正常气候；如果夏天出现如火烧灼的过于炎热的气候，那秋天就会有冰雹霜雪的反应。它的自然灾害在西方，在人体应在肺脏，其病所内在胸胁肩背，外在皮毛。

水运不及的，辰、戌、丑、未月有尘砂荡扬而无暴雨的气候，则时常有和风生发的正常气候；如果辰、戌、丑、未月出现飞砂走石狂风暴雨的变化，则时时会有吹断的树木飘荡的反应。它的自然灾害在北方，在人体应在肾脏，其病所内在腰脊骨髓，外在肌肉之会与小腿膝弯等处。

要之，五运的作用，好似权衡之器，太过的加以抑制，不及的加以帮助，正常则和平，反常则必起反应，这是生长化收藏的道理，是四时气候应有的规律，如果失却了这些规律，天地之气不升不降，就是闭塞不通了。所以说：天地的动静，受自然力量的规律所控制，阴去阳来、阳去阴来的变化，可以从四时寒暑来显示出它的征兆。就是这个意思。

【原文】

帝曰：夫子之言五气之变，四时之应，可谓悉矣。夫气之动乱，触遇而作，发无常会，卒然灾合，何以期之？岐伯曰：夫气之动变，固不常在，而德、化、政、令、灾、变，不同其候也。

帝曰：何谓也？岐伯曰：东方生风，风生木。其德敷和，其化生荣，其政舒启①，其令风，其变振发，其灾散落。南方生热，热生火。其德彰显，其化蕃茂，其政明曜，其令热，其变销烁，其灾燔炳②。中央生湿，湿生土。其德溽蒸，其化丰备，其政安静，其令湿，其变骤注，其灾霖溃。西方生燥，燥生金。其德清洁，其化紧敛，共政劲切，其令燥，其变肃杀，其灾苍陨。北方生寒，寒生水。其德凄沧，其化清谧，其政凝肃，其令寒，其变溧冽，其灾冰雪霜雹。是以察其动也，有德有化，有政有令，有变有灾，而物由之，而人应之也。

【注释】

①舒启：王冰："舒，展也。启，开也。"

②燔（fán 凡）炳（ruò 弱）：燔，焚烧。炳同"蒸"烧。

【语译】

黄帝道：先生讲五气的变化与四时气候的相应，可以说很详尽了。既然气的动乱是互相遇合而发生的，发作又没有一定的时间，往往突然相遇而生灾害，怎样才能知道呢？岐伯说：五气的变动，固然不是经常存在的，然而它们的特征、生化的作用、治理的方法与表现，以及一定的损害作用和变异，都是各不相同的。

黄帝又道：有哪些不同呢？岐伯说：风是生于东方的，风能使木气旺盛。木的特性是柔和地散发，它的生化作用是滋生荣盛，它行使的职权是舒展阳气，宣通筋络，权力的表现是风，它的异常变化是发散太过而动荡不宁，它的灾害是摧残散落。热是生于南方的，热能使火气旺盛。火的特征是光明显著，它的生化作用是繁荣茂盛，它行使的职权是明亮光耀，权力的表现是热，它的异常变化是销烁煎熬，它的灾害作用是焚烧。湿是生于中央的，湿能使土气旺盛。土的特性是滋润，它的生化作用是充实丰满，它行使的职权比较安静，权力的表现是湿，它的灾害是久雨不止，泥烂堤崩。燥是生于西方的，燥能使金气旺盛。金的特性是清洁凉爽，它的

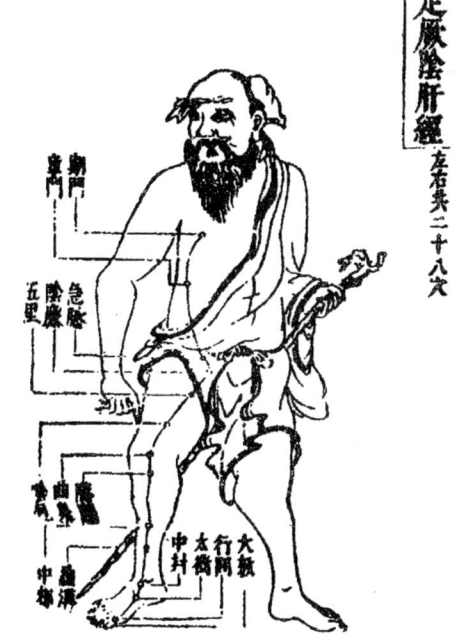

明代张介宾《类经图翼》经穴图之足厥阴肝经

生化作用是紧缩收敛，它行使的职权是锐急的，权力的表现是干燥，它的异常变化是肃杀，它的灾害是干枯凋落。寒是生于北方的，寒能使水气旺盛。水的特性是寒冷的，它的生化作用是清静而安谧的，它行使的职权是凝固严厉的，权力的表现是寒冷，它的异常变化是剧烈的严寒和冰冻，它的灾害是冰雹霜雪。所以观察它的运动，分别它的特性、生化、权力、表现、变异、灾害，就可以知道万物因之而起的变化，以及人类因之而生的疾病了。

【原文】

帝曰：夫子之言岁候，其不及太过，而上应五星。今夫德、化、政、令、灾眚、变易，非常而有也，卒然而动，其亦为之变乎？岐伯曰：承天而行之，故无妄动，无不应也。卒然而动者，气之交变也，其不应焉。故曰：应常不应卒①。此之谓也。

帝曰：其应奈何？岐伯曰：各从其气化也。

帝曰：其行之徐疾、逆顺何如？岐伯曰：以道留久，逆守而小，是谓省下②；以道而去，去而速来，曲而过之，是谓省遗过③也；久留而环，或离或附，是谓议灾与其德也。应近则小，应远则大。芒而大倍常之一，其化甚；大常之

二，其眚即发也。小常之一，其化减；小常之二，是谓临视。省下之过与其德也，德者福之，过者伐之。是以象之见也，高而远则小，下而近则大；故大则喜怒迩，小则祸福远。岁运太过，则运星北越；运气相得，则各行以道。故岁运太过，畏星④失色而兼其母⑤；不及，则色兼其所不胜。肖者瞿瞿，莫知其妙，闵闵之当，孰者为良，妄行无征，示畏侯王。

帝曰：其灾应何如？岐伯曰：亦各从其化也。故时至有盛衰，凌犯有逆顺，留守有多少，形见有善恶，宿属有胜负，征应有吉凶矣。

帝曰：其善恶何谓也？岐伯曰：有善，有怒，有忧，有丧，有泽，有燥。此象之常也，必谨察之。

帝曰：六者高下异乎？岐伯曰：象见高下，其应一也，故人亦应之。帝曰：善。

【注释】

①应常不应卒（cù 醋）：常规发生是相应的，突然发生是不相应的。卒，同"猝"，突然。

②省下：王冰："谓察天下人君之有德有过者也。"

③省遗过：吴崐："谓所省者有不尽，今复省之，是省其所遗罪过也。"

④畏星：指被克的星。例如木运太过，则土星就是畏星。

⑤其母：此处指畏星之母。例如土星是畏星，那火星便是其母。

【语译】

黄帝道：先生讲过五运的不及太过，与天上的五星相应。现在五运的德、化、政、令、灾害、变异，并不是按常规发生，而是突然的变化，天上的星星是不是也会随之变动呢？岐伯说：五星是随天的运动而运动的，所以它不会妄动，不存在不应的问题。突然而来的变动，是气相交合所起的偶然变化，与天运无关，所以五星不受影响。因此说：常规发生是相应的，突然发生是不相应的。就是这个意思。

黄帝又道：五星与天运正常相应的规律是怎样的？岐伯说：各从其天运之气的变化而变化。

黄帝问道：五星运行的徐缓迅速、逆行顺行是怎样的？岐伯说：五星在它的轨道上运行，如久延而不进，或逆行留守，其光芒变小，叫做"省下"；若在其轨道上去而速回，或屈曲而行的，称为"省遗过"；若久延不进而回环旋转，似去似来的，称为"议灾"或"议德"。气候的变化近则小，变化远则大。光芒大于正常一倍的，气化亢盛；大二倍的，灾害即至。小于正常一倍的，气化减退；小二倍的，称为"临视"。省察在下之过与德，有德的获得幸福，有过的会得灾害。所以五星之象，高而远的就小，低而近的就大；大则灾变近，小则灾变远。岁运太过的，主运之星就向北越出常道；运气相和，则五星各运行在经常的轨道上。所以岁运太过，被制之星就暗淡而兼母星的颜色；岁运不及，那运星就兼见所不胜的颜色。取法天地的人，看见了天的变化，如果尚不知道是什么道理，心里非常忧惧，不知道应该怎样才好，妄行猜测毫无征验，徒然使侯王畏惧。

黄帝又道：其在灾害方面的应验怎样？岐伯说：也是各从其变化而变化的。所以时令有盛衰，侵犯有逆顺，留守时间有长短，所见的形象有好坏，星宿所属有胜负，征验所应有吉有凶了。

黄帝问：好坏怎样？岐伯说：喜、忧、泽为安静，怒、丧、燥为躁乱，安静的好，躁动的坏。这是星象变化所常见的，必须小心观察。

黄帝又道：星象的喜、怒、忧、丧、泽、燥六种现象，对星的高低有无关系？岐伯说：五星的形象虽有高下的不同，但其应于物候是一致的，所以人体也是这样相应的。黄帝道：对。

【原文】

其德、化、政、令之动静损益皆何如？岐伯曰：夫德化政令灾变不能相加①也，胜复盛衰不能相多②也，往来大小不能相过③也，用之升降不能相无④也，各从其动而复之耳。

帝曰：其病生何如？岐伯曰：德化者气之祥，政令者气之章，变易者复之纪，灾眚者伤之始。气相胜者和，不相胜者病，重感于邪则甚也。帝曰：善。

所谓精光之论，大圣之业，宣明大道，通于无穷，究于无极也。余闻之，善言天者，必应于人；善言古者，必验于今；善言气者，必彰于物；善言应者，同天地之化；善言化言变者，通神明之理。非夫子孰能言至道欤！乃择良兆而藏之灵室，每旦读之，命曰"气交变"。非斋戒不敢发，慎传也。

【注释】

①不能相加：王冰："天地动静，阴阳往复，以德报德，以化报化，政令灾眚及动复亦然，故曰不能相加也。"

②不能相多：王冰："胜盛复盛，胜微复微，不应以盛报微，以化报变，故曰不能相多也。"

③不能相过，张介宾："胜复大小，气数相同，故不能相过也。"

④不能相无；张志聪："天地阴阳之气，升已而降，降已而升，寒往则暑来，暑往则寒来，故曰不能相无也。"

【语译】

它们德、化、政、令的动静损益是怎样的？岐伯说：五气的德、化、政、令与灾变都是有一定规律而不能彼此相加的，胜负和盛衰不能随意增多的，往来大小不能随便超越的，升降作用不会互不存在的，这些都是从运动中所产生出来的。

黄帝道：它们与疾病发生的关系是怎样的？岐伯说：德化是五气正常的吉祥之兆，政令是五气的规则和表现形式，变易是产生胜气与复气的纲纪，灾祸是万物损伤的开始。大凡人的正气能抗拒邪气就和平无病，不能抗拒邪气就会生病，重复感受邪气病就更加严重了。黄帝道：讲得好。

这些正是所谓精深高明的理论，圣人的伟大事业，研究发扬它的道理，达到了无穷无尽的境界。我听说：善于谈论自然规律的，必定能应验于人；善于谈论古代的，必定能验证于现在；善于谈论气化的，必定能通晓万物；善于谈论应变的，就会采取与天地同一的步骤；善于谈论化与变的，就会通达自然界变化莫测的道理。除非先生，还有谁能够说清楚这些至理要道呢？于是选择了一个好日子，把它藏在书室里，每天早晨取出来攻读，这篇文章称为"气交变"。黄帝非常珍重它，不随便取出来，不肯轻易传给他人。

## 五常政大论篇第七十

【题解】

本篇首论五运有平气、太过、不及的变化，四方地势有高下阴阳之气的差异，及其对自然万物和人体的影响；次论治则在临床上的运用。因为篇中主要论述了五运正常的政令，故以"五常政大论"名篇。

【原文】

黄帝问曰：太虚寥廓，五运迥薄①，衰盛不同，损益相从②，愿闻平气③，何如而名？何如而纪④也？岐伯对曰：昭乎哉问也！木曰敷和⑤，火曰升明⑥，土曰备化⑦，金曰审平⑧，水曰静顺⑨。

帝曰：其不及奈何？岐伯曰：木曰委和，火曰伏明，土曰卑监，金曰从革，水曰涸流。

帝曰：太过何谓？岐伯曰：木曰发生，火曰赫曦，土曰敦阜，金曰坚成，水曰流衍。

【注释】

①迴薄：张介宾："迴，循环也。薄，迫切也。"即循环不息的意思。

②衰盛不同，损益相从：高世栻："衰损则不及，盛益则太过。"因为衰则损耗，盛则增加，所以说"损益相从"。

③平气：高世栻："平气则不衰不盛，无损无益。"即正常之气。

④纪：此处作"标志"解。

⑤敷和：敷，是散布。和，是温和。以木应春天，木运正常则能散布温和之气，促使万物欣欣向荣。如果不及，则温和之气不能敷布，称"委和"。委，是委靡不振的意思。如果太过，称为"发生"，是未至其时就生长发育。

⑥升明：升，是上升。明，是光明。发光而有上升之势，是火的正常性能。如果不及，则火热不焰，所以称为"伏明"。伏，是不显著的意思。太过则火势旺盛，称为"赫曦"。

⑦备化：备，是完备。化，是生化。土的性能具备生化万物的作用，如不及，称为"卑监"。卑，是低；监，是下。太过称为"敦阜"，敦，是厚。阜，是高。"卑监"与"敦阜"是相对之词。

⑧审平：张介宾："金主杀伐，和则清于，故曰审平，无妄刑也。"是说金有杀伐之象，如果在正常情况下，不致杀及无辜，必审察而行，所以称为"审平"。平，就是正常。如果不及就称为"从革"。从，是顺从。草，是改革。指金性坚硬，但在不及的时候就顺从改变其形态。太过称为"坚成"，和"从革"相对而言。坚，是坚固。

⑨静顺，指水的性能，在正常状态下，是清静而柔顺的。不及称为"涸流"。涸，是水流枯竭。太过称为"流衍"，衍，是满溢的意思。

【语译】

黄帝问道：宇宙深远广阔无边，五运循环不息。其中有盛衰的不同，随之而有损益的差别，请你告诉我五运中的平气，

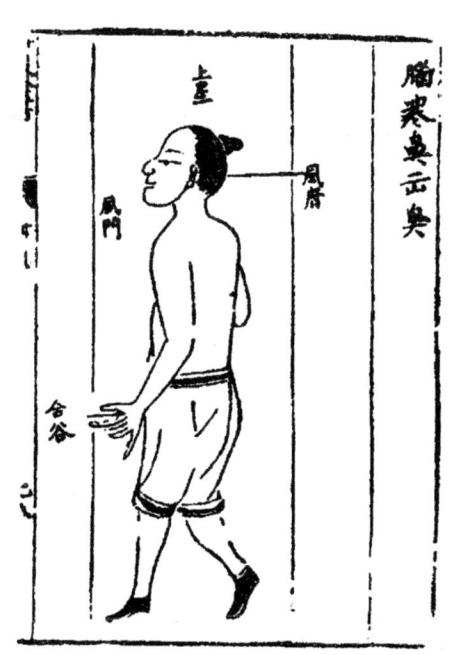

明万历刊本《杨敬斋针灸全书》针灸方图中的脑寒鼻出臭取穴图

是怎样命名？怎样定其标志的？岐伯答道：你问得真有意义！所谓平气，木称为"敷和"，散布着温和之气，使万物荣华；火称为"升明"，明朗而有盛长之气，使万物繁茂；土称为"备化"，具备着生化万物之气，使万物具备形体；金称为"审平"，发着宁静和平之气，使万物结实；水称为"静顺"，有着寂静和顺之气，使万物归藏。

黄帝道：五运不及怎样？岐伯说：如果不及，木称为"委和"，无阳和之气，使万物委靡不振；火称为"伏明"，少温暖之气，使万物暗淡无光；土称为"卑监"，无生化之气，使万物萎弱无力；金称为"从革"，无坚硬之气，使万物质松无弹力；水称为"涸流"，无封藏之气，使万物干枯。

黄帝道：太过的怎样？岐伯说：如果太过，木称为"发生"，过早地散布温和之气，使万物提早发育，火称为"赫曦"，散布着强烈的火气，使万物烈焰不安；土称为"敦阜"，有着浓厚坚实之气，反使万物不能成形；金称为"坚成"，有着强硬之气，使万物刚直；水称为"流衍"，有溢满之气，使万物飘流不能归宿。

【原文】

帝曰：三气①之纪，愿闻其候。岐伯曰：悉乎哉问也！敷和之纪，木德周行②，阳舒阴布③，五化④宣平⑤。其气端⑥，其性随⑦，其用曲直⑧其化生荣，其类草木，其政发散，其候温和，其令风，其藏肝；肝其畏清，其主目，其谷麻，其果李，其实核，其应春，其虫毛，其畜犬，其色苍，其养筋，其病里急支满，其味酸，其音角，其物中坚，其数八。

【注释】

①三气：指平气、不及和太过之气。

②周行：高世栻："木德周布宣行。"即布达于四方上下。

③阳舒阴布：高世栻："阳气以舒，阴气以布。"指阴阳发挥的正常作用。

④五化：五行的气化。五行之间，相反相成，随着矛盾发展而不断变化。

⑤宣平：宣，是施行。平，是和平。宣平，意指发挥正常的功能。

⑥端：端正、正直的意思。

⑦其性随：张介宾："柔和随物也。"

⑧曲直：是树木发荣的形象，其树干枝条，有曲有直，自由伸展。

【语译】

黄帝道：以上三气所标志的年份，请告诉我它们的不同情况？岐伯说：你所问的真精细极了！敷和的年份，木的德性布达于四方上下，阳气舒畅，阳气散布，五行的气化都能发挥其正常的功能。其气正直，其性顺从万物，其作用如树木枝干的曲直自由伸展，其生化能使万物繁荣，其属类是草木，其权力是发散，其气候是温和，其权力的表现是风，应于人的内脏是肝；肝畏惧清凉的金气（金克木），肝开窍于目，所以主于目，在谷类是麻，果类是李，其所充实的是核，所应的时令是春，其所应的动物，在虫类是毛虫，在畜类是犬，其在颜色是苍，其所充养的是筋，如发病则为里急而胀满，其在五味是酸，在五音是角，在物体来说是属于中坚的一类，其在河图成数是八。

【原文】

升明之纪，正阳①而治，德施周普，五化均衡。其气高②，其性速，其用燔灼，其化蕃茂，其类火，其政明曜③，其候炎暑，其令热，其藏心；心其畏寒，其主舌，其谷麦，其果杏，其实络，其应夏，其虫羽，其畜马，其色赤，其养血，其病眴瘛④，其味苦，其音徵，其物脉，其数七。

【注释】

①正阳：张介宾："火主南方，故曰正阳。"

②高：上升的意思。张介宾："阳主升也。"

③明曜：发光明亮的现象。高世栻："其政明曜，火之光焰也。"

④眴（rún 闰_阳_）瘛（chì 翅）：眴，肌肉掣动。瘛筋急引缩。

【语译】

升明的年份，南方火运正常行令，其德性普及四方，使五行气化平衡发展。其气上升，其性急速，其作用是燃烧，其在生化能使繁荣茂盛，其属类是火，其权力是使光明显耀，其气候炎暑，其权力的表现是热，应于人体内脏是心；心畏惧寒冷的水气（水克火），心开窍于舌，所以主于舌，其在谷类是麦，果类是杏，其所充实的是络，所应的时令是夏，所应的动物，在虫类是羽虫，在畜类是马，其在颜色是赤，其所充养的是血，如发病则为身体抽搐掣动，其在五味是苦，在五音是徵，在物体来说属于络脉一类，其在河图成数是七。

【原文】

备化之纪，气协天休①，德流四政②，五化齐修③。其气乎，其性顺，其用高下④，其化丰满，其类土，其政安静，其候溽蒸⑤，其令湿，其藏脾；脾其畏风，其主口，其谷稷，其果枣，其实肉，其应长夏，其虫倮，其畜牛，其色黄，其养肉，其病否⑥，其味甘，其音宫，其物肤⑦，其数五。

【注释】

①气协天休:协,作协调、融洽解。休,美善。张介宾:"气协天休,顺承天化,而济其美也。"

②四政:即四方之政。

③齐修:平均完善的意思。

④高下:有高有下,能高能下。

⑤褥(rù)蒸:褥,湿气,褥蒸,湿热蒸发。

⑥否(pǐ痞):窒塞不通。

⑦肤:王冰:"物禀备化之气,则多肌肉。"《读素问臆断》云:"'肤'当作'肉'。"

【语译】

备化的年份,天地的气化协调和平,其德性流布于四方,使五行气化都能完善地发挥其作用。其气和平,其性和顺,其作用能高能下,其生化能使万物成熟丰满,其属类是土,其权力是使之安静,其气候是湿热交蒸,其权力的表现是湿,应于人体内脏是脾;脾畏惧风(木克土),脾开窍于口,所以主于口,其在谷类是稷,果类是枣,其所充实的是肉,其所应的时令是长夏,所应的动物,在虫类是倮虫,在畜类是牛,在颜色是黄,其充养的是肉,若发病则为痞塞,在五味是甘,在五音是宫,在物体来说是属于肌肤一类,在河图生数是五。

【原文】

审平之纪,收而不争①,杀而无犯②,五化宣明。其气洁,其性刚,其用散落③,其化坚敛,其类金,其政劲肃,其候清切,其令燥,其藏肺;肺其畏热,其主鼻,其谷稻,其果桃,其实壳,其应秋,其虫介,其畜鸡,其色白,其养皮毛,其病咳,其味辛,其音商,其物外坚,其数九。

【注释】

①争:作"剥夺"解。

②犯:张介宾:"犯,谓残害于物也。"

③散落:金性肃杀,能使万物成熟脱落。

【语译】

审平的年份,金的气化虽主收束,但无剥夺的现象,虽主肃杀,但无残害的情况,五行的气化都得宣畅清明。其气洁净,其性刚强,其作用是成熟散落,其生化能使万物结实收敛，其属类是金，其权力是为清劲严肃，其气候清凉，其权力的表现是燥，应于人体的内脏是肺；肺畏火热（火克金），肺开窍于鼻，所以主于鼻，其在谷类是稻，果类是桃，所充实的是壳，其所应的时令是秋，所应的动物，在虫类是介虫，在畜类是鸡，在颜色是白，其充养的是皮毛，如发病则为咳嗽，在五味是辛，在五音是商，在物体来说是属于外面包裹的一类，在河图成数是九。

【原文】

静顺之纪，藏而勿害，治而善下，五化咸整。其气明，其性下，其用沃衍①，其化凝坚②，其类水，其政流演③，其候凝肃，其令寒，其藏肾；肾其畏湿，其主二阴，其谷豆，其果栗，其实濡，其应冬，其虫鳞，其畜彘④，其色黑，其养骨髓，其病厥，其味咸，其音羽，其物濡，其数六。

【注释】

①沃衍：张介宾："沃，灌溉也。衍，溢满也。"

②凝坚：凝固而坚硬。

③流演：张介宾："演，长流貌。井泉不竭，川流不息，皆流演之义。"

④彘（zhì 至）：猪。

【语译】

静顺的年份，藏气能纳藏而无害于万物，其德性平顺而下行，五行的气化都得完整。其气明静，其性向下，其作用为水流灌溉，其生化为凝固坚硬，其属类为水，其权力是流动不息，其气候严寒阴凝，其权力的表现是寒，应于人体的内脏是肾；肾怕湿土（土克水），肾开窍于二阴，所以主于二阴，在谷类是豆，果类是栗，所充实的是液汁，其所应的时令是冬，其应于动物，在虫类是鳞虫，在畜类是猪，其颜色是黑，其充养的是骨髓，如发病则为厥，在五味是咸，在五音是羽，在物体来说是属于流动的液体一类，在河图成数是六。

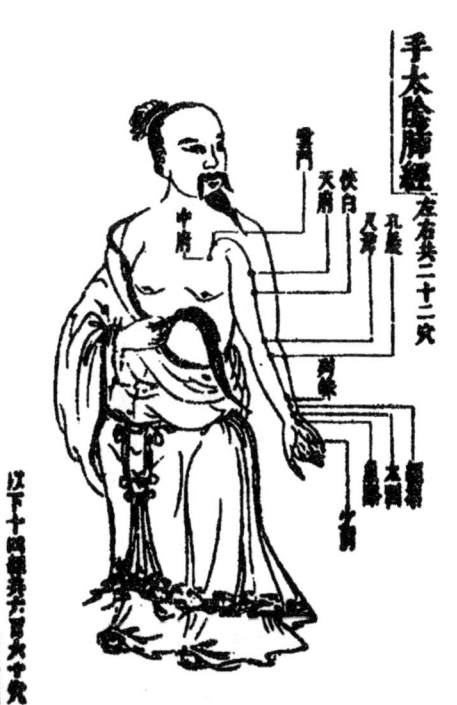

代张介宾《类经图翼》经穴图之手太阴肺经

【原文】

故生而勿杀，长而勿罚，化而勿制，收而勿害，藏而勿抑，是谓平气。

【语译】

所以生长化收藏的规律不容破坏，万物生时而不杀伤，长时而不削罚，化时而不制止，收时而不残害，藏时而不抑制，这就叫做平气。

【原文】

委和之纪，是谓胜生①。生气不政，化气乃扬，长气自平，收令乃早，凉雨时降，风云并兴，草木晚荣，苍干凋落，物秀而实，肤肉内充。其气敛，其用聚，其动緛戾拘缓②，其发惊骇，其藏肝，其果枣李，其实核壳，其谷稷稻，其味酸辛，其色白苍，其畜犬鸣，其虫毛介，其主雾露凄沧，其声角商，其病摇动注恐，从金化也。少角③与判商④同。上角⑤与正角同。上商与正商同。其病支废，痈肿疮疡，其甘虫⑥，邪伤肝也。上宫与正宫同。萧飋肃杀⑦，则炎赫沸腾，眚于三⑧，所谓复⑨也。其主飞蠹蛆雉，乃为雷霆。

【注释】

①胜生：马莳："木气不及，金能胜之，是谓胜生。"

②緛（ruǎn 软）戾拘缓：张介宾："緛，缩短也。戾，斜曲也。拘，拘急也。缓，不收也。皆厥阴不及之病。"緛戾，是拘挛收缩。拘缓，是收缩或弛缓无力。

③少角：木运敷和（平气）称为"正角"，委和（不及）称为"少角"，发生（太过）称为"太角"。古人既以五音代表五运，又根据正常、不及、太过来定出正、少、太三种代号。下面所说的正宫、正商等同此意义。

④判商：判，作"一半"解。商，属金。判商是指少商。木运不及，金来克木，木气半从金化，所以少角与判商同。

⑤上角：角属木。厥阴风木司天，称为"上角"。上，就是指司天而言。以下上商、上宫等同此意义。

⑥甘虫：甘是土味，因木运不及，土反来侮，甘味生虫，所以称为"甘虫"。

⑦萧飋（sè 瑟）肃杀：形容金气胜木，一片萧条的景象。

⑧三：指三宫，即东方震位。

⑨复：报复。例如木运不及，金气胜木，木郁而生火，火能克金，故称为"复"。

【语译】

委和的年份，称为胜生。生气不能很好的行使职权，化气于是发扬（土不畏木），长气自然平静（木不能生火），收令于是提早（金胜木）而凉雨不时下降，风云经常起发，草木不能及时繁荣，并且易于干枯凋落，万物早秀早熟，皮肉充实。其气收敛，其作用拘束，不得曲直伸展，在人体的变动是筋络拘挛无力，或者易于惊骇，其应于内脏为肝，在果类是枣、李，所充实的是核和壳，在谷类是稷、稻，在五味是酸、辛，在颜色是白而苍，在畜类是犬和鸡，在虫类是毛虫介虫，所主的气候是雾露寒冷之气，在声音为角、商，若发生病变则摇动和恐惧，这是由于木运不及而从金化的关系。所以少角等同于判商。若逢厥阴风木司天，则不及的木运得司天之助，也可以成为平气，所以委和逢上角，则其气化可与正角相同。若逢阳明燥金司天，则木运更衰，顺从金气用事，而成为金之平气，所以逢上商便和正商相同。在人体可发生四肢痿弱、痈肿、疮疡、生虫等病，这是由于邪气伤肝的关系。如正当太阴湿土司天，因土不畏木，亦能形成土气用事，而成为土之平气，所以逢上官则和正官相同。故委和的年份，起初是一片萧飚肃杀的景象，但随之则为火热蒸腾，其灾害应于东方，这是由于金气克木，迫使火气前来报复。当火气来复，主多飞虫、蠹虫、蛆虫和雉，木郁火复，发为雷霆。

【原文】

伏明之纪，是谓胜长①。长气不宣②，藏气反布③，收气自政④，化令乃衡⑤，寒清数举，暑令乃薄，承化⑥物生，生而不长，成实而稚，遇化已老，阳气屈伏，蛰虫早藏。其气郁，其用暴，其动彰伏⑦变易，其发痛，其藏心，其果栗桃，其实络濡，其谷豆稻，其味苦咸，其色玄丹，其畜马彘，其虫羽鳞，其主冰雪霜寒，其声徵羽，其病昏惑悲忘，从水化也。少徵与少羽同。上商与正商同。邪伤心也。凝惨凓冽，则暴雨霖霆，眚于九。其主骤注，雷霆震惊，沉黔淫雨⑧。

【注释】

①胜长：火主夏之长气。伏明的年份，火运不及，水来克火，金来反侮，长气受制于水、金二气，所以称为"胜长"。

②宣：宣布，发扬。

③布：布散，展开。

④自政：自行政令。指金气因火不足而不受制约，能擅自发号施令而行使其权力。

⑤衡：作"平定"解。土为火之子，火运不及，土气就平定而不能发展。

⑥承化：万物都秉承土的化气而生。

⑦彰伏：彰，表现于外。伏，隐伏于内。

⑧沉黔（yīn 阴）淫雨：张介宾："沉黔，阴云蔽日也。淫，久雨也。此皆湿复之变"。

【语译】

伏明的年份，称为胜长。长气不得发扬，藏气反见布散，收气也擅自行使职权，化气平定而不能发展，寒冷之气常现，暑热之气衰薄，万物虽承土的化气而生，但因火运不足，既生而不能成长，虽能结实，然而很小，及至生化的时候，已经衰老，阳气屈伏，蛰虫早藏。火气郁结，所以当其发作时，必然横暴，其变动每隐现多变，在人体病发为痛，其应于内脏为心，其在果类为栗和桃，其所充实的是络和液汁，在谷类为豆和稻，在五味为苦和咸，在颜色为玄和丹，在畜类为马和猪，在虫类是羽虫鳞虫，在气候主冰雪霜寒，在声音为徵、羽，若发生病变则为精神昏乱，悲哀易忘，这是火运不及而从水化的关系。所以少徵和少羽相同。若逢阳明燥金司天，因金不畏火，形成金气用事，而成为金之平气，所以伏明逢上商则与正商相同。故所发之病，是由于邪气伤心，火运衰，所以有阴凝惨淡、寒风凛冽的现象，但随之而暴雨淋漓不止，其灾害应于南方，这是土气来复，以致暴雨下注，雷霆震惊，乌云蔽日，阴雨连绵。

【原文】

卑监之纪，是谓减化①。化气不令，生政独彰，长气整②，雨乃愆③，收气平，风寒并兴，草木荣美，秀而不实，成而秕④也。其气散，其用静定⑤，其动疡涌⑥，分溃⑦，痈肿，其发濡滞⑧，其藏脾，其果李栗，其实濡核，其谷豆麻，其味酸甘，其色苍黄，其畜牛犬，其虫倮毛，其主飘怒⑨振发，其声宫角，其病留满否塞，从木化也。少宫与少角同。上宫与正宫同。上角与正角同。其病飧泄，邪伤脾也。振拉⑩飘扬，则苍干散落，其眚四维，其主败折虎狼⑪，清气乃用，生政乃辱⑫。

【注释】

①减化：土主长夏之化气。卑监为土运不及，木来克土，水来侮土，以致化气减弱了作用，故称"减化"。

②长气整：火主长气。因土衰木旺，木能生火，故长气自能完整如常。

③雨乃愆（qiān 牵）：愆，过期。因土运不及，地气不能上升，所以雨水不能及时下降。

④秕（bǐ 彼）：中空或不饱满的谷粒。

⑤静定：土性本来安静，不及则静而至定。定是不动的状态，不能发生作用的意思。

⑥疡涌：形容疮疡脓汁很多，有如泉涌。

⑦分溃：分，破裂。溃，溃烂。

⑧濡滞：滞，不畅。濡滞，指水气不行。

⑨飘怒：形容风动迅速，势不可当。

⑩振拉：拉，作"摧折"解。振拉，指风气有振动摧折之势。

⑪虎狼：高世栻："虎狼，西方金兽也。"张介宾："虎狼多刑伤，皆金复之气所化。"

⑫辱：高世栻："辱，犹屈也。金能平木，故生政乃辱。"即屈辱的意思。

【语译】

卑监的年份，称为减化。土的化气不得其令，而木的生气独旺，长气自能完整如常，雨水不能及时下降，收气平定，风寒并起，草木虽繁荣美丽，但秀而不能成实，所成的只是空壳或不饱满的一类东西。其气散漫，其作用不足而过于静定，在人体的变动为病发疮疡，脓多、溃烂、痈肿，并发展为水气不行，其所应的内脏是脾，在果类是李和栗，所充实的是液汁和核，在谷类是豆和麻，在五味是酸、甘，在颜色是苍、黄，在畜类是牛和犬，在虫类是倮虫毛虫，因木胜风动，有振动摧折之势，在声音为宫、角，在人体发病为胀满否塞不通，这是土运不及而从木化的关系。所以少宫和少角相同。若逢太阴湿土司天，虽土运不及，但得司天之助，也可成为平气，所以卑监逢上宫则和正宫相同。若逢厥阴风木司天，则土运更衰，顺从木气用事，而成为木之平气，所以逢上角则和正角相同。在发病来讲，消化不良的泄泻，是邪气伤脾的关系。土衰木胜，所

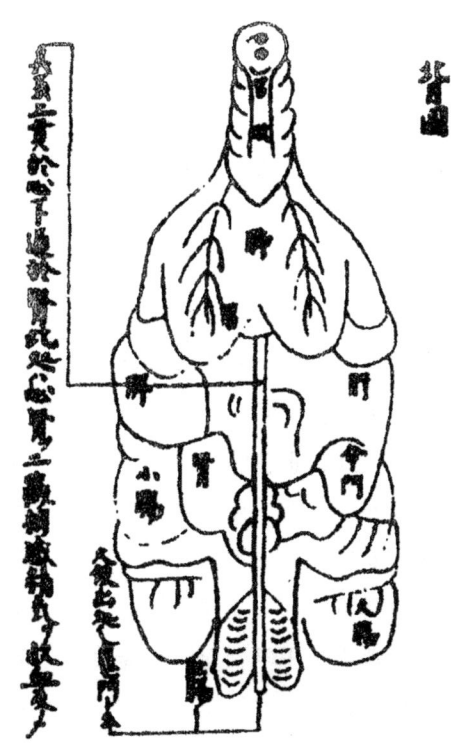

《顿医抄》传本《存真图》中的背图

以见风势振动，摧折飘扬的现象，随之而草木干枯凋落，其灾害应于中宫而通于四方。由于金气来复，所以又主败坏折伤，有如虎狼之势，清气发生作用，生气便被抑制而不能行使权力。

【原文】

从革之纪，是谓折收①。收气乃后，生气乃扬，长化合德②，火政乃宣，庶类③以蓄。其气扬，其用躁切，其动铿禁④瞀厥，其发咳喘，其藏肺，其果李杏，其实壳络，其谷麻麦，其味苦辛，其色白丹，其畜鸡羊，其虫介羽。其主明曜炎烁，其声商徵，其病嚏咳鼽衄，从火化也。少商与少徵同。上商与正商同。邪伤肺也。炎光赫烈，则冰雪霜雹，眚于七。其主鳞伏彘鼠，岁气早至，乃生大寒。

【注释】

①折收：金主秋之收气。金运不及，火来克金，木来反侮，因此收气减折，称为"折收"。

②长化合德：火（长）土（化）相生，二气相合而发挥作用。

③庶类：庶，众多。庶类，指万物。

④铿禁：张介宾："铿然有声，咳也。禁，声不出也。"

【语译】

从革的年份，称为折收。收气不能及时，生气得以发扬，长气和化气合而相得，火于是得以施行其权力，万物繁盛。其气发扬，其作用急躁，在人体的变动发病为咳嗽失音、烦闷气逆，发展为咳嗽气喘，其所应的内脏是肺，在果类为李和杏，所充实的是壳和络，在谷类是麻和麦，在五味是苦与辛，在颜色为白和朱红，在畜类为鸡和羊，在虫类是介虫羽虫。因为金虚火胜，主有发光灼热之势，在声音为商、徵，在人体的病变为喷嚏、咳嗽、鼻塞流涕、衄血，这是因金运不及而从火化的关系。所以少商和少徵相同。若逢阳明燥金司天，则金运虽不及，得司天之助，也能变为平气，所以从革逢上商就和正商相同。若逢厥阴风木司天，因金运不及，木不畏金，亦能形成木气用事而成为木之平气，所以逢上角便和正角相同。其病变是由于邪气伤于肺脏。因金衰火旺，所以火势炎热，但随之见冰雪霜雹，其灾害应于西方。这是水气来复，故主如鳞虫之伏藏，猪、鼠之阴沉，冬藏之气提早而至，于是发生大寒。

【原文】

涸流之纪，是谓反阳。①藏令不举，化气乃昌，长气宣布，蛰虫不藏，土润，

黄帝内经

·四四四

水泉减，草木条茂，荣秀满盛。其气滞，其用渗泄②，其动坚止，其发燥槁，其藏肾，其果枣杏，其实濡肉，其谷黍稷，其味甘咸，其色齡玄，其畜彘牛，其虫鳞倮，其主埃郁昏翳③，其声羽宫，其病痿厥坚下④，从土化也。少羽与少宫同。上宫与正宫同。其病癃闷⑤，邪伤肾也。埃昏骤雨，则振拉摧拔，眚于一。其主毛显狐狢⑥，变化不藏。

【注释】

①反阳：水主冬藏之气。水运不及，火不畏水，火之长气反见宣布，火属阳，所以称为"反阳"。

②渗泄：张介宾："水不畜也。"

③埃郁昏翳：埃，指尘土。昏翳，是昏暗。埃郁昏翳，形容尘土飞扬，有遮天蔽日之势。

④坚下：指下部坚硬的癥结一类病变。

⑤癃闷：癃：是小便不畅。闷，是闭塞不通。

⑥毛显狐狢：毛，指毛虫，是木运所主之虫。显，是发现，言非其时而发现。狐狢，是一种多疑善变的兽类，象木之动摇不定。此句与上面"振拉摧拔"同是形容木气来复所发生的现象。

【语译】

涸流的年份，称为反阳。藏气衰弱，不能行使其封藏的权力，化气因而昌盛，长气反见宣行而布达于四方，蛰虫应藏而不藏，土润泽而泉水减少，草木条达茂盛，万物繁荣秀丽而丰满。其气不得流畅，故其作用为暗中渗泄，其变动为症结不行，发病为干燥枯槁，其应内脏为肾，在果类为枣、杏，所充实的是汁液和肉，在谷类是黍和稷，在五味是甘、咸，在颜色是黄、黑，在畜类是猪、牛，在虫类是鳞虫倮虫，水运衰，土气用事，故主有尘土昏郁的现象，在声音为羽、宫，在人体的病变为痿厥和下部的癥结，这是水运不及而从土化的关系。所以少羽和少宫相同。若逢上气司天，则水运更衰，顺从土气用事，所以涸流逢上宫与正宫相同。其病见大小便不畅或闭塞不通，是邪气伤于肾脏。因水运不及，故尘埃昏蔽，或骤然下雨，但随之反见大风振动，摧折倒拔，其灾害应于北方，这是木气来复，所以又见毛虫狐狢，善于变动而不主闭藏。

【原文】

故乘危而行①，不速而至，暴虚无德，灾反及之②。微者复微，甚者复甚，气之常也。

【注释】

①乘危而行：危，指岁运不足。由于运气不足，便有所胜与所不胜之气，乘衰而至，有喧宾夺主之势。如上面所说"委和之纪"称为"胜生"之义。

②灾反及之：指胜气横施暴虐，结果自己也反而受灾，因为有子来报复的缘故。如上面所说的委和之纪，当金气萧瑟肃杀之后，反见火令之炎赫沸腾，火是木之子，子来为母报复。

【语译】

所以当运气不及的年份，所胜与所不胜之气，就乘其衰弱而行令，好象不速之客，不招自来，暴虐而毫无道德，结果反而它自己受到损害，这是子来报复的关系。凡施行暴虐轻微的所受到的报复也轻，厉害的所受到的报复也厉害，这种有胜必有复的情况，是运气中的一种常规。

【原文】

发生之纪，是谓启陈①。土疏泄②，苍气达，阳和布化，阴气乃随，生气淳化③，万物以荣。其化生，其气美，其政散，其令条舒，其动掉眩巅疾，其德鸣靡启坼④，其变振拉摧拔，其谷麻稻，其畜鸡犬，其果李桃，其色青黄白，其味酸甘辛，其象春，其经足厥阴、少阳，其藏肝、脾，其虫毛介，其物中坚外坚，其病怒。太角与上商同⑤。上徵则其气逆，其病吐利。不务其德，则收气复，秋气劲切⑥，甚则肃杀，清气大至，草木凋零，邪乃伤肝。

【注释】

①启陈：张介宾："启，开也。陈，布也。布散阳和，发生万物之象也。"启陈，即推陈出新之义。

②疏泄：指土气因木运太过而疏薄，有发泄的现象。

③淳化：淳，厚。淳化，指生发之气雄厚，能化生万物。

④鸣靡启坼：张介宾："鸣，风木声也。靡，散也，奢美也。启坼，即发陈之义。"联系起来，就是春天的景象，和风舒畅，万物靡丽，推陈出新。

⑤太角与上商同：新校正疑为衍文。

⑥颈切：清劲肃杀，形容秋天景象。

【语译】

发生的年份，称为启陈。土气疏松虚薄，草木之青气发荣，阳气温和布化于四方，阴气随阳气而动，生气淳厚，化生万物，万物因之而欣欣向荣。其变化为生发，万物得其气则秀丽，其权力为散布，其权力的表现为舒展畅达，其在人体的变动是眩晕和巅顶部的疾病，其正常的性能是风和日暖，使万物奢靡华丽，推陈出新，若变动为狂风振怒，把树木摧折拔倒，其在谷类为麻、稻，在畜类是鸡、犬，在果实为李、桃，在颜色为青、黄、白三色杂见，在五味为酸、甘、辛，其象征为春天，其在人体的经络是足厥阴、足少阳，在内脏为肝、脾，在虫类为毛虫介虫，在物体属内外坚硬的一类，若发病则为怒。这是木运太过，是为太角，木太过则相当于金气司天，故太角与上商同。若逢上徵，正当火气司天，木运太过亦能生火，火性上逆，木旺克土，故病发气逆、吐泻。木气太过失去了正常的性能，则金之收气来复，以致发生秋令劲切的景象，甚则有肃杀

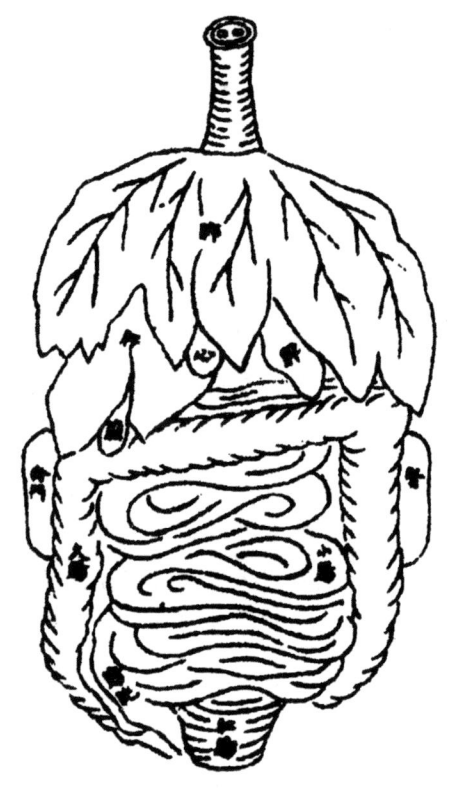

清代严振《循经考穴篇》中的五脏图

之气，气候清凉，草木凋零，若为人们的病变，则邪气伤在肝脏。

【原文】

赫曦之纪，是谓蕃茂。阴气内化，阳气外荣，炎暑施化，物得以昌。其化长，其气高，其政动，其令鸣显①，其动炎灼妄扰，其德暄②暑郁蒸，其变炎烈沸腾，其谷麦豆，其畜羊彘，其果杏栗，其色赤白玄，其味苦辛咸，其象夏，其经手少阴、太阳，手厥阴、少阳，其藏心、肺，其虫羽鳞，其物脉濡，其病笑、疟、疮疡、血流、狂妄、目赤。上羽与正徵同，其收齐③，其病痓，上徵而收气后也。暴烈其政，藏气乃复，时见凝惨，甚则雨水霜雹切寒，邪伤心也。

【注释】

①鸣显：张介宾："火之声壮，火之光明。"鸣，声音，显，显露。鸣显，声色显露的意思。

②暄：温热。

③齐：正常的意思。

【语译】

赫曦的年份，称为蕃茂。少阴之气从内而化，阳气发扬在外，炎暑的气候施行，万物得以昌盛。其生化之气为成长，火气的性质是上升的，其权力是闪烁活动，其权力的表现为显露声色，其变动能使烧灼发热，并且因为过热而撩乱烦扰，其正常的性能是暑热郁蒸，其变化则为热度高张如烈火，其在谷类为麦、豆，在畜类为羊、猪，在果类为杏、栗，在颜色为赤、白、黑，在五味为苦、辛、咸，其象征为夏天，在人体的经脉是手少阴、手太阳和手厥阴、手少阳，在内脏为心、肺，在虫类为羽虫鳞虫，在人体属脉络和津液，在人体的病变是因为心气实则笑，伤于暑则疟疾、疮疡、失血、发狂、目赤。火运太过，若逢太阳寒水司天，水能胜火，适得其平，故赫曦逢上羽，则和正徵相同。水运既平，金不受克，所以收令得以正常，因水气司天，火受水制，所以在人发病为痉。若火运太过又逢火气司天，二火相合，则金气受伤，故逢上徵则收气不能及时行令。由于火运行令，过于暴烈，水之藏气来复，以致时见阴凝惨淡的景象，甚至雨水霜雹，转为寒冷，若见病变，多是邪气伤于心脏。

【原文】

敦阜之纪，是谓广化①。厚德清静，顺长以盈，至阴内实，物化充成，烟埃朦郁②，见于厚土③，大雨时行，湿气乃用，燥政乃辟。其化圆④，其气丰，其政静，其令周备，其动濡积并稸⑤，其德柔润重淖，其变震惊飘骤、崩溃，其谷稷麻，其畜牛犬，其果枣李，其色黅玄苍，其味甘咸酸，其象长夏，其经足太阴、阳明，其藏脾、肾，其虫倮毛，其物肌核，其病腹满，四支不举，大风迅至，邪伤脾也。

【注释】

①广化：王冰："土余故化气广被于物也。"张志聪："土气盛而化气布于四方，故为广化。"

②烟埃朦郁：烟埃，指土气。朦郁，形容土气盛，有笼罩的意思。

③厚土：指山陵高丘。

④圆：指土气环绕四方，有圆满的意思。

⑤稸：同"蓄"，积聚。

【语译】

敦阜的年份，称为广化。其德性浑厚而清静，使万物顺时生长乃至充盈，土的至阴之气充实，则万物能生化而成形，土运太过，故见土气蒸腾如烟，笼罩于山丘之上，大雨常下，湿气用事，燥气退避。其化圆满，其气丰盛，其权力则为静，其权力的表现是周密而详备，其变动则湿气积聚，其性能柔润，使万物不断得到润泽，其变化则为暴雨骤至、雷霆震动、山崩堤溃，在谷类为稷、麻，在畜类为牛、犬，在果类为枣、李，在颜色为黄、黑、青，在五味是咸、酸，其象征为长夏，在人体的经脉是足太阴、足阳明，在内脏是脾、肾，在虫类是倮虫毛虫，在物体属于人体肌肉和植物果核的一类，在病变为腹中胀满，四肢沉重，举动不便，由于土运太过，木气来复，所以大风迅速而来，其所见的疾病，多由邪气伤于脾脏。

【原文】

坚成之纪，是谓收引①。天气洁，地气明，阳气随，阴治化。燥行其政，物以司成，收气繁布，化洽不终。其化成，其气削，其政肃，其令锐切，其动暴折疡疰②，其德雾露萧飋其变肃杀凋零，其谷稻黍，其畜鸡马，其果桃杏，其色白青丹，其味辛酸苦，其象秋，其经手太阴、阳明，其藏肺、肝，其虫介羽，其物壳络，其病喘喝，胸凭仰息③。上徵与正商同。其生齐，其病咳。政暴变，则名木不荣，柔脆焦首，长气斯救，大火流，炎烁且至，蔓将槁，邪伤肺也。

【注释】

①收引：引志聪："秋令主收，是谓收引。"马莳："阳气收敛，阴气引用。"即是收敛的意思。

②疡疰：张介宾："疡疰者，皮肤之疾。"

③胸凭仰息：张志聪："金气太盛，而肺气实也。"指呼吸困难的一种表现，即端坐呼吸。

【语译】

坚成的年份，称为收引。天高气爽洁净，地气亦清静明朗，阳气跟随阴气的权力而生化，因为阳明燥金之气当权，于是万物都成熟，但金运太过，故秋收之气旺盛四布，以致长夏的化气未尽而顺从收气行令。其化是提早收成，其气是削伐，其权力过于严厉肃杀，它权力的表现是尖锐锋利而刚劲，其在人体之变动为强烈的折伤和疮疡、皮肤病，其正常的性能是散布雾露凉风，其变化则为肃杀凋零的景象，在谷类是稻、黍，在畜类是鸡、马，在果类是桃、杏，它的颜色是白、青、丹，它化生的五味是辛、酸、苦，其象征为秋天，在人体上相应的经脉是手太阴、手阳明，在内脏是肺与肝，化生的虫类是介虫羽虫，生成物体是属于皮壳和筋络的一类，如果发生病变，大都为气喘有声而呼吸困难。若遇金运太过而逢火气司天的年份，因为火能克金适得其平，所以说上徵与正商相同。金气得到抑制，则木气不受克制，生气就能正常行令，发生的病变为咳嗽。金运太过的年份剧变暴虐，各种树木受到影响，不能发荣，使得草类柔软脆弱都会焦头，但继之火气来复，好象夏天的气候前来相救，故炎热的天气又流行，蔓草被烧灼而渐至枯槁，人们发生的病变，多由邪气伤于肺脏。

【原文】

流衍之纪，是谓封藏①。寒司物化，天地严凝，藏政以布，长令不扬。其化凛，其气坚。其政谧，其令流注，其动漂泄沃涌②，其德凝惨寒雰③，其变冰雪霜雹，其谷豆稷，其畜彘牛，其果栗枣，其色黑丹黅，其味咸苦甘，其象冬，其经足少阴、太阳，其藏肾、心，其虫鳞倮，其物濡满，其病胀。上羽而长气不化也。政过则化气大举，而埃昏气交，大雨时降，邪伤肾也。

【注释】

①封藏：张介宾："水盛则阴气大行，天地闭而万物藏，故曰封藏。"

②漂泄沃涌：张介宾："漂，浮上也。泄，泻下也。沃，灌也。涌，溢也。"这是形容水的动态和作用。

③雰（fēn 分）："氛"的异体字。雾气。

【语译】

流衍的年份，称为封藏。寒气执掌万物的变化，天地间严寒阴凝，闭藏之气行使其权力，火的生长之气不得发扬。其化为凛冽，其气则坚凝，其权力为安静，它权力的表现是流动灌注，其活动则或为漂浮，或为下泻，或为灌溉，或为外溢，其性能是阴凝惨淡、寒冷雾气，其气候的变化为冰雪霜雹，在谷类为豆、稷，在畜类是猪、牛，在果类为栗、枣，显露的颜色是黑、朱红与黄，化生的五味是咸、苦、甘，其象征为冬天，在人体相应的经脉是足少阴、足太阳，在内脏是肾和心，化生的虫类为鳞虫倮虫，生成物体属充满液汁肌肉的一类，如果发生病变是胀。若逢水气司天，水运更太过，二水相合，火气更衰，故流衍逢上羽，火生长之气更不能发挥作用。如果水行太过，则土气来复，而化气发动，以致地气上升，大雨不时下降，人们发生的病变，由于邪气伤于肾脏。

【原文】

故曰：不恒其德①，则所胜来复，政恒其理，则所胜同化②。此之谓也。

【注释】

①不恒其德：不恒，失去常度的意思。德，指正常的性能。这里指运气太过而失去常度，其性变为暴烈而欺侮被我所胜者，如木运太过，土气受其侮等。

②所胜同化：在和平的状况下，凡所胜之气能各各相安，而与所主的运气同流合化。张介宾："谓安其常，处其顺，则所胜者亦同我之气而与之俱化矣。如木与金同化、火与水齐育之类是也。"

【语译】

所以说：运气太过的年份，其所行使的权力，失去了正常的性能，横施暴虐，而欺侮被我所胜者，但结果必有胜我者前来报复，若行使政令平和，合乎正常的规律，即使所胜的也能同化。就是这个意思。

【原文】

帝曰：天不足西北，左①寒而右凉；地不满东南，右②热而左温。其故何也？岐伯曰：阴阳之气，高下之理，太少之异也。东南方，阳也；阳者，其精降于下，故右热而左温。西北方，阴也；阴者，其精奉于上，故左寒而右凉。是以地有高下，气有温凉，高者气寒，下者气热。故适②寒凉者胀，之②温热者疮。下之则胀已，汗之则疮已。此腠理开闭之常，太少之异耳。

【注释】

①左、右：指方位而言。西北之右是西方，属金，气凉；西北之左是北方，属水，气寒。东南之左是东方，属木，气温；东南之右是南方，属火，气热。

②适、之：适、之两字同义，在、至的意思。张介宾："适寒凉之地，则腠理闭密，气多不达，故作内胀。之，亦适也。之温热之地，则腠理多开，阳邪易入，故为疮疡。"

【语译】

黄帝问：天气不足于西北，北方寒而

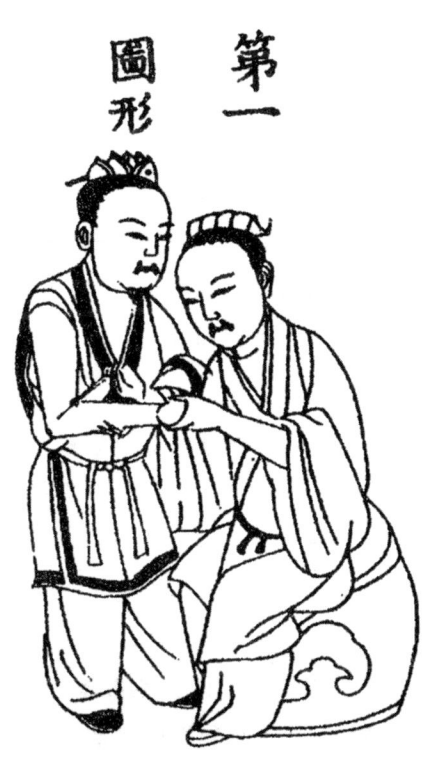

宋代《急备灸法》中骑马图中的第一图形

西方凉；地气不满于东南，南方热而东方温。这是什么缘故？岐伯道：天气有阴阳，地势有高低，其中都有太过与不及的差异。东南方属阳；阳气有余，阳精自上而下降，所以南方热而东方温。西北方属阴；阴气有余，阴精自下而上奉，所以北方寒而西方凉。因此地势有高有低，气候有温有凉，地势高的气候寒凉，地势低下的气候温热。所以在西北寒凉的地方多胀病，在东南温热的地方多疮疡。胀病用下法则胀可消，疮疡用汗法则疮疡自愈。这是气候和地理影响人体腠理开闭的一般情况，无非是太过和不及的区别罢了。

【原文】

帝曰：其于寿夭何如？岐伯曰：阴精所奉，其人寿；阳精所降，其人夭。帝曰：善。

其病也，治之奈何？岐伯曰：西北之气，散而寒之；东南之气，收而温之。所谓同病异治也。故曰，气寒气凉，治以寒凉，行水渍之；气温气热，治以温热，强其内守①。必同其气，可使平也，假者反之②。帝曰：善。

一州之气，生化寿夭不同，其故何也。岐伯曰：高下之理，地势使然也。崇高则阴气治之，污下则阳气治之。阳胜者先天，阴胜者后天，此地理之常，生化之道也。帝曰：其有寿夭乎？岐伯曰：高者，其气寿；下者，其气夭。地之小大异也，小者小异，大者大异。故治病者，必明天道地理，阴阳更胜，气之先后，人之寿夭，生化之期，乃可以知人之形气③矣。帝曰：善！

【注释】

①内守：指阳气固守于中。张介宾："欲令阳气不泄，而固其中也。"

②假者反之：假则反，相反的病就得用相反的方法治疗。

③形气：形，指外之形体。气，指内之真气。

【语译】

黄帝道：天气寒热与地势高下对于人的寿夭，有什么关系？岐伯说：阴精上承的地方，阳气坚固，故其人长寿；阳精下降的地方，阳气常发泄而衰薄，故其人多夭。黄帝说：对。

若发生病变，应怎样处理？岐伯道：西北方天气寒冷，其病多外寒而里热，应散其外寒，而凉其里热；东南方天气温热，因阳气外泄，故生内寒，所以应收敛其外泄的阳气，而温其内寒。这是所谓"同病异治"，即同样发病而治法不同。所以说，气候寒凉的地方，多内热，可用寒凉药治之，并可以用汤液浸渍的方法；气候温热的地方，多内寒，可治以温热的方法，以加强内部阳气的固守。

治法必须与该地的气候相同，才能使之平调，但必须辨别其相反的情况，如西北之人有假热之寒病，东南之人有假寒之热病，又当用相反的方法治疗。黄帝道：对。

但有地处一州，而生化寿夭各有不同，是什么缘故？岐伯道：虽同在一州，而地势高下不同，故生化寿夭的不同，是地势的不同所造成的。因为地势高的地方，属于阴气所治，地势低的地方，属于阳气所治。阳气盛的地方气候温热，万物生化往往先四时而早成，阴气盛的地方气候寒冷，万物常后于四时而晚成，这是地理的常规，而影响着生化迟早的规律。黄帝道：有没有寿和夭的分别呢？岐伯道：地势高的地方，阴气所治，故其人寿；地势低下的地方，阳气多泄，其人多夭。而地势高下相差有程度上的不同，相差小的其寿夭差别也小，相差大的其寿夭差别也大。所以治病必须懂得天道和地理，阴阳的相胜，气候的先后，人的寿夭，生化的时间，然后可以知道人体内外形气的病变了。黄帝道：很对！

【原文】

其岁有不病，而藏气不应不用者何也？岐伯曰：天气制之，气①有所从也。

帝曰：愿卒闻之。岐伯曰：少阳司天，火气下临，肺气上从，白起金用②，草木眚，火见燔焫，革③金且耗，大暑以行，咳嚏鼽衄，鼻窒口④疡，寒热胕肿；风行于地，尘沙飞扬，心痛，胃脘痛，厥逆，鬲不通，其主暴速。

【注释】

①气：此指人身五脏之气。

②白起金用：白，指燥金之气。白起金用，就是燥金之气受火的影响，于是起而用事。

③革：变革，指金被火克，而顺从变革。

④口：原作"曰"，据《素问注证发微》、《素问集注》改。

【语译】

一岁之中，有应当病而不病，脏气应当相应而不相应，应当发生作用而不发生作用，这是什么道理呢？岐伯道：这是由于受着天气的制约，人身脏气顺从于天气的关系。

黄帝道：请你详细告诉我。岐伯说：少阳相火司天的年份，火气下临于地，人身肺脏之气上从天气，燥金之气起而用事，地上的草木受灾，火热如烧灼，金气为之变革，且被消耗，火气太过故暑热流行，人们发生的病变如咳嗽，喷嚏，鼻涕，衄血，鼻塞不利，口疮，寒热，浮肿；少阳司天则厥阴在泉，故风气流行于地，沙尘飞扬，发生的病变为心痛，胃脘痛，厥逆，胸鬲不通，其变化急暴快速。

【原文】

阳明司天，燥气下临，肝气上从，苍起木用而立，土乃眚，凄沧数至，木伐草萎，胁痛，目赤，掉振鼓栗，筋萎不能久立；暴热至，土乃暑，阳气郁发，小便变，寒热如疟，甚则心痛。火行于槁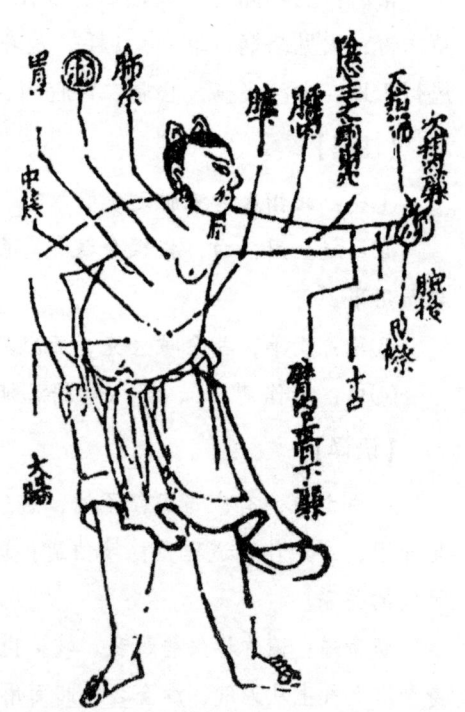①，流水不冰，蛰虫乃见。

【注释】

①槁：原作"稿"，据《类经》改。槁，指草木枯槁之时，即冬令。

【语译】

阳明司天的年份，燥气下临于地，人身肝脏之气上从天气，风木之气起而用事，故脾土必受灾害，凄沧清冷之气常见，草木被克伐而枯萎，所以发病为胁痛，目赤，眩晕，动摇，战栗，筋萎不能久立；阳明司天则少阴君火在泉，故暴热至，地气变为暑热蒸腾，在人则阳气郁于内而发病，小便不正常，寒热往来如疟，甚致发生心痛。火气流行于冬令草木枯槁之时，气候不寒而流水不得结冰，蛰虫反外见而不藏。

【原文】

太阳司天，寒气下临，心气上从，而火且明，丹起①，金乃眚，寒清时举，胜则水冰②，火气高明，心热烦，嗌干，善渴，鼽嚏，喜悲，数欠，热气妄行，寒乃复，霜不时降，善忘，甚则心痛；土乃润，水丰衍，寒客至，沉阴化，湿气变物，水饮内稸，中满不食，皮肉苛，筋脉不利，甚则胕肿，身后痈。

【注释】

①丹起：丹是火之色。丹起，即火热之气因寒气下临而起而用事。

②胜则水冰：胜，指寒水之气战胜火热之气。寒之气胜则水凝结成冰。

【语译】

太阳司天的年份，寒水之气下临于

金代《子午流注针经》经脉图中的肺脉走向图

地，人身心脏之气上从天气，火气照耀显明，火热之气起而用事，则肺金必然受伤，寒冷之气非其时而出现，寒气太过则水结成冰，因火气被迫而应从天气，故发病为心热烦闷，咽喉干，常口渴，鼻涕，喷嚏，易于悲哀，时常呵欠，热气妄行于上，故寒气来报复于下，则寒霜不时下降，寒复则神气伤，发病为善忘，甚至心痛；太阳司天则太阴湿土在泉，土能制水，故土气滋润，水流丰盛，太阳司天则寒水之客气加临于三之气，太阴在泉则湿土之气下加于终之气，水湿相合而从阴化，万物因寒湿而发生变化，应在人身的病则为水饮内蓄，腹中胀满，不能饮食，皮肤麻痹，肌肉不仁，筋脉不利，甚至浮肿，背部生痈。

【原文】

厥阴司天，风气下临，脾气上从，而土且隆，黄起①，水乃眚，土用革，体重，肌肉萎，食减口爽②，风行太虚，云物摇动，目转耳鸣；火纵其暴，地乃暑，大热消烁，赤沃下③，蛰虫数见，流水不冰，其发机速。

【注释】

①黄起：黄是湿土之色。黄起，湿土之气起而用事。

②爽：伤败。

③赤沃下：姚止庵："谓血水下流也，二便血及赤带之属。"

【语译】

厥阴司天的年份，风木之气下临于地，人身脾脏之气上从天气，土气兴起而隆盛，湿土之气起而用事，于是水气必受损，土从木化而受其克制，其功用亦为之变易，人们发病为身体重，肌肉枯萎，饮食减少，口败无味，风气行于宇宙之间，云气与万物为之动摇，在人体之病变为目眩，耳鸣；厥阴司天则少阳相火在泉，风火相掮，故火气横行，地气便为暑热，在人体则见大热而消烁津液，血水下流，因气候温热，故蛰虫不藏而常见，流水不能成冰，其所发的病机急速。

【原文】

少阴司天，热气下临，肺气上从，白起金用，草木眚，喘，呕，寒热，嚏，鼽衄，鼻窒，大暑流行，甚则疮疡燔灼，金烁石流①；地乃燥清，凄沧数至，胁痛，善太息，肃杀行，草木变。

【注释】

①金烁石流：高世栻："如焚如焰也。"形容热势盛极，可熔化金石。

【语译】

少阴君火司天的年份，火热之气下临于地，人身肺脏之气上从天气，燥金之气起而用事，则草木必然受损，人们发病为气喘，呕吐，寒热，喷嚏，鼻涕，衄血，鼻塞不通，暑热流行，甚至病发疮疡，高热，暑热如火焰，有熔化金石之状；少阴司天则阳明燥气在泉，故地气干燥而清净，寒凉之气常至，在病变为胁痛，好叹息，肃杀之气行令，草木发生变化。

【原文】

太阴司天，湿气下临，肾气上从，黑起水变①，火乃眚②，埃冒云雨，胸中不利，阴痿，气大衰，而不起不用，当其时③，反腰椎痛，动转不便也，厥逆；地乃藏阴，大寒且至，蛰虫早附④，心下否痛，地裂冰坚，少腹痛，时害于食，乘金则止，水增，味乃咸，行水减也。

【注释】

①黑起水变：黑是寒水之色。因太阴湿土之气下临，寒水之气起而用事，故发生变化。

②火乃眚：原无，据新校正语补。

③当其时：就是当土旺之时。

④附：归附。

【语译】

太阴司天的年份，湿气下临于地，人身肾脏之气上从天气，寒水之气起而用事，火气必然受损，人体发病为胸中不爽，阴痿，阳气大衰，不能振奋而失去作用，当土旺之时则感腰臀部疼痛，转动不便，或厥逆；太阴司天则太阳寒水在泉，故地气阴凝闭藏，大寒便至，蛰虫很早就伏藏，人们发病则心下痞寒而痛，若寒气太过则土地冻裂，冰冻坚硬，病发为少腹痛，常常妨害饮食，水气上乘肺金，则寒水外化，故少腹痛止，若水气增多，则口味觉咸，必使水气通行外泄，方可减退。

【原文】

帝曰：岁有胎孕不育，治之不全①，何气使然？岐伯曰：六气五类②，有相胜制也。同者③盛之，异者④衰之。此天地之道，生化之常也。故厥阴司天，毛虫静⑤，羽虫育，介虫不成；在泉，毛虫育，倮虫耗，羽虫不育。

少阴司天，羽虫静，介虫育，毛虫不成；在泉，羽虫育，介虫耗不育。

太阴司天，倮虫静，鳞虫育，羽虫不成；在泉，倮虫育，鳞虫⑥不成。

少阳司天，羽虫静，毛虫育，倮虫不成；在泉，羽虫育，介虫耗，毛虫不育。

阳明司天，介虫静，羽虫育，介虫不成；在泉，介虫育，毛虫耗，羽虫不成。

太阳司天，鳞虫静，倮虫育；在泉，鳞虫耗⑦，倮虫不育。

【注释】

①治之不全：指胎孕和不育有不同的情况。张介宾："治，谓治岁之气。"

②六气五类：六气，指司天在泉之六气。五类，指五类动物，即毛、羽、倮、介、鳞。

③同者：指六气与五类动物的五行属性相同。

④异者：指六气与五类动物的五行属性不同。

⑤静：含有既不生育，也不消耗的意思。

⑥虫：新校正认为此下少一"耗"字。

⑦鳞虫耗：新校正认为当作"鳞虫育，羽虫耗"。因太阳在泉，属水之鳞虫当繁育而不当耗损。耗损者当是属火的羽虫。

【语译】

黄帝道：在同一年中，有的动物能胎孕繁殖，有的却不能生育，这是什么气使它这样的？岐伯说：六气和五类动物之间，有相胜而制约的关系。若六气与动物的五行属性相同，则生育力就强盛，如果不同，生育力就衰退。这是自然规律，万物生化的常规。所以逢厥阴风木司天，毛虫不生育，亦不耗损，厥阴司天则少阳相火在泉，羽虫同地之气，故得以生育，火能克金，故介虫不能生成；若厥阴在泉，毛虫同其气，则多生育，因木克土，故倮虫遭受损耗，羽虫静而不育。

少阴君火司天，羽虫同其气，故羽虫不生育，亦不耗损，少阴司天则阳明燥金在泉，介虫同地之气，故得以生育，金克木，故毛虫不能生成；少阴在泉，羽虫同其气，则多生育，火克金，故介虫遭受损耗且不得生育。

太阴湿土司天，倮虫同其气，故倮虫不生育，亦不耗损，太阴司天则太阳寒水在泉，鳞虫同地之气，故鳞虫多生育，水克火，故羽虫不能生成；太阴在泉，倮虫同其气，则多生育，土克水，故鳞虫不能生成。

少阳相火司天，羽虫同其气，故羽虫不生育，亦不耗损，少阳司天则厥阴风木在泉，毛虫同地之气，故多生育，木克土，故鳞虫不能生成；少阳在泉，羽虫同其气，则多生育，火克金，故介虫遭受损耗，而毛虫静而不育。

阳明燥金司天，介虫同天之气，故介虫静而不生育，阳明司天则少阴君火在泉，羽虫同地之气，故多生育，火克金，故介虫不得生成；阳明在泉，介虫同其气，则多生育，金克木，故毛虫耗损，而羽虫不能生成。

太阳寒水司天，鳞虫同天之化，故鳞虫静而不生育，太阳司天则太阴湿土在泉，倮虫同地之气，故多生育；太阳在泉，鳞虫同其气，故多生育，水克火，故羽虫损耗，倮虫静而不育。

【原文】

诸乘所不成之运，则甚也①。故气主②有所制，岁立③有所生，地气制己胜④，天气制胜己⑤，天制色，地制形⑥，五类衰盛，各随其气之所宜也。故有胎孕不育，治之不全，此气之常也，所谓中根⑦也。根于外者亦五，故生化之别，有五气、五味、五色五类，五宜⑧也。

帝曰：何谓也？岐伯曰：根于中者，命曰神机，神去则机息；根于外者，命曰气立，气止则化绝。故各有制，各有胜，各有生，各有成。故曰：不知年之所加，气之同异，不足以言生化。此之谓也。

【注释】

①诸乘所不成之运，则甚也：指五运被六气所乘，则被克之气所应之虫类更不能孕育。张介宾："上文言六气，此兼五运也。以气乘运，其不成尤甚。"

②气注：六气所主之司天在泉。

③岁立：张介宾："子甲相合，岁气立乎中运也。"故岁运在中，秉五行而立。

④地气制己胜：张介宾："谓以己之胜，制彼之不胜，如以我之木，制彼之土也。"地气，指在泉之气。这是说在泉之气能制约己所胜之气。

⑤天气制胜己：天气，指司天之气。这是说司天之气能制约胜己之气。如木运不及的年份（丁未、丁丑），正当太阴湿土司天，而木从土化。

⑥天制色，地制形：张介宾："色化于气，其象虚，虚本乎天也。形成为质，其体实，实出乎地也。故司天之气制五色，在泉之气制五形。"

⑦中根：高世栻："五运在中，万物生化，所谓中根也。"意思是说五运在中央，万物从五运而化生，称为"中根"。

⑧五宜：张介宾："无论动植之物，凡在生化中者，皆有五行之别。如臊焦

香腥腐，五气也；酸苦甘辛咸，五味也；青赤黄白黑，五色也。物各有类，不能外乎五者。物之类殊，故各有互宜之用。"即各与天地五运六气相适应的意思。

【语译】

凡五运被六气所乘的时候，被克之年所应的虫类，则更不能孕育。所以六气所主的司天在泉，各有制约的作用，子甲相合，而岁运在中，秉五行而立，万物都有所生化，在泉之气制约我所胜者，司天之气制约岁气之胜我者，司天之气制色，在泉之气制形，五类动物的繁盛和衰微，各自随着天地六气的不同而相应。因此有胎孕和不育的分别，生化的情况也不能完全一致，这是运气的一种常度，因此称之为中根。在中根之外的六气，同样根据五行而施化，所以万物的生化有五气、五味、五色、五类的分别，随五运六气而各得其宜。

黄帝道：什么道理呢？岐伯说：根于中的叫做神机，它是生化作用的主宰，所以神去则生化的机能也停止；根于外的叫做气立，假如没有六气在外，则生化也随之而断绝。故运各有制约，各有相胜，各有生，各有成。因此说，如果不知道当年的岁运和六气的加临，以及六气和岁运的异同，就不足以谈生化。就是这个意思。

【原文】

帝曰：气始而生化，气散而有形，气布而蕃育，气终而象变，其致一也。然而五味所资，生化有薄厚，成熟有少多，终始不同，其故何也？岐伯曰：地气制之也，非天不生、地不长①也。

帝曰：愿闻其道。岐伯曰：寒热燥湿，不同其化也。故少阳在泉，寒毒②不生，其味辛，其治苦酸，其谷苍丹。阳明在泉，湿毒不生，其味酸，其气湿，其治辛苦甘，其谷丹素。太阳在泉，热毒不生，其味苦，其治淡咸，其谷黅秬③。厥阴在泉，清毒不生，其味甘，其治酸苦，其谷苍赤；其气专④，其味正。少阴在泉，寒毒不生，其味辛，其治辛苦甘，其谷白丹。太阴在泉，燥毒不生，其味咸，其气

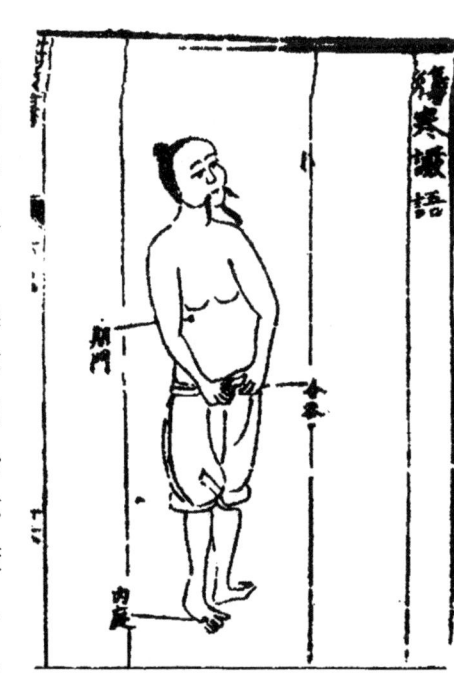

明万历刊本《杨敬斋针灸全书》针灸方图中的伤寒�’语取穴图

热，其治甘咸，其谷黔秬；化淳⑤则咸守，气专则辛化而俱治。

【注释】

①天不生、地不长：指万物非独依天气而生，并依地气而长，若非天地之气，则不足以生长。

②毒：指有毒之物，包括药物在内。古人认为有毒之物，皆由于丑行的暴烈之气所生。

③秬：高世栻："秬乃黑黍，水之谷也。"

④专：风木司天则相火在泉，木火相生，故其气专一。

⑤化淳：指太阴湿土，气化淳厚。

【语译】

黄帝道：万物开始受气而生化，气散而有形，气敷布而蕃殖，气终的时候形象便发生变化，万物虽不同，但这种情况是一致的。然而如五谷的资生，生化有厚有薄，成熟有少有多，开始和结果也有不同，这是什么缘故呢？岐伯说：这是由于受在泉之气所控制，故其生化非天气则不生，非地气则不长。

黄帝又道：请告诉我其中的道理。岐伯说：寒、热、燥、湿等气，其气化作用各有不同。故少阳相火在泉，则寒毒之物不生，火能克金，味辛的东西被克而不生，其所主之味是苦和酸，在谷类是属青和火红色的一类。阳明燥金在泉，则湿毒之物不生，味酸及属湿的东西都不生，其所主之味是辛、苦、甘，在谷类是属于火红和素色的一类。太阳寒水在泉，则热毒之物不生，凡苦味的东西都不生，其所主之味是淡和咸，在谷类属士黄和黑色一类。厥阴风木在泉，则消毒之物不生，凡甘味的东西都不生，其所主之味是酸、苦，在谷类是属于青和红色之类；厥阴在泉，则少阳司天，上阳下阴，木火相合，故其气化专一，其味纯正。少阴君火在泉，则寒毒之物不生，凡辛味的东西都不生，其所主之味是辛、苦、甘，在谷类是白色和火红色之类。太阴湿土在泉，燥毒之物不生，凡咸味及气热的东西都不生，其所主之味是甘和咸，在谷类是土黄和黑色之类；太阴在泉，是土居地位，所以其气化淳厚，足以制水，故咸味得以内守，其气专精而能生金，故辛味也得以生化，而与湿士同治。

【原文】

故曰：补上下①者从之，治上下者逆之②，以所在寒热盛衰而调之。故曰：上取、下取、内取、外取，以求其过。能毒③者以厚药，不胜毒者以薄药。此之谓也。气反者，病在上，取之下；病在下，取之上；病在中，旁取之。治热以寒，温而行之④；治寒以热，凉而行之；治温以清，冷而行之；治清以温，热而行之。故消之，削之，吐之，下之，补之，写之，久新同法。

【注释】

①补上下：上下，指司天在泉。因司天在泉之气而引起人体的不足，应当从其不足而补之。如木火不足，用酸苦之味补之等。

②逆之：六气太过引起的病，用逆治的方法。如热淫所胜，治以咸寒之类。

③能（nài 奈）毒：能，通"耐"。毒，剧烈的意思。凡性能猛烈的药物，均称之谓毒药。

④行之：指服药。

【语译】

所以说：因司天在泉之气不及而病不足的，用补法当顺其气，因太过而病有余的，治疗时当逆其气，根据其寒热盛衰进行调治。所以说：从上、下、内、外取治，总要探求致病的原因。凡体强能耐受毒药的就给以性味厚的药物，体弱而不能胜任毒药的就给以性味薄而和缓的药物。就是这个道理。若病气有相反的，如病在上的，治其下；病在下的，治其上；病在中的，治其四旁。治热病用寒药，而用温服的方法；治寒病用热药，而用凉服的方法；治温病用凉药，而用冷服的方法；治清冷的病用温药，而用热服的方法。故用消法通积滞，用削法攻坚积，用吐法治上部之实，用下法通下部之实，补法治虚证，泻法治实症，凡久病新病，都可根据这些原则进行治疗。

【原文】

帝曰：病在中而不实不坚，且聚且散，奈何？岐伯曰：悉乎哉问也！无积者求其藏，虚则补之，药以祛之，食以随之，行水渍之，和其中外，可使毕已。

帝曰：有毒无毒，服有约①乎？岐伯曰：病有久新，方有大小，有毒无毒，固宜常制矣。大毒治病，十去其六；常毒治病，十去其七；小毒治病，十去其八；无毒治病，十去其九。谷肉果菜，食养尽之，无使过之，伤其正也。不尽，行复如法。必先岁气，无伐天和。无盛盛②，无虚虚③，而遗人夭④殃。无致邪，无失正，绝人长命！

【注释】

①约：规则、常规的意思。

②盛盛：实证用补，使其重实，叫做"盛盛"。

③虚虚：虚证用泻，使其重虚，叫做"虚虚"。

④天：原作"天"，据《吴注素问》、《类经》改。

【语译】

黄帝道：若病在内，不实也不坚硬，有时聚而有形，有时散而无形，那怎样治疗呢？岐伯说：您问得真仔细！这种病如果没有积滞的，应当从内脏方面去探求，虚的用补法，有邪的可先用药驱其邪，然后以饮食调养之，或用水渍法调和其内外，便可使病痊愈。

黄帝道：有毒药和无毒药，服用时有一定的规则吗？岐伯说：病有新久，处方有大小，药物有毒无毒，服用时当然有一定的规则。凡用大毒之药，病去十分之六，不可再服；一般的毒药，病去十分之七，不可再服；小毒的药物，病去十分之八，不可再服；即使没有毒的药物，病去十分之九，也不必再服。以后就用谷类、肉类、果类、蔬菜等饮食调养，使邪去正复而病痊愈，不要用药过度，以免伤其正气。如果邪气未尽，再用药时仍如上法。必须首先知道该年的气候情况，不可违反天人相应的规律。不要实证用补使其重实，不要虚证误下使其重虚，而造成使人夭折生命的灾害。不要误补而使邪气更盛，不要误泻而损伤人体正气，断送了人的性命！

【原文】

帝曰：其久病者，有气从不康，病去而瘠，奈何？岐伯曰：昭乎哉圣人之间也！化不可代①，时不可违。夫经络以通，血气以从，复其不足，与众齐同，养之和之，静以待时，谨守其气，无使倾移，其形乃彰，生气以长，命曰圣王②。故《大要》③曰：无代化，无违时，必养必和，待其来复。此之谓也。帝曰：善。

【注释】

①化不可代：指天地气化，非人力所可代行。

②圣王：古代圣明的帝王。此指圣王的法度，以治病比喻为治理国家。

③《大要》：古经书。

【语译】

黄帝道：有久病的人，气机虽已调顺而身体不得康复，病虽去而形体依然瘦弱，应当怎样处理呢？岐伯说：您所问的真精细啊！要知道天地之气化，是不可用人力来代行的，四时运行的规律，是不可以违反的。若经络已经畅通，血气已经和顺，要恢复正气的不足，使与平常人一样，必须注意保养，协调阴阳，耐心等待天时，谨慎守护真气，不使有所消耗，它的形体就可以壮实，生气就可以长养，这就是圣王的法度。所以《大要》上说：不要以人力来代替天地之气化，不要违反四时的运行规律，必须善于调养，协调阴阳，等待真气的恢复。就是这个意思。黄帝道：讲得很对。

# 《灵枢》语义经典释译

## 卷之一

### 九针十二原第一

**【题解】**

九针，是指古代针刺治疗所用的九种不同形状的针具；十二原，是指脏腑真气输注于体表的处所，也是治疗脏腑疾病的十二个要穴。本篇详细明确地介绍了九针的名称、形状以及不同的用途；介绍了十二原穴的名称及其各自所对应的脏腑，并说明了五脏六腑有病，可以分别取用相应的十二原穴来进行治疗的道理。所以本篇名为"九针十二原"。

**【原文】**

黄帝问于岐伯曰：余子①万民，养百姓②，而收其租税。余哀其不给，而属有疾病。余欲勿使被毒药，无用砭石，欲以微针通其经脉，调其血气，营其逆顺出入之会。令可传于后世，必明为之法，令终而不灭，久而不绝。易用难忘，为之经纪，异其章，别其表里，为之终始，令各有形，先立《针经》，愿闻其情。岐伯答曰：臣请推而次之，令有纲纪，始于一，终于九焉。请言其道。小针之要，易陈而难入。粗守形，上守神。神乎，神客在门③，未睹其疾，恶知其原？刺之微，在速迟。粗守关，上守机。机之动，不离其穴。空中之机，清静而微。其来不可逢，其往不可追。知机之道者，不可挂以发④；不知机道，叩之不发。知其往来，要与之期。粗之暗乎，妙哉！工独有之，往者为逆，来者为顺，明知逆顺，正行无问。逆而夺之，恶得无虚？追而济之，恶得无实？迎之随之，以意和之，针道毕矣。

凡用针者，虚则实之，满则泄之，宛陈则除之，邪胜则虚之。《大要》曰：徐而疾则实，疾而徐则虚。言实与虚，若有若无。

察后与先，若存若亡，为虚与实，若得若失。

虚实之要，九针最妙，补泻之时，以针为之。写曰：必持内之，放而出之，排阳得针，邪气得泄。按而引针，是谓内温，血不得散，气不得出也。补曰：随之随之，意若妄之。若行若按，如蚊虻止，如留如还。去如弦绝，令左属右，其气故止，外门已闭，中气乃实，必无留血，急取诛之。

持针之道，坚者为宝。正指直刺，无针左右。神在秋毫，属意病者。神视血脉者，刺之无殆。方刺之时，必在悬阳，及与两工⑤。神属勿去，知病存亡。血脉者，在腧横居，视之独澄，切之独坚。

九针之名，各不同形：一曰镵针，长一寸六分；二曰圆针，长一寸六分；三曰锓针，长三寸半；四曰锋针，长一寸六分；五曰铍针，长四寸，广二分半；六曰圆利针，长一寸六分；七曰毫针，长三寸六分；八曰长针，长七寸；九曰大针，长四寸。镵针者，头大末锐，去写阳气；员针者，针如卵形，揩摩分间，不得伤肌肉，以写分气；锓针者，锋如黍粟之锐，主按脉勿陷，以致其气；锋针者，刃三隅，以发痼疾；铍针者，末如剑锋，以取大脓；圆利针者，大如氂，且圆且锐，中身微大，以取暴气；毫针者，尖如蚊虻喙，静以徐往，微以久留之而养，以取痛痹；长针者，锋利身薄，或以取远痹；大针者，尖如梃，其锋微员，以写机关之水也。九针毕矣。

夫气之在脉也，邪气在上，浊气在中，清气在下。故针陷脉则邪气出，针中脉则浊气出，针太深则邪反沉，病益。故曰：皮肉筋脉，各有所处，病各有所宜，各不同形，各以任其所宜。无实无虚，损不足而益有余，是谓甚病。病益甚，取五脉者死；取三脉者恇。夺阴者死，夺阳者狂⑥。针害毕矣。

刺之而气不至，无问其数；刺之而气至，乃去之，勿复针。针各有所宜，

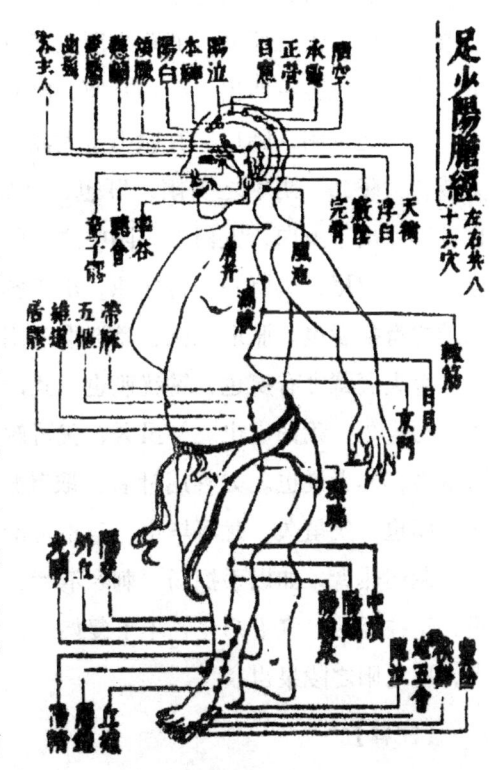

明代张介宾《类经图翼》经穴图之足少阳胆经

各不同形，各任其所为。刺之要，气至而有效，效之信，若风之吹云，明乎若见苍天，刺之道毕矣。

黄帝曰：愿闻五藏六府所出之处。岐伯曰：五藏五腧，五五二十五腧；六府六腧，六六三十六腧。经脉十二，络脉十五，凡二十七气，以上下。所出为井，所溜为荥，所注为输，所行为经，所入为合，二十七气所行，皆在五腧也。节之交，三百六十五会。知其要者，一言而终，不知其要，流散无穷。所言节者，神气之所游行出入也，非皮肉筋骨也。

睹其色，察其目，知其散复；一其形⑦，听其动静，知其邪正⑧。右主推之，左持而御之，气至而去之。

凡将用针，必先诊脉，视气之剧易，乃可以治也。五藏之气已绝于内，而用针者反实其外，是谓重竭。重竭必死，其死也静⑨。治之者辄反其气，取腋与膺。五藏之气已绝于外，而用针者反实其内，是谓逆厥。逆厥则必死，其死也躁⑩。治之者反取四末。刺之害中而不去，则精泄；害中而去，则致气。精泄则病益甚而恇，致气则生为痈疡。

五藏有六府，六府有十二原，十二原出于四关，四关主治五藏，五藏有疾，当取十二原。十二原者，五藏之所以禀三百六十五节气味也。五藏有疾也，应出十二原，而原各有所出，明知其原，睹其应，应知五藏之害矣。

阳中之少阴，肺也，其原出于太渊，太渊二。阳中之太阳，心也，其原出于大陵，大陵二。阴中之少阳，肝也，其原出于太冲，太冲二。阴中之至阴，脾也，其原出于太白，太白二。阴中之太阴，肾也，其原出于太溪，太溪二。膏之原，出于鸠尾，鸠尾一。肓之原，出于脖胦，脖胦一。凡此十二原者，主治五藏六腑之有疾者也。胀取三阳，飧泄取三阴。

今夫五藏之有疾也，譬犹刺也，犹污也，犹结也，犹闭也。刺虽久，犹可拔也；污虽久，犹如雪也。结虽久，犹可解也；闭虽久，犹可决也。或言久疾之不可取者，非者说也。夫善用针者，取其疾也，犹拔刺也，犹雪污也，犹解结也，犹决闭也，疾虽久，犹可毕也。言不可治者，未得其术也。

刺诸热者，如以手探汤；刺寒清者，如人不欲行。阴有阳疾者，取之下陵三里，正往无殆，气下乃止，不下复始也，疾高而内者，取之阴之陵泉；疾高而外者，取之阳之陵泉也。

【注释】

①子：爱。《礼记·中庸》："子庶民"。郑注"子，犹爱也"。

②百姓：指百官。《尚书·尧典》孔传："百姓，百官"。

③神客在门：丹波元简："按《小针解》曰：'神客者，正邪共会也。神者，正气也。客者，邪气也。在门者邪循正气之所出入也。'据此，则神采二字句。神客，谓神与客也。

④不可挂以发：挂，挂误。意即不可产生毫发之差误。

⑤必在悬阳，及与两卫：《尔雅·释话》："在，察也。"杨上善："悬阳，鼻也。鼻为明堂，五脏六腑气色皆见明堂，及与眉上两衡之中，故将针者，先观气色，知死生之候，然后刺之"。杨氏直接将卫，释为"衡"，"卫"繁体为"衛"，与"衡"形误。衡，指眉上的部位。

⑥夺阳者狂：此为前句"损不足益有余"之举例，是指阳气不足的人，如用针泻其三阳经脉之气，会使人形体怯弱（即取三脉者恇），而犯"虚虚"之戒。阳气虚而再虚为夺阳，夺阳则令人狂。至于夺阳是否能令人狂，这与《素问·病能论》所言怒狂及《难经·二十难》的"重阳则狂"病理机制正相反。这里的夺阳则狂的"狂"似乎可以理解为阳虚神气散逸所致的精神错乱。

⑦一其形：《吕氏春秋·举难》："一，分也。"据《小针解》："睹其色，……听其动静者，言上工知相五色于目，有知调尺寸大小滑涩，以言所病也。"这里宜解释为分别病人在尺肤、寸口部位所表现的形态。

⑧听其动静，知其邪正：按《小针解》："知其邪正者，知论虚邪与正邪之风也。"则"听其动静"乃呈上文候尺肤、寸口的变化情况，可知患者感受的是虚邪还是正邪。

⑨重竭必死，其死也静：重竭为五脏阴气绝于内，反补外在之阳而致阴愈虚，为阴气已竭绝的表现，阴竭阳盛，其死当躁动，而此反言静，似难合拍，存疑。

⑩厥逆则必死，其死也躁：厥逆为五脏阳虚阴盛，反补其内在的阴，使阴愈盛而阳愈虚，其死当静，而此反言躁，也难合拍，存疑。

【语译】

公孙轩辕黄帝向臣子岐伯问道：我爱护万民，养育百官，而收取他们的地租赋税。我痛心他们不能自给自足，并且不断发生疾病。我想不要让他们遭受服用毒药之苦，也不用尖石来刺治疾病，而想用一种非常细微的针具来疏通人体的脉管，调理人体的血气，把脉管血气的逆顺调整好。为了让这种治病的方法能够流传到后代，一定要明确地给它制定准则，使其最终都不会消失，时间再长也不会断绝，容易掌握，难于忘记，这就需要条理化。要分成篇章，区别内外，有始有终，使其各自具备完整的形式，首先创建一部《针经》。我很希望听听这方面的情况。

岐伯回答说：请让我探讨整理一下，使其具有条理，从第一篇开始，到第九篇为止。请让我说说其中的道理。小针的诀窍，口说容易，下手却很难。平庸的医生拘泥于皮毛，高明的医生则能得其精神。是神明吧，正气和邪气聚于一门，没有看见他所生的疾病，怎么知道生病的原因？针刺是那样细微，重要的是掌握好快慢。平庸的医生拘泥于四肢关节的部位，高明的医生则能把握住血气往来的机会。血气的运行，不会脱离经穴。经穴中血气运行的机会，清静而又细微，它来时不能正好遇着，去后不能迎头赶上。知道血气运行机会的道理的人，比如射箭，发射时不会把弓挂着，以求及时；不知道血气运行机会的道理的人，光崩紧弦索却不发箭。掌握了血气往来的规律，就要善于抓住机会，平庸的医生对于这一点是不清楚的，只有高明的医生才具有这种本领。血气流去叫做逆，血气流来叫做顺。清楚地懂得了逆和顺的道理，就要真正地施行针刺而无须多问。迎着邪气的到来，旅行泻法消除它，邪气怎能不减弱；随着正气的到来，施行补法成就它，正气怎能不加强。迎击邪气，随顺正气，凭着自己的意志进行调整，针刺的道理就完备了。

凡是用针刺的，血气虚弱的病就要用补法充实它，血气过盛的病就要用泻法渲泻它，郁积太久了就要除去它，邪气太盛了就要削弱它。古经书《大要》篇说：慢进针快出针是补法，快进针而慢出针是泻法。说到血气的虚和实，实症有气，虚症无气，决定补泻的先和后得考察病气是已经消失还是存在。用补法必然若有所得，用泻法恍然若有所失。治疗虚症实症的根本道理，以九针为最精妙，进补或者下泻的时候，都可以用针来进行治疗。泻法说：一定要持刺及时刺入穴位，然后摇大针孔放出邪气，排开表皮，拔出针来，邪气得以排泄。如果按住穴位的表皮而后抽针，这就叫内蕴，血不得流散，气不得排出。补法曰：要顺着经脉下针，顺着经脉下针的意思，好象淡忘了这件事而无特别的感觉，好象在运针导气，又好象在按压穴位，有如蚊虫停留在皮肤上的那种感觉，好象针停在穴位里，又好象退了出来。拔针要快，好象箭离弓弦那样，右手取针，用左手按摩孔穴，那经气因而停留在里面，穴外的门户已经关闭，中气于是得到充实。针孔如果出血，一定不要让血停留在里面，而要赶快把它挤压出来。握针的道理，把握牢固是最重要的，对准穴位直端端地刺入，不要刺到左边或者右边去了，精神集中，明察秋毫，注意病人的神态，仔细观察血脉的情况，这样施行针刺就不会有危险。正当进针的时候，一定要用心，以及两目视力集中，精力专注而不要分散，了解病情的变化经好坏。血脉如果横隔在腧穴，看起来特别清楚，摸起来特别坚实，下针时要避开血脉而刺进腧穴。

九针的称呼，各有不同的形状：第一种叫镵针，长一寸六分；第二种叫员针，长一寸六分；第三种叫锟针，长三寸半；第四种叫锋针，长一寸六分；第五种叫铍针，长四寸，宽二分半；第六种叫员利针，长一寸六分；第七种叫毫针，长三寸六分；第八种叫长针，长七寸；第九种叫大针，长四寸。镵的形状，针头大而针尖尖锐，主治泻阳气。员针，针如卵形，用来摩擦分肉，不会损伤肌肉，还可以排泄分肉间的邪气。提针，锋利如黍子谷子的芒尖，主治按摩血脉，使勿深陷肌肤，以除去里面的邪气。锋针，刀上有三条棱角，用来打开顽疾。铍针，末端象剑口，用来取出大脓。员利针，尖锐如长毛，又圆又尖，针的中段略粗，用来攻治猛烈的邪毒。毫针，尖锐如蚊子、虻虫的嘴，静静而慢慢地进针，动作要轻，针停留在穴位的时间要稍长一些，正气因而能进入人体，真正的邪毒能全部排除，出针后很好地保养，用来攻治疼痛的痹病。长针，针尖尖，针身薄，可以治疗时间长的痹病。大针，尖如竹节，针锋略呈圆形，用来排泄关节的积水。九针的情况就说完了。

气在脉管里的分布情况是：风热阳邪之类的邪气在人数的上部，饮食积滞的浊气在人体的中部，凉寒阴湿的清气在人体的下部，所以刺孔穴在深陷之处的陷脉就能排出浊气，刺中部阴阳之合穴足三里就能排出肠胃浊气。宜浅刺的病如刺得太深反会引邪深入，病会加重。所以说：皮肉经脉，各有一定的部位，病各有适宜的治法，病的情况各不相同，须各自运用适合病情的治法，不可实症用补法，不可虚症用泻法，如果用泻法治血气不足的虚症，用补法治血气有余的实症，这就叫做加重病情，病会越来越重。误刺五脏脉会死人的，误刺手足三阳脉会使病人慌乱，失去了阴气会死人，失去了阳气会发狂，误针的害处就是这些。针刺入穴位后经气不到，

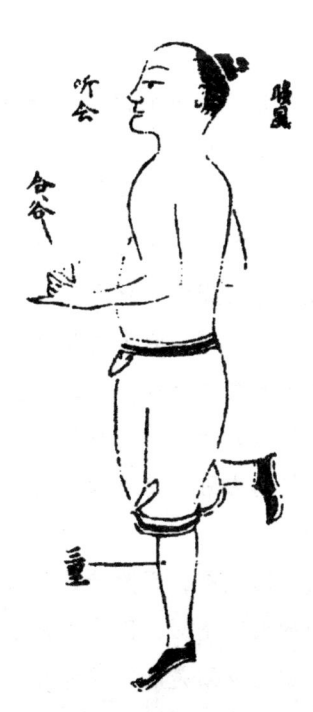

明抄本《针灸全书》中耳聋闭气取穴图

不管时间长短，尽管等待。刺后经气到来，便取出针来，不要再刺。九针各有其适宜治疗的病症，各有不同的形状，各用其不同的治法。针刺的要诀，经气到来就算有效，有效的信号，好像风吹云散，见到明朗的苍天。针刺的道理就是这些。

黄帝说：希望知道五脏六腑脉气的出处。岐伯说：五脏各自有井、荥、腧、经、合五个穴道，五五二十五个穴道。六腑各自有井、荥、腧、原、经、合六个穴道，六六三十六个穴道。经脉十二道，络脉十五道，共二十七道，脉气就从此上下循环。脉气从井穴出发，流行到荥穴，倾注到腧穴，运行到经穴，最后汇入合穴。二十七道经络的气的运行，都离不开这五个穴道。人体不同部分相交会的关节，共有三百六十五处，知道其奥妙的人，一句话就可说完，不知道其奥妙的人，千言万语都说不清楚。所谓关节，是人的神气流动出入的地方，不是指皮肉筋骨。

察看病人的脸色，审视病人的眼神，就可知道他的经气的散失与回归。看看他的外表，听听他的动静，就可知道他的邪正虚实。右手主管推针，左手维持着针身，气到后就出针。

凡是准备用针时，一定要先诊断脉象，看清楚经气的虚实，才能够着手治疗。五脏之气已绝于内是阴虚，如用针反取阳经合穴以致阳气，阳愈盛则阴愈衰，这叫"重竭"，重竭肯定死，死时很安静，这是由于治疗时，反而泄了出于腋膺部腧穴的脏气。五脏之气已绝于外，是阳虚，如用针反取四肢腧穴以补阴气，阴愈盛则阳愈衰，这叫"逆厥"。逆厥肯定死，死时很烦燥，这是由于治疗时，反而刺了四肢末端。针刺的要害在于：刺中了疾病的部位而不出针，就会使精气外泄；没有刺中就出针，就会导致邪气凝滞。精气外泄，就会使病情加重而且心情慌乱；邪气凝滞，就会生长痈疽。

五脏之外有六腑，六腑之外有十二个原穴，十二原穴出自两肘两膝的四处关节。四关主治五脏的疾病，所以五脏有病，应当取十二原穴。因为十二原穴是五脏联结周身三百六十五处关节的地方。五脏有疾病，应出自十二原穴，而十二原穴又各有所属的内脏。清楚地知道原穴，观察原穴的反映情况，就可以知道五脏的疾病了。

阳中的少阴是肺，因为肺是阳部的阴脏。肺脏的原穴出于太渊，太渊有左右二穴。阳中的太阳是心，因为心是阳部的阳脏。心脏的原穴出于大陵，大陵有左右二穴。阴中的少阳是肝，因为肝是阴部的阳脏，肝脏的原穴出于太冲，太冲有左右二穴。阴中的至阴是脾，因为脾是阴部的阴脏。脾脏的原穴出于太白，太白有左右二穴。阴中的太阴是肾，因为肾是阴部的阴脏。肾脏的原穴出于太溪，太溪有左右二穴。膏的原穴出于鸠尾，鸠尾仅一穴。肓的原穴，出于脐下的气海，气海仅一穴。所有这十二个原穴，主治五脏六腑发生的疾病。腹胀病应取脚上的三阳经，积食不消化的病应取脚上的三阴经。

五脏有了病，就象上面扎了刺，就象受到污染，就象结上疙瘩，就象受到堵塞。刺虽然扎得久，还可以拔除；污染虽然久，还可以洗雪；打结虽然久，还可以解除；堵塞虽然久，还要以疏通。有人说久病不能治，不应该有这种说法。善于用针的人，攻治疾病，就象拔除刺，就象洗雪污染垢，就象解除疙瘩，就象疏通堵塞，病虽然久，还是可以治好的。说病不能治，是不得方法而已。

针刺各种热病，如象用手拭探开水，一触即取。刺寒凉的病，如象人不愿离开，须留针候气。热在阴分的病人，取阳明经的足三里穴，正直进针而不犹豫，邪气退后才停针，邪气不退须再刺。病在上部而属于脏病，应当取足太阴经的阴陵泉；病在上部而属于腑病，应当取足少阴经的阳陵泉。

## 本输第二

【题解】

本篇重点讨沦了五脏六腑与经脉之气在肘膝关节以下出入流注经过的部位，具体指出了井、荥、输、原、经、合各穴的名称与部位；另一方面，本篇也论及了脏腑相合的关系和作用，以及四时取穴的方法等等。由于本篇的内容，以详述五输穴为主，所以篇名为"本输"。

【原文】

黄帝问于岐伯曰：凡刺之道，必通十二经络①之所终始，络脉之所别处②，五输①之所留③，六腑④之所与合，四时之所出入，五脏之所溜处⑤，阔数②之度，浅深之状，高下所至。愿闻其解。

【注释】

①五输：指井、荥、腧、经、合五种俞穴而言。

②阔数：宽窄的意思。张志聪："阔数，宽窄也。经脉宽大，孙络窄小。"

【语译】

黄帝问岐伯说：运用针刺的治法，必须精通十二经络的循行路线和起止部位，络脉的支别和相会处所，井、荥、腧、经脉、合经气的出入，六腑合于五脏的表里关系，人体适应四季阴阳消长而出现的气血盛衰和出入变化，五脏之气所灌注于五腧的部位，经、络脉、孙络的宽窄粗细以及表里深浅，上下本末的各种情况。这些道理愿意听你详细加以解释。

【原文】

岐伯曰：请言其次也。肺出于少商，少商者，手大指端内侧也，为井木；溜于鱼际，鱼际者，手鱼①也，为荥；注于太渊，太渊，鱼后一寸陷者中也，为腧；行于经渠，经渠，寸口中也，动而不居②，为经；入于尺泽，尺泽，肘中之动脉也，为合手太阴经也。

【注释】

①手鱼：在手腕之前，大指关节之间，其肥肉隆起形如鱼者，统称为鱼。《太素》卷十一本输注："腕前大节之后，状若鱼形，故曰手鱼也。"

②动而不居：就是动而不停息的意思。《太素》卷十一本输注："居，停也。太阴之脉，动于寸口不息，故曰不居。"

【语译】

岐伯说：让我按各经经穴的次序来谈，肺经的脉气，出于少商，少商穴在大指的内侧端，是肺脉所出的源泉，为井，在五行属木；脉气尚微而流于鱼际，鱼际穴在寸口之前，鱼之后，为荥；脉气渐盛，汇注于太渊，太渊穴在鱼际后一寸，腕横纹后的陷中，为腧；脉气旺盛，行于经渠，经渠穴在寸口脉中，象水流入江河一样，动而不止，为经；脉气壮大，入归于尺泽，内通于本脏，尺泽穴在肘中动脉处，为合。以上五腧，都属于手太阴肺经。

【原文】

心出于中冲①，中冲，手中指之端也，为井木；溜于劳宫，劳宫，掌中中指本节之内间也，为荥；注于大陵，大陵，掌后两骨之间方下②者也，为腧；行于间使，间使之道，两筋之间，三寸之中也，有过则至，无过则止，为经；入于曲泽，曲泽，肘内廉③下陷者之中也，屈而得之，为合。手少阴经也。

【注释】

①心出于中冲：中冲为手厥阴心包络脉气所发，而却说是少阴心经，这是因为少阴无腧，其腧出于心包络的缘故。下劳宫、大陵、间使、曲泽义皆同。《类经》八卷第十六注："按此下五腧，皆属于厥阴之穴，而本经直指为心腧者，皆在于心之包络，包络者，心主之脉也。邪客篇曰：'手少阴之脉独无腧'，正此之谓。"

②方下：是正当两骨之下的意思。

③廉：侧边曰廉。

【语译】

心的脉气出于中冲，中冲在手中指端，为井，在五行属木；脉气尚微，流于劳宫，劳宫在中指本节后手掌中间，为荥；脉气渐盛，灌注于大陵，大陵在掌后横纹处，正当两骨间，为腧；脉气旺盛，行于间使，间使在腕后三寸内侧两筋之间，心脏血气有病，心包络经会受到影响，而出现一定的变化，无病则心与心包相安，而脉气平静，为经；脉气大盛，入于曲泽，曲泽在肘内侧陷中，曲肘可得，为合。以上五腧，都属于手少阴心经。

【原文】

肝出于大敦，大敦者，足大指之端，及三毛之中也，为井木；溜于行间，行间足大指间也，为荥；注于太冲，太冲，行间上二寸陷者之中也，为腧；行于中封，中封，内踝之前一寸半，陷者之中，使逆则宛①，使和则通，摇足而得之，为经；入于曲泉，曲泉，辅骨之下，大筋之上也，屈膝而得之，为合。足厥阴经也。

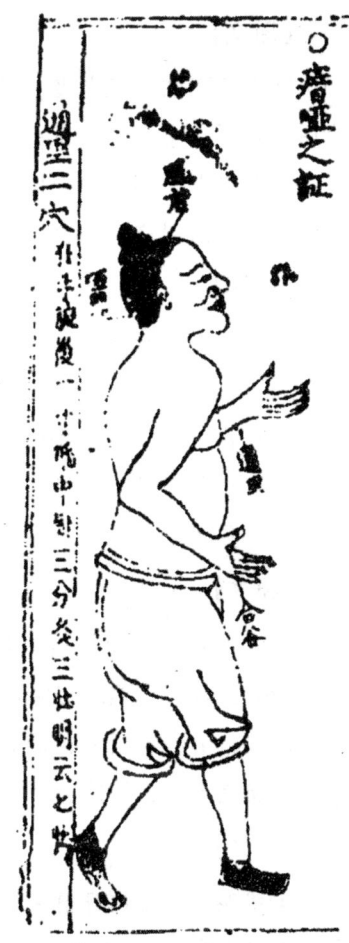

明代何柬《针灸捷径》针灸方图中的瘖哑之症取穴图

【注释】

①使逆则宛：逆其气则郁滞不通的意思。《太素》卷十一本输注："气行曰使，宛，不伸也，塞也。"

【语译】

肝的脉气出于大敦，大敦在足大趾外侧与三毛中间，为井，在五行属木；脉气尚微，流于行间，行间在足大趾次趾之间，为荥；脉气渐盛，灌注于太冲，太冲在行间后二寸陷中，为腧；脉气旺盛，行于中封，中封在内踝前一寸半陷中，是肝脉气血往来通行的径路。用针时，逆其气则脉气郁滞，和其气则脉气流通，取穴时要摇动其足，为经；脉气壮大入归于曲泉，曲泉在膝内侧辅骨之下，大筋之上，取穴时要曲其膝，为合。以上五腧，属于足厥阴肝经。

【原文】

脾出于隐白，隐白者，足大指之端内侧也，为井木；溜于大都，大都，本节之后下陷者之中也，为荥；注于太白，太白，核骨之下也，为腧；行于商丘，商丘，内踝之下，陷者之中也，为经；入于阴之陵泉，阴之陵泉，辅骨之下，陷者之中也。伸而得之，为合，足太阴经也。

【语译】

脾的脉气出于隐白穴。隐白穴在足大趾端内侧，为井，在五行属木；脉气尚微，流于大都，大都在足大趾本节后内侧陷中，为荥；脉气灌注于太白，太白在足内侧核骨下陷中，为腧；脉气行于商丘，商丘在足内踝下微前陷者中，为经；脉气入归于阴陵泉，阴陵泉在膝内侧辅骨下陷中，伸足取之，为合。以上五腧，属于足太阴脾经。

【原文】

肾出于湧泉，湧泉者，足心也，为井木；溜于然谷①，然后，然骨之下者也，为荥；注于太谿，太谿，内踝之后，跟骨之上，陷者中也，为腧；行于复留，复留，上内踝二寸，动而不休，为经，入于阴谷，阴谷，辅骨之后，大筋之下，小筋之上也，按之应手②，屈膝而得之，为合。足少阴经也。

【注释】

①然谷：在足内踝前大骨陷中。《甲乙》卷三第三十二"然谷，在足内踝前大骨下陷者中。"《千金》"然谷"下注："《妇人方》上卷云：在内踝前直下一寸。"

②按之应手：按之有动脉应手。《太素》卷十一本输注："按应手，谓按之手下觉异也。"

【语译】

肾的脉气出于涌泉，涌泉在足心，屈趾所出现的凹陷中，为井，在五行属木；脉气尚微，流于然谷，然谷在足内踝前大骨陷中，为荥；脉气灌注于太谿，太谿在足内踝后跟骨上陷中，为腧；脉气行于复留，复留在内踝上二寸筋骨陷中，其脉动而不止，为经；脉气入归于阴谷，阴谷在膝内侧辅骨之后，大筋之下，小筋之上，按之有动脉应手，屈膝从腘横纹内侧端二筋间取之，为合。以上五腧，都属于足少阴肾经。

【原文】

膀胱出于至阴，至阴①者，足小指之端也，为井金；溜于通谷，通谷，本节之前外侧也，为荥；注于束骨②，束骨，本节之后陷者中也，为腧；过于京骨，京骨，足外侧大骨之下，为原③；行于昆仑，昆仑④，在外踝之后，跟骨之上，为经；入于委中，委中，腘中央⑤，为合。委而取之，足太阳经也。

【注释】

①至阴：在足小趾外侧，去甲角如韭叶。

②束骨：在足小趾外侧本节后陷中。王冰曰："束骨，在足小趾外侧，本节后，赤白肉际陷者中。"

③原：古人认为"原"是十二经的根本。在这里指十二经的原穴而言。《太素》卷十一本输注："齐下动气者，人之生命，十二经之根本也，故名原。三焦者，原气之别使，主行三气，经营五脏六腑，故原者，三焦之尊称也。是以五脏六腑，皆有原也。肺之原，出太渊，心之原，出大陵也，肝之原出太冲，脾之原出太白，肾之原，出太谿，手少阴经原，出神门掌后兑骨之端，此皆以腧为原者，以输是三焦所行之气留止处也。六腑原者，胆原出邱虚，胃原出冲阳，大肠原出合骨，小肠原出完骨，膀胱原出京骨，三焦原出阳池。六腑者，阳也。三焦行于诸阳，故置一输名原，不应五时也。所以六腑有六输，亦与三焦共一气也。"

《类经》八卷第十六注："本篇惟六腑有原，而五脏则无。前十二原篇所言五脏之原，即本篇五脏之腧。然则阴经之腧即原也，阳经之原，自腧而过，本为同气，亦当属阳木，下仿此。"

④昆仑：在外踝后跟骨上陷上。《甲乙》："昆仑在足外踝后，跟骨上陷中，细脉动应手。"

⑤腘中央：指膝部腘窝横纹中央。《素问》至真要大论王冰注曰："腘为膝后曲脚之中也。"

【语译】

膀胱的脉气出于至阴穴，至阴在足小趾端的外侧，为井，在五行属金；脉气尚微，流于通谷，通谷在足小趾本节前的外侧陷中，为荥；脉气灌注于束骨，束骨在足小趾本节后赤白肉际陷中，为腧；脉气过于京骨，京骨在足外侧大骨下赤白肉际陷中，为原；脉气旺盛，流于昆仑，昆仑在外踝后跟骨上陷中，为经；脉气壮大，入归于委中，委中在膝腘横纹中，有动脉应手，伏卧取之，为合。以上六腧，都属于足太阳膀胱经。

【原文】

胆出于窍阴，窍阴者，足小指次指之端也，为井金；溜于侠溪，侠溪，足小指次指之间也，为荥；注于临泣，临泣，上行一寸半陷者中也，为腧；过于丘墟，丘墟，外踝之前下，陷者中也，为原；行于阳辅，阳辅，外踝之上，辅骨①之前，及绝骨之端也，为经；入于阳之陵泉，阳之陵泉在膝外陷者中也，为合，伸而得之。足少阳经也。

【注释】

①辅骨：膝两侧挟膝之骨。如沈彤《释骨》："侠膝之骨，曰辅骨。"

【语译】

胆的脉气出于窍阴穴，窍阴在足第四趾端的外侧，为井，在五行属金；脉气流于侠溪，侠溪在足四趾和小趾的岐骨间，在本节前陷中，为荥；脉气灌注于临泣，临泣在侠溪上行一寸半凹陷处，在足小趾次趾本节后间陷中，为腧；脉气过于丘墟，丘墟在足外踝前陷中，为原；脉气行于阳辅，阳辅在足外踝上四寸绝骨之端，为经；脉气壮大，入于阳陵泉，阳陵泉在膝下一寸外辅骨的陷中，为合，伸足取穴。以上六腧，都属于足少阳胆经。

【原文】

胃出于厉兑，厉兑者，足大指内次指之端也，为井金；溜于内庭，内庭，次指外间也，为荥；注于陷谷，陷谷者，上中指内间，上行二寸陷者中也，为腧；过于冲阳，冲阳，足跗①上五寸陷者中也，为原，摇足而得之；行于解溪，解溪，上冲阳一寸半陷者中也，为经；入于下陵，下陵，膝下三寸，骬骨外三里也，为合；复下三里三寸为巨虚上廉，复下上廉三寸，为巨虚下廉也，大肠属上，小肠属下②，足阳明胃脉也，大肠小肠皆属于胃，是足阳明经也。

【注释】

①跗（fú 扶）：足背曰跗。《仪礼》士丧礼："乃履綦结于跗，连绚。"郑注："跗，足上也。"疏："谓足背也。"

②大肠属上，小肠属下：大肠的经气在上巨虚与阳明胃合，故曰大肠属上；小肠的经气在下巨虚与阳明胃合，故曰小肠属下。《太素》卷十一本输注："足阳明脉，行此虚中，大肠之气在上廉中，与阳明合。小肠之气在下廉中，与阳明合。故曰大肠属上、小肠属下也。"黄载华曰："大肠小肠，受盛胃府水谷之余，济泌别汁，而生津液，故皆属于胃，是以大肠受胃府之经气，而属于巨虚上廉，

小肠属巨虚下廉。"

【语译】

胃的脉气，出于厉兑穴，厉兑在足第二趾端的外侧，为井，在五行属金；脉气尚微，流于内庭，内庭在足第二趾的外间本节前陷中，为荥；脉气灌注于陷谷，陷谷在内庭上二寸凹陷中，为腧；脉气过于冲阳，冲阳在足趾上五寸骨间动脉应手处，摇足取之，为原。脉气行于解溪，解溪在冲阳上一寸半足跗关节上陷中，为经；脉气入归下陵，下陵即膝下三寸胻骨外的三里穴，为合；从三里下行三寸，是巨虚上廉，再下行三寸，是巨虚下廉。大肠属于上廉，小肠属于下廉，都和足阳明胃脉相联属。况且大肠、小肠，受盛胃中的水谷，经过消化传导，吸收精华而生精液，所以都属于胃。以上的腧穴，都属于足阳明胃经。

【原文】

三焦者，上合手少阳①，出于关冲，关冲者，手小指次指之端也，为井金；溜于液门，液门，小指次指之间也，为荥；注于中渚，中渚，本节之后陷者中也，为腧；过于阳池，阳池，在腕上陷者之中也，为原；行于支沟，支沟，上腕三寸，两骨之间陷者中也，为经；入于天井，天井，在肘外大骨之上陷者中也，为合，屈肘乃得之；三焦下腧②，在于足大指之前，少阳之后，出于腘中外廉，名曰委阳，是太阳络也。手少阳经也。三焦者，足少阳太阴（一本作阳）之所将，太阳之别也，上踝五寸，别入贯腨肠③，出于委阳，并太阳之正，入络膀胱，约下焦，实则闭癃，虚则遗溺，遗溺则补之，闭癃则泻之。

【注释】

①上合手少阳：三焦的气化功能出于肾，游行于上中下三部，其脉气在上与手少阳相合。《类经》八卷第十六注："按诸经皆不言上合，而此下三经独言之者，盖以三焦并中下而言，小肠大肠俱在下，两经则属手，故皆言上合某经也。"

②三焦下腧：是三焦脉气下行气聚之

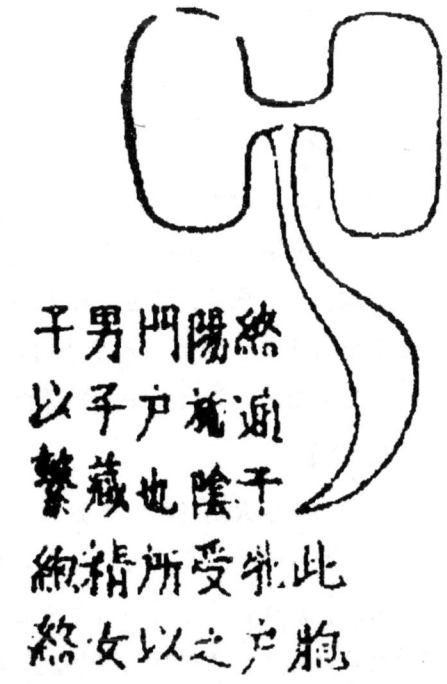

明代吴嘉言《针灸原枢》脏腑图中的胞络形象之图

处。《太素》卷十一本输注："上焦如雾，中焦如沤，下焦如渎。此三焦之气，上下皆通。故上腧在背第十三椎下两旁，各一寸半。下腧在此太阴之间，出腘外廉足太阳络，三焦下行气聚之处，故曰下输也。"

③腨（chuǎi 揣）肠：就是足腹，俗称"小腿肚"的部位。马莳："腨肠即足腹也。"

【语译】

三焦的脉气，上与手少阳相合。出于关冲，关冲，在手第四指端外侧，为井，在五行属金；脉气尚微，溜于液门，液门，在手第四指与小指之间，为荥；脉气注于中渚，中渚，在小指与无名指本节后的凹的陷中，为腧；脉气过于阳池，阳池，在手腕横纹陷中，为原；脉气行于支沟，支沟，在腕后三寸两骨之间，为经；脉气归入于天井，天井，在肘尖上一寸两筋之间陷中，为合，取穴时应屈时。三焦脉气下行于足太阳经之前。少阳经之后，上行出于腘中外侧的委阳，委阳是太阳经脉别行之络的起点，为三焦的下俞，以上俞穴属于手少阳经。三焦经的脉气，和足少阳、太阳两经相并行，自踝上五寸入腨肠内部，上行出于足太阳的别络委阳，并足太阳的正脉入络膀胱，以约束下焦。所以三焦的实证，会出现小便不通的癃闭病，三焦的虚证，会出现小便失禁的遗尿病，治三焦虚证要用补法，治三焦实证当用泻法。

【原文】

小肠者，上合于太阳，出于少泽，少泽，小指之端也，为井金；溜于前谷，前谷，在手外廉本节前陷者中也，不荥；注于后溪，后溪者，在手外侧本节之后也，为腧；过于腕骨，腕骨，在手外侧腕骨之前，为原；行于阳谷，阳谷，在锐骨之下陷者中也，为经；入于小海，小海，在肘内大骨之外，去端半寸陷者中也，伸臂而得之，为合，手太阳经也。

【语译】

小肠上合手太阳经脉，其脉气出于少泽，少泽在手小指端外侧，为井，在五行属金；脉气尚微，流于前谷，前谷在手外侧小指本节前凹陷中，为荥；脉气灌注于后溪，后溪在手外侧小指后凹陷中，为腧；脉气过于腕骨，腕骨穴在手外侧腕骨之前，为原；脉气行于阳谷，阳谷在掌后锐骨的下方凹陷中，为经；脉气入归于小海，小海穴在肘内侧大骨的外缘去肘端五分的凹陷中。取穴时要伸臂，为合。以上腧穴，都属于手太阳小肠经。

【原文】

大肠上合手阳明，出于商阳，商阳，大指次指之端也，为井金；溜于本节之前二间，为荥；注于本节之后三间，为腧；过于合谷，合谷在大指岐骨之间，为原；行于阳溪，阳溪，在两筋间陷者中也，为经；入于曲池，在肘外辅骨陷者中，屈臂而得之，为合，手阳明也。

【语译】

大肠腑位于下部，它的经气却向上与手阳明经相合。它的脉气的源头是商阳穴，商阳穴居于大拇指内侧、食指的前端外侧部，它叫井穴，属五行中的金；脉气自井穴流出后，流至食指桡侧本节前方凹陷中的二间穴，它叫荥穴；脉气从此处注入食指桡侧本节后方凹陷中的三间穴，它叫输穴；脉气从这里经过合谷穴，合谷穴居于手上拇指与食指的掌骨间，它叫原穴；脉气从此处运行到阳溪穴，阳溪穴位于腕关节桡侧、两筋之间的凹陷中，它叫经穴；脉气在这里进入曲池穴，曲池穴的位置是肘外辅骨内的凹陷中，屈肘方能准确取得此穴，它被称为合穴。这就是手阳明大肠经所属的五输穴和原穴的情况。

【原文】

是谓五脏六腑之腧，五五二十五腧，六六三十六腧也。六腑皆出足之三阳，上合于手者也。

【语译】

以上所说五脏六腑的腧穴，五脏各有井荥腧经合五个腧穴，五五共二十五个腧穴，六腑各多一个原穴，六六共三十六个腧穴，六腑的脉气都分别起于足之三阳和手之三阳，足有太阳膀胱经，而手则有太阳小肠经相合；足有阳明胃经，而手则有阳明大肠经相合；足有少阳胆经，而手则有少阳三焦经相合。这就是足经相合于手经，构成相互间的密切联系。

【原文】

缺盆之中，任脉也，名曰天突。一次任脉侧之动脉，足阳明也，名曰人迎；二次脉手阳明也，名曰扶突；三次脉手太阳也，名曰天窗；四次脉足少阳也，名曰天容；五次脉手少阳也，名曰天牖；六次脉足太阳也，名曰天柱；七次脉颈中央之脉，督脉也，名曰风府。腋内动脉，手太阴也，名曰天府。腋下三寸，手心主也，名曰天池。

【语译】

左右缺盆的正中间是任脉的天突穴。从任脉旁开第一行的动脉应手处，是阳明胃经的人迎穴；第二行是手阳明经的扶突穴；第三行是手太阳经的天窗穴；第四行是足少阳经的天容穴；第五行是手少阳经的天牖穴；第六行是足太阳经的天柱穴；第七行是颈后中央督脉上的风府。腋内脉跳动的地方是手太阴经的天府穴，腋下三寸的地方是手心主的天池穴。

【原文】

刺上关者，呿①不能欠②；刺下关者，欠不能呿；刺犊鼻者，屈不能伸；刺两关③者，伸不能屈。

【注释】

①呿（qū 区）：张口。

②欠：合口。

③两关：指内关，外关而言。《类经》七卷第十注："两关，内关，外关也，内者手厥阴，外者手少阳，俱伸手取之，故刺两关，则伸不能屈也。"

【语译】

针刺上关时，应该张口，不要闭口，因该穴位在耳前，张口则有空隙，闭口即穴合；针刺下关时，应该闭口，不要张口，因为该穴在上关之下，合口则有空隙，张口即闭合；犊鼻是足阳明经穴，在膝膑下胻骨上，筋骨间陷中，取此穴时应该屈膝不要伸足；两关即内关和外关，刺两关时要伸臂，不能屈臂，因为屈臂时，前臂两骨交错，针不能入。

【原文】

足阳明，挟喉之动脉①也，其腧在膺中②；手阳明，次在其腧外，不至曲颊一寸。手太阳当曲颊③。足少阳在耳下曲颊之后；手少阳出耳后，上加完骨之上④；足太阳挟项大筋之中发际。⑤

阴尺动在五里，五腧之禁也⑥。

【注释】

①挟喉之动脉：指人迎而言。《类经》七卷第十注："此下乃重言上文六阳经脉，以明其详也。挟喉动脉，即足阳明人迎也。"

②其腧在膺中：膺，就是胸前两侧高起处。足阳明胃经的俞穴如库房、屋翳等分布其中。马蒔曰："胸之两旁，谓之膺也。"《类经》七卷第十注："自挟喉而不行于胸膺，凡气户、库房之类，皆阳明之腧，故曰其腧在膺中。"

③曲颊：颊，是面之两旁，牙下骨称颊车，因其屈而向前，故称为曲颊。

《太素》卷十一本输注："手太阳循颈上颊。颊，曲颊也，近牙车是也。"

④上加完骨之上：此言天牖穴的部位。《太素》卷十一本输注："手少阳上项挟耳后，故直上出耳上角，完骨在耳后，故上加完骨上是也。"《类经》七卷第十注："此复言天牖穴也。"

⑤足太阳挟项大筋之中发际：此言天柱穴部位。《太素》卷十一本输注："两大筋中发际，此太阳腧也。"《类经》七卷第十注："此复言天柱穴，挟后项大筋中发际也。"

⑥五腧之禁也：这里指五里穴，其上有动脉，是禁刺穴。古人认为，误刺五里会使五脏气竭尽。《太素》卷十一本输注："五脏动脉，在肘上五里五腧大脉之上。《明堂》云：五里在肘上三寸，手阳明脉气所发，行向里大脉中央，禁不可刺，灸十壮，左取右，右取左。大脉，五脏大脉气腧也，故禁刺不禁灸也。"《类经》二十二卷第六十一注："阴尺动脉言阴气之所在也。小针解曰：夺阴者死，言取尺之五里。其义即此。"

【语译】

足阳明经行于胸腹任脉两旁，人迎穴位于挟结喉两旁的动脉应手处，它的脉气下行于胸膺、气户、库房、屋翳等穴，都是足阳明经在膺胸的俞穴。手阳明经的扶突穴，在足阳明经人迎穴之外离曲颊一寸处。手太阳的天窗穴，则正在曲颊的下面，扶突的上面。足少阳的天冲穴，在曲颊之后。手少阳的天牖穴，在耳后完骨之上。足太阳的天柱穴，挟项后在大筋外侧陷中的发际。

手太阴尺泽穴上三寸有动脉处，是手阳明经的五里穴，不可针刺，刺后会引起五脏之气竭绝，所以禁针。

【原文】

肺合大肠，大肠者，传道之腑；心合小肠，小肠者，受盛之腑；肝合胆，胆者，中精之腑①；脾合胃，胃者，五谷

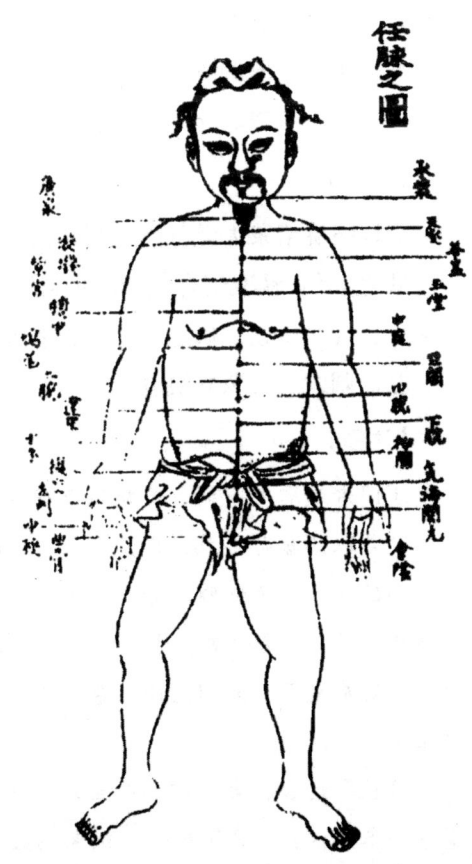

之腑；肾合膀胱，膀胱者，津液之腑也。少阴属肾，肾上连肺，故将两脏。三焦者，中渎之腑②也，水道也焉，属膀胱，是孤之腑也。是六腑之所与合者。

【注释】

①中精之腑：胆是贮藏精汁的脏器，与六腑贮藏或转输浊物有所不同，胆汁中清不浊，故称中精之府。《太素》卷十一本输注："胆不同肠胃受传糟粕，惟藏精液于中也。"

②中渎之腑：渎，是水道。三焦是人体主持气化和通行水道的一个器官。因为三焦具有通调全身水道的功能，所以称为中渎之府。

【语译】

阴阳表里，脏腑相应，肺与大肠相表里，大肠是传导糟粕之腑；心与小肠相表里，小肠是接受胃部已腐熟的水谷并泌别清浊之腑；肝与胆相表里，胆是贮藏精汁之腑；脾和胃相表里，胃是受纳水谷之腑；肾与膀胱相表里，膀胱是贮藏津液之腑；足少阴的经脉属肾而上膈络肺，所以它的脉气通行于肾肺两脏。三焦能通调周身水道，故为中渎之腑，三焦的下腧，出于委阳，合并于太阳经脉，而联络膀胱，由于三焦的气化贯串体腔的上中下三部，在脏器中独大，无脏与之相配，所以称为孤腑。这是脏腑表里相合的情况。

【原文】

春取络脉诸荥大经分肉之间，甚者深取之，间者浅取之①；夏取诸腧孙络肌肉皮肤之上②；秋取诸合③，余如春法。冬取诸井诸腧之乡④，欲深而留之。此四时之序，气之所处，病之所舍，脏之所宜。转筋者，立而取之，可令遂已，痿厥者，张而刺之，可令立快也。

【注释】

①间者浅取之：间，是病轻或病减的意思。病轻浅的，针刺宜浅。

②夏取诸腧孙络肌肉皮肤之上：诸俞，即各经俞穴；孙络，即细小的联系于各经间的支络。为络脉的分支。夏天阳盛于外，宜浅刺诸俞孙络。《类经》二十卷第十八注："诸腧者，十二经之腧穴，如手太阴经太渊之类是也。络之小者为孙络，皆应夏气。夏以老阳之令，阳盛于外，故宜浅刺于诸腧孙络，及肌肉皮肤之上也。"

③秋取诸合：合，即各经合穴，秋天阳气衰少，针刺时应取合穴。《太素》卷十一本输注："阴气始杀，犹未能盛，故取诸腧，及以舍也。春时阴气衰少为

黄帝内经

弱，阳气初生为微；秋气阳气衰少为弱，阴气始生为微。病间，故如春法，取络荥大经分间，亦随病间甚浅深为度也。"《类经》二十卷第十八注："诸合者，十二经之合穴，如手太阳尺泽之类是也，诸合应秋，故宜取之。秋以少阴之令，将降未降，气亦在中，故余如春法，谓亦宜中取于大经分肉之间，而可浅可深也。"

④取诸井诸腧之分：井即井穴，腧即脏腑之俞。冬天阳气深藏于内，针刺时应取井穴和脏腑之俞穴。《类经》二十卷第十八注："诸井者，十二经之井穴，如手太阴少商之类是也，诸腧者，脏腑之腧，如肺腧、心腧之类是也，非上文五腧之谓。"

【语译】

春天针刺时，应浅刺，取浅表部位的络脉和荥穴以及经脉和肌肉的间隙。病重的可深刺，病轻的宜浅刺。夏天针刺时当取十二经的腧穴，孙络以及肌肉、皮肤之上的浅表部位。秋天针刺时要取用十二经的合穴，其余如同春天的针刺方法一样。冬天针刺时，应取用十二经的井穴和脏腑俞穴，并应深刺留针。这是根据四时气候的变化而施行的针刺方法。四时阴阳的消长有一定的秩序，人的气血随之而有内外盛衰的变化，疾病的发作也就有相应的部位，用针就要随其所宜。遇转筋的病人，要使其站立而取穴针刺，气血一经疏通，病就好了。遇到瘫痪和手足厥逆的病人，应该让他安卧舒缓，针刺后马上有舒畅的感觉，取穴方法的不同，正是根据不同疾病而定的。

## 小针解第三

【题解】

本篇是将《灵枢·九针十二原》中有关讨论用小针问题的内容，按其原文顺序，择要加以解释，并作进一步的注解和补充说明，所以篇名为"小针解"。

【原文】

所谓易陈者，易言也。难入者，难著于人也。粗守形者，守刺法也。上守神者，守人之血气有余不足，可补泻也。神客者，正邪共会也。神者，正气也。客者，邪气也。在门者，邪循正气之所出入也。未睹其疾者，先知邪正何经之疾也。恶知其原者，先知何经之病，所取之处也。刺之微在数迟者，徐疾之意也。粗守关者，守四肢而不知血气正邪之往来也。上守机者，知守气也。机之动不离其空中者，知气之虚实，用针之徐疾也。空中之机清净以微者，针以得气，密意守气勿失也。其来不可逢者，气盛不可补也。其往不可追者，气虚不可写也。不可挂以发者，言气易失也。扣之不发者，言不知补写之意也，血气已尽而气不下也。知其往来者，知气之逆顺盛虚也。要与之期者，知气之可取之时也。粗之暗者，冥冥不知气之微密也。妙哉！工独有之者，尽知针意也。往者为逆者，言气之虚而小，小者逆也。来者为顺者，言形气之平，平者顺也。明知逆顺正行无问者，言知取之处也。迎而夺之者，写也。追而济之者，补也。

所谓虚则实之者，气口虚而当补之也。满则泄之者，气口盛而当写之也。宛陈则除之者，去血脉也。邪胜则虚之者，言诸经有盛者，皆写其邪也。徐而疾则实者，言徐内而疾出也。疾而徐则虚者，言疾内而徐出也。言实与虚若有若无者，言实者有气，虚者无气也。察后与先若亡若存者，言气之虚实，补泻之先后也，察其气之已下与常存也。为虚与实若得若失者，言补者似①然若有得也，写则恍然若有失也。

夫气之在脉也，邪气在上者，言邪气之中人也高。故邪气在上也。浊气在中者，言水谷皆入于胃，其精气上注于肺，浊溜于肠胃，言寒温不适，饮食不节，而病生于肠胃，故命曰浊气在中也。清气在下者，言清湿地气之中人也，必从足始，故曰清气在下也。针陷脉则邪气出者，取之上。针中脉则浊气出者，取之阳明合也。针太深则邪气反沉者，言浅浮之病，不欲深刺也，深则邪气从之入，故曰反沉也，皮肉筋脉各有所处者，言经络各有所主也。取五脉者死，言病在中，气不足，但用针尽大写其诸阴之脉也。取三阳之脉者，唯言尽写三阳之气，令病人惟然不复也。夺阴者死，言取尺之五里五往者也。夺阳者狂，正言也。

睹其色，察其目，知其散复，一其形，听其动静者，言上工知相五色于目，有知调尺寸，小大缓急滑涩，以言所病也。知其邪正者，知论虚邪与正邪之风也。右主推之，左持而御之者，言持针而入也。气至而去之者，言补写气调而去之也。调气在于终始一者，持心也。

节之交三百六十五会者，络脉之渗灌诸节者也。所谓五藏之气已绝于内者，脉口气内绝不至，反取其外之病处与阳经之合，有留针以致阳气，阳气至则内重竭，重竭则死矣。其死也，无气以动，故静。所谓五藏之气已绝于外者，脉口气外绝不至，反取其四末之输。其死也，阴气有余，故躁。所以察其目者，五藏使五色循明，循明则声章。声章者，则言声与平生异也。

【注释】

①似（bì 必）：满的意思。

【语译】

所谓"易陈"，是指运用小针的理论，说起来是很容易的。"难入"，是指实际操作过程中达到高超的地步，却是比较困难的。"粗守形"，是指技术差的医生，仅是机械的拘守刺法。"上守神"是说高明的医生，能根据病人气血有余不足，选择确当的补泻方法。"神客"，是指正气与邪气交争于血脉之中。"神"，是正气。"客"，是邪气。"在门"，是指邪气循着正气所出入的门户内外上下无所不至。"未睹其疾"，就是不知道病在哪条经脉。"恶知其原"，是说怎能预先知道何经有病，决定采取何处的穴位治疗呢？"刺之微在数迟"，是指针刺手法的微妙，在于掌握进出针速度的快慢。

"粗守关"，是指技术差的医生，在针刺时仅仅局限于取四肢关节部位的穴位，而不辨别气血的往来盛衰和邪正进退动静等情况。"上守机"，是指高明的医生，懂得静守其气的重要性。"机之动不离其空中"，是说要了解俞穴气机变化的虚实，决定施针速度的快慢。"空中之机，清静而微"，是指针下已经得气，应仔细注意和掌握气机的变化，才能不失补泻手法的时机。

"其来不可逢"，是指邪气盛时不可用补法。"其往不可追"，是指邪气已去时，不可用泻法。"不可挂以发"，是指针下得气的感觉仅是一霎那间，应及时采用补泻手法，不能有毫发之差。"扣之不发"，是指那些不能撑握一霎那的得气机会而及时施用补泻手法的人，就好像箭在弦上，应发而不发那样坐失良机，这样只有使患者血气损耗，而邪气不能祛除。"知其往来者"，是指知道气机的运行有逆顺和盛衰的不同。"要与之期"，是指针刺的关键在于掌握气至的时机进行治疗。"粗之暗"，是指技术差的医生，茫然不知气的精微细密的作用。"妙哉！工独有之"，是指这种奥妙

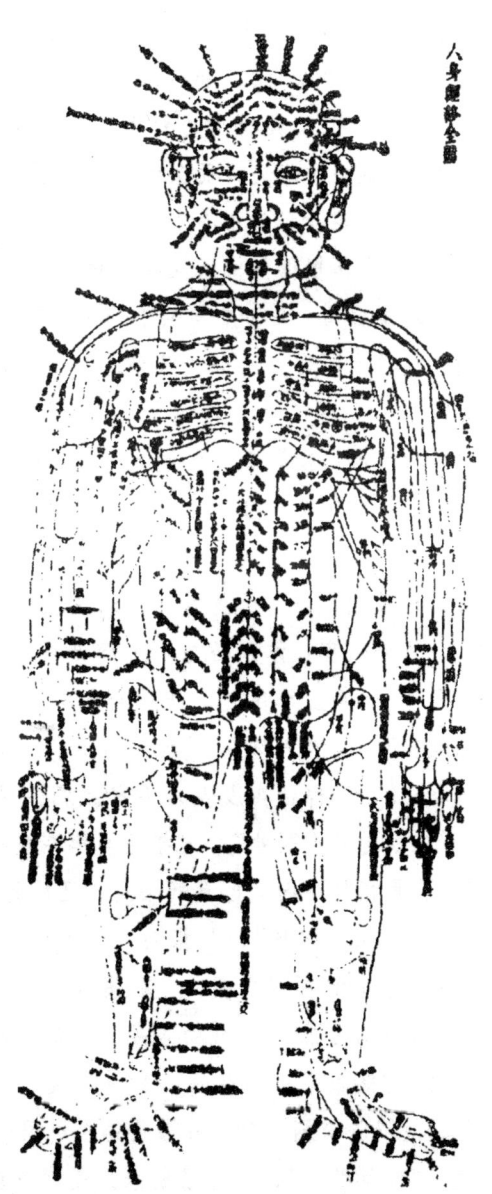

明代施沛《经穴指掌图》中的人身经络全图

的理论和技术只有高明的医生才能完全掌握。"往者为逆",是指邪气已去,但正气虚而脉小,小就是逆。"来者为顺",是指正气来时形气相得而脉见和平,平就是顺。"明知逆顺正行无问",是指能明确上述邪正逆顺的人,就能果断去取应刺的俞穴。"迎而夺之",是指迎其气之方来而泻之,是泻法"。"追而济之",是指随其气之方去而补之,是补法。

　　所谓"虚则实之"是指气口脉虚时应当用补法。"满则泄之",是指气口脉满盛时,应当用泻法。"宛陈则除之",是指血脉中有郁积已久的瘀血,可以用刺血络法以排除它。"邪盛则虚之",是说经脉被邪气充斥时,可以用泻法去邪。"徐而疾则实",是慢慢进针而迅速出针(属于补法,能把正气补实)。"疾而徐则虚",是指快速进针而缓慢出针(属于泻法,能将邪气逐之)。"实与虚若有若无",是说实证经脉中有邪气,正气亦足;虚证无邪而正气少。"察后与先若存若亡",是指根据气的虚实缓急程度,决定补泻次序的先后,并注意观察邪气是撤退还是存留。"为虚与实若得若失",是指如果正确运用补法,使正气得以补充,故若有所得;用泻法祛邪,邪去则病人好像在不知不觉中失掉了什么,故若有所失。

　　大凡邪气侵犯经脉的情况,其"邪气在上",是指风热之邪伤人多犯人的上部,所以称为邪气在上。"浊气在中",是指人所食之物,必先入于胃,然后将精气输注于肺,浊气则滞留于胃肠;或指因寒热失宜,饮食不节,则水谷不化精微,而致浊气停留于胃肠,所以说浊气在中。"清气在下",是指地面的清湿之气,如果伤害人体,必先从足部开始发生,所以称清气在下。"针陷脉则邪气出",是针刺上部存在于筋骨陷窝中的孔穴,可以祛除上部的邪气。"针中脉则浊气出",是指针刺阳明经的合穴,可以祛除中部的浊气。"针太深则邪气反沉",是指邪停留在浅表的不宜深刺,深刺反使邪气随之而深入,所以称反沉。"皮肉筋脉各有所处",是指经与络在皮肉筋脉之间各有主管的范围。"取五脏者死",是指病在内部已真气不足,还用针尽力大泻五脏所属的阴经,使精气大泄而死。"取三阳脉",是指病人已阳气不足,反用针尽泻六腑所属的阳经,使阳气更加怯弱而不易恢复。"夺阴者死",是指取尺部脏阴所出的五里穴,若反复误刺到五次,必夺脏气而致死。"夺阳者狂",是指阳虚泻阳,令人精神错乱而失常。"睹其色,察其目,知其散复,一其形,听其动静",是指高明的医生能够通过双眼辨别五色,并懂得结合脉象的大小、缓急、滑涩,而明确诊断病在何处。"知其邪正",是指了解病人是感受虚邪之风还是实风。"右主推之,主持而御之",是指进出针时左右两手的不同动作。"气至而去之",是指针刺不论补泻，必须等气已调和而去针。"调气在于终始一"，是指调气时应专心致志，始终如一。

"节之交三百六十五会"，是指由络脉渗灌血气于周身百节的穴位。所谓"五脏之气已绝于内"，是指气口所主的五脏之气已经竭绝不至，此时反取表现在外的病处及阳经的合穴，并用留针的方法补益六腑的阳气，使阳气亢盛而内在的阴精更加衰竭，竭而再竭，故称重竭，阴气严重衰竭，其死必作。死前由于气口没有阴气作为脉动的基础所以相对为静。"所谓五脏之气绝于外"，是指气口所主的六腑之气已经竭绝不至，此时反取四肢的腧穴，并用留针的方法，补益五脏的阴气，阴气盛则导致六腑的阳气内陷，阳气内陷不能达表，则发生厥逆，厥逆也是死证。死前由于阴气偏盛于外，故气口脉相对为躁。之所以要察其目，是因为五脏六腑的精气皆上注于目和面部，如果五脏精气旺盛则目能辨五色，面部的五色亦显明润，同时发出的声音亦必宏亮彰著，患者的声音高而宏亮是与正常人有区别的。

### 邪气脏腑病形第四

【题解】

本篇主要讨论邪气伤人的原因、部位和脏腑受邪后所出现的症状，并提出辨别病形的方法，其中对色诊、脉诊、尺肤诊言之较详，突出了小、大、缓、急、滑、涩六纲，还介绍了荥腧各穴的不同作用，强调针穴要准，不可误伤筋肉，更不能误用补泻。

【原文】

黄帝问于岐伯曰：邪气①之中人也奈何？岐伯答曰：邪气之中人高也。黄帝曰：高下有度乎？岐伯曰：身半已上者，邪中之也；身半已下者，湿中之也。故曰：邪之中人也，无有常，中于阴则溜②于腑；中于阳则溜于经。

【注释】

①邪气：这里指风雨寒暑等致病因素。

②溜：同"流"，行的意思。

【语译】

黄帝问岐伯说：外邪侵犯人体的情况怎样？岐伯说：风雨寒暑等邪气，多侵犯人体的上部。黄帝又问：部位的高下有一定的标准吗？岐伯说：上半身发病的，是受了风寒等外邪所致；在下半身发病的，是感受了清湿之邪所致。这是一般规律，但不是绝对如此，邪气侵犯人体，发病部位并不一定在它侵入的地位。这是因为邪气有一个传变的过程，例如，邪气伤了阴经，会流利到属阳的六腑；邪气侵犯了阳经的某个部位，可能就在这条经脉流传和发病。

【原文】

黄帝曰：阴之与阳也，异名同类，上下相会，经络之相贯，如环无端。邪之中人，或中于阴，或中于阳，上下左右，无有恒常，其故何也？岐伯曰：诸阳之会，皆在于面。中人也方乘虚时，及新用力，若饮食汗出腠理开，而中于邪。中于面则下阳明，中于项则下太阳，中下颊则下少阳，其中于膺背两胁亦中其经。

【语译】

黄帝说：经络虽有阴阳之分，但都是内连脏腑，外络肌肤，上下会通，左右联贯，如环无端，虽然名义有阴阳之分，其实都是运行气血的，是同属一类的。而外邪的伤人，有的是阴经受病，有的是阳经受病，或上或下，或左或右，没有一定常规，这是什么道理呢？岐伯说：手三阳经和足三阳经，都会聚于头面，所以，头为诸阳之会。邪气的中伤于人，一般都是乘经脉空虚之时，在劳累用力之后，或者饮食汗出，腠理开泄，气虚不固的时候都容易被邪气侵袭。邪气侵袭了面部，会沿阳明经脉下传。邪气侵袭了项部，会沿太阳经脉下传，邪气侵犯了颊部，则沿少阳经脉下传。若邪气侵犯了胸膺、脊背和两胁，也都分别在阳明经、太阳经、少阳经等所过之处发病。

【原文】

黄帝曰：其中于阴奈何？岐伯答曰：中于阴者，常从臂胻①始，夫臂与胻，其阴皮薄，其肉淖泽②，故俱受于风，独伤其阴。黄帝曰：此故③伤其脏乎？岐伯答曰：身之中于风也，不必动脏，故邪入于阴经，则其脏气实，邪气入而不能客，故还之于腑。故中阳则溜于经，中阴则溜于府。

【注释】

①胻（háng 杭）：足胫部。

②淖泽：湿润的意思。在此作柔软解。《素问》经络论王冰注："淖，湿也，泽，润液也，谓微湿润也。"

③故：此处是"先"的意思。

【语译】

黄帝问：邪气侵入阴经的情况怎么样呢？岐伯说：邪气侵入阴经的时候，通常是从手臂和足胫部的内侧开始。因为这些地方皮肤浅薄，肌肉比较柔弱，所以身体各部虽然同样受风，而这些部位却最易受伤。黄帝又问：在这种情况下邪气会先伤五脏吗？岐伯说：身体感受了风邪，不一定会伤及五脏，邪气侵入阴经时，若五脏之气充实，就不能入里停留，而还归于六腑。所以邪中于阳经的能直接在本经上发病，邪中于阴经，若脏气充实，不会向里传变，而是传流到和它相表里的六腑而发病。

【原文】

黄帝曰：邪之中人脏奈何？岐伯曰：愁忧恐惧则伤心，形寒寒饮则伤肺，以其两寒相感，中外皆伤[①]，故气逆而上行。有所堕坠，恶血留内，若有所大怒，气上而不下，积于胁下，则伤肝。有所击仆，若醉入房，汗出当风，则伤脾。有所用力举重，若入房过度，汗出浴水，则伤肾。黄帝约：五脏之中风奈何？岐伯曰：阴阳俱感[②]，邪乃得往。黄帝曰：善哉。

【注释】

①中外皆伤：中，指肺脏。外，指皮毛形体。皆伤，皆受到伤害。喻昌："肺气外达皮毛，内行水道，形寒则外寒从皮毛内入；饮冷则水冷从肺中上溢，遏抑肺气，不令外扬下达，其治节不行，周身之气，无所禀仰，而肺病矣。"孙鼎宜："外伤形，内伤饮。"

②阴阳俱感：此处之阴指五脏而言，阳指六腑而言。五脏内有所伤，六腑外有所感，内外皆虚，邪气侵袭后得以深入；另一解释认为脏气内伤，再感受外邪，称为阴阳俱感。

【语译】

黄帝说：邪气侵犯人体，也有伤及五脏的，是为什么呢？岐伯说：这是因为五脏之气先伤于内，邪气才乘虚入里的，如心藏神，愁忧恐惧则伤神，若再感外邪则伤心。肺主皮毛，如外受风寒，又饮冷水，两寒相迫，则伤肺，肺气失于肃降则上逆。肝藏血，其经脉行于胁下，如跌仆坠堕，瘀血积留于内，又因大怒的刺激，肝气上逆，气血瘀阻，积于胁下，则伤肝。脾主肌肉而司运化，击仆或醉后入房、汗出当风，就会伤脾。肾藏精主骨，如用力举重，再加房事过度，或汗出沐浴，骨伤精亏，则伤肾。黄帝说：五脏为风邪所伤是怎么回事？岐伯说：一定要脏气先伤于内，再感外邪，在内外俱伤阴阳气血皆虚的情况下，风邪才能内侵入脏。黄帝说：你说的很好。

【原文】

黄帝问于岐伯曰：首面与身形也，属骨连筋，同血合气耳①。天寒则裂地凌冰②其卒寒，或手足懈惰，然而其面不衣，何也？

【注释】

①同血合气耳：指头面与身体各处的气血都是一样的。《太素》卷二十七邪中注："首面及与身形，两者皆属于骨，俱连于筋，同受于血，并合于气。"

②凌冰：积冰的意思。《初学记》七引《风俗通》"积冰曰凌"。

【语译】

黄帝问岐伯说：头面和全身上下各部，在筋骨的连属与气血的运行上，都是相同的，但当天寒地冻，滴水成冰，或突然寒冷的时候，手足凉得麻木不灵活，面部却不怕冷，不用衣物覆盖，这是什么缘故？

【原文】

岐伯答曰：十二经脉，三百六十五络，其血气皆上于面而走空窍，其精阳气上走于目而为睛，其别气走于耳而为听，其宗气上出于鼻而臭，其浊气出于胃，走唇舌而为味。其气之津液皆上燻于面，而皮又厚，其肉坚，故天气甚寒不能胜之也。

【语译】

岐伯回答说：人体十二经脉，三百六十五络脉的血气，都上注于面而走七窍。它的精阳这气，上注于目而能视物，它的旁行之气从两侧上行于耳而能听；它的宗气上通于鼻孔而能嗅，其谷气从胃上通唇舌而能辨别五味。而各种气所化的津液都上行熏蒸于面部，且面部皮肤较厚，肌肉也坚实，故天气虽寒冷，也能够适应。

【原文】

黄帝曰：邪之中人，其病形何如？岐伯曰：虚邪①之中身也，洒淅动形；正邪②之中人也微，先见于色，不知于身，若有若无，若亡若存，有形无形，莫知其情。黄帝曰：善哉。

【注释】

①虚邪：指四时反常的邪风，即虚邪贼风。《太素》卷十五色脉尺诊注："虚邪，谓八虚邪风也。"

②正邪：四时正常之风气，乘人之虚，侵袭人体，故曰正邪。《太素》卷十五色脉尺诊注："正邪，谓四时风也，四时之风，生养万物，故为正也。"

【语译】

黄帝说：病邪侵犯人体，它发生的病态是怎样的呢？岐伯说：病邪有正邪和虚邪的区分，虚邪贼风伤人，发病较重，病人恶寒战栗，形体震动，四时正邪中人，发病较轻微，开始先从面色上有点变异，身上没有什么感觉，象有病又象无病，或在表面上较轻微表现，但不明显，很容易被忽略过去。黄帝说：很好。

【原文】

黄帝问于岐伯曰：余闻之，见其色，知其病，命曰明，按其脉，知其病，命曰神。问其病，知其处，命曰工。余愿闻见而知之，按而得之，问而极之，为之奈何？岐伯答曰：夫色脉与尺之相应也，如桴鼓①影响之相应也，不得相失也，此亦本末根叶之出候也，故根死则叶枯矣。色脉形肉不得相失也，故知一则为工，知二则为神，知三则神且明矣。

【注释】

①桴鼓：桴，是鼓槌。桴鼓，是比喻事物相应，就象用鼓槌击鼓有声一样。

【语译】

黄帝问岐伯说：我听说观察病人面部的五色变化就能知道病情的，叫做明。切按脉象而知道病情的，叫做神。问发病情况而知病的部位的，叫做工。我愿了解为什么望色就能知道疾病，切脉就能知道病情变化，问病就可以彻底了解病苦的所在，其道理究竟怎样？

岐伯说：病人的气色、脉象、尺肤都与疾病的发生有一定的相应关系，疾病与尺肤、色脉的关系，犹如以槌击鼓，声响随之相应，是不会相失的。这也和树木的根本与枝叶的关系一样，根本坚固，枝叶就茂盛，根本衰败，枝叶就枯萎，因此看

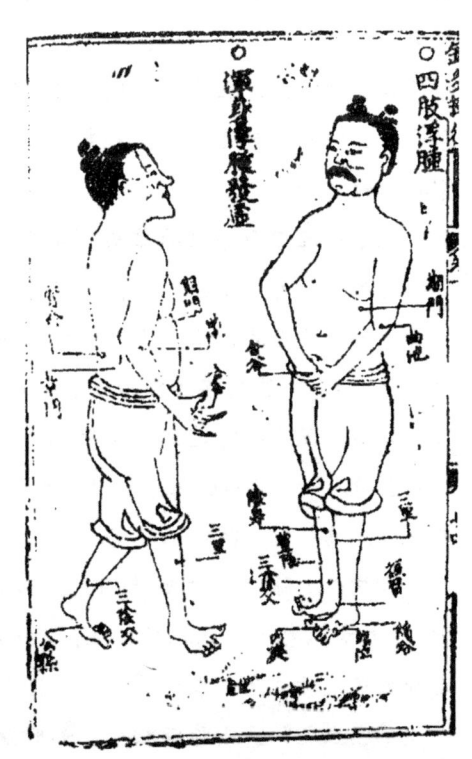

明代何东《针灸捷径》针灸方图中的
四肢浮肿及浑身浮肿发虚取穴图

病时要从色、脉、形肉全面观察，不能有偏失。知其一仅为一般医生，称为工，知其二是比较最高明的医生，称为神，知其三是最高明的医生，称为神明。

【原文】

黄帝曰：愿卒闻之。岐伯答曰：色青者，其脉弦①也；赤者，其脉钩②也；黄者，其脉代③也；白者，其脉毛④；黑者，其脉石⑤。见其色而不得其脉，反得其相胜之脉⑥，则死矣；得其相生之脉⑦，则病已矣。

【注释】

①弦：弦脉的脉象是端直以长，如张弓弦，为肝脉。《素问》玉机真藏论："端直以长，故曰弦。"

②钩：脉来盛去衰曰"钩"，为心脉。

③代：在此处为脾之平脉，有更代的意思。脉象表现有数有疏，气不调匀，如相更代。莫文泉《研经言》卷二云："代，为脾之平脉。以《脉经》脾平脉长长而弱，来疏去数参之，则此所云代，实即乍数乍疏之意。盖有数有疏，则气不调匀，如相更代，故曰代，而古因谓不调之脉为代，故又谓脉之有止者为代。如经所云数动一代，五十动一代，乃代字之引伸义。至仲景而下，别代于结，始以动而中止、不能自还，为代之专称矣。至李时珍而下，别代于促、结，始以止有常数为代之专称矣。"

④毛：轻虚而浮的脉象曰"毛"，为肺脉。莫文泉曰："古以毛为轻之譬，脉以毛名者，为其重按即无，轻取则得也。《素问》玉机真藏论："秋脉者肺也，故其气来轻虚以浮，来急去散，故曰浮。'《脉经》：'肺脉来泛泛，而轻如微风吹鸟背上毛。'然则浮之轻而重按即无者，乃为正毛脉矣。"

⑤石：沉濡而滑之脉，为肾脉。《素问》玉机真藏论："冬脉者，肾也。"新校正引越人云："冬脉石者，北方水也，万物之所藏，盛冬之时，水凝如石，故其脉来沉濡而滑，故曰石也。"

⑥相胜之脉：相胜就是相克，如肝病见肺之毛脉，是金克木，即为相胜之脉。《太素》卷十五色脉尺诊注："假令肝病，得见青色，其脉当弦，反得毛脉，是肺来乘，肝被克，故死。"

⑦相生之脉：指脉病相生，如肝病见肾之石脉，是水生木，即为相生之脉。《太素》卷十五色脉尺诊注："假令见肝病青色，虽不见弦，而是石脉，石为肾脉，是水生木，是得相生之脉，故病已也。"

【语译】

黄帝说：我愿听你全面地讲一下这个道理。岐伯回答说：疾病现出青色，它的脉是弦脉；红色，它的脉是钩脉；黄色，它的脉是代脉；白色，它的脉是毛脉；黑色，它的脉是石脉。这是色和脉相应的正常规律。若见其色而不见其脉，或反见其相克的脉，都主病危，甚则死亡；若能得相生之脉，虽然有病也会很快痊愈的。

【原文】

黄帝问于岐伯曰：五脏之所生，变化之病形何如？岐伯答曰：先定其五色五脉之应，其病乃可别也。黄帝曰：色脉已定，别之奈何？岐伯曰：调其脉之缓、急①、小、大、滑、涩②，而病变定矣。

【注释】

①缓、急：指脉搏的快慢而言。

②滑、涩：指脉的形态而言。滑脉的脉象是往来流利，如盘走珠。涩脉的脉象是虚细而迟，往来觉难，如轻刀刮竹。

【语译】

黄帝向岐伯问道：五脏所发生的疾病，以及疾病的变化和所表现的不同形态怎样认识呢？岐伯回答说：要首先确定五色和五脉所生的疾病，则五脏所生的疾病就不难辨别了。黄帝说：气色和脉象已经确定了，怎样对五脏病变进行具体的区分呢？岐伯说：只要诊查出脉搏的缓与急，脉象的大、小、滑、涩等情况，病变就可确定了。

【原文】

黄帝曰：调①之奈何？岐伯答曰：脉急者，尺之皮肤亦急；脉缓者，尺之皮肤亦缓；脉小者，尺之皮肤亦减而少气；脉大者，尺之皮肤亦贲②而起；脉滑者，尺之皮肤亦滑；脉涩者，尺之皮肤亦涩。凡此变者，有微有甚。故善调尺者，不待于寸，善调脉者，不待于色。能参合而行之者，可以为上工，上工十全九；行二者，为中工，中工十全七，行一者，为下工，下工十全六。

【注释】

①调：有"察"的意思。

②贲：大的意思。

【语译】

黄帝说：怎样观察脉象和尺肤的变化呢？岐伯说：脉搏急的，尺肤的皮肤也紧急；脉搏缓的，尺肤也弛缓；脉象小的，尺肤也瘦小；脉象大的，尺肤也大而隆起；脉象滑的，尺肤也滑润；脉象涩的，尺肤也枯涩。但是这六种变化，是有轻重不同的。所以善于诊察尺肤的，不必等诊察寸口的脉象，就能知道病情，善于诊察脉象的，不必等待观望五色，也可以了解病情。假如能将色、脉、尺肤三方面加以综合，就可使诊断更正确而成为高明的医生，这样，十个病人可以治好九个；如能运用两种诊察方法的医生，为中等的医生，十个病人能治好七个；若只会用一种诊察方法的，为下等医生，十个病人只能治愈六个。

【原文】

黄帝曰：请问脉之缓、急、小、大、滑、涩之病形何如？岐伯曰：臣请言五脏之病变也。心脉急甚者为瘛疭①；微急为心痛引背，食不下。缓甚为狂笑；微缓为伏梁②，在心下，上下行，时唾血。大甚为喉吤③；微大为心痹引背，善泪出。小甚为善哕，微小为消瘅。滑甚为善渴；微滑为心疝引脐，小腹鸣。涩甚为瘖；微涩为血溢，维厥④，耳鸣，颠疾。

【注释】

①瘛疭：痉挛牵引称瘛，纵缓不收称疭。朱骏声云："疭之言纵，瘛之言掣，苏俗所谓惊风。"

②伏梁：病名，为心之积，在心下。《太素》卷十五五脏脉诊注："心脉微缓，即知心下热聚，以为伏梁之病，大如人臂，从齐上至于心，伏在心下，下至于齐，如彼桥梁，故曰伏梁。"

③喉吤：喉间如有物梗阻的意思。丹波元简："吤字书无义。下文云，喉中吤吤然唾出。《素问》咳论云：喉中吤吤如梗状。介、芥古通，乃芥蒂之芥，喉间有物，有妨碍之谓。吤，唯是介字从口者，必非有声之义。"

④维厥：维指四维，即手足，维厥即手足厥逆的意思。

【语译】

黄帝说：请问缓、急、小、大、滑、涩这几种脉都主什么样的病变呢？岐伯说：我先谈一下关于五脏见此六脉微甚的病变。心脉急甚，是寒伤血脉，发生筋脉瘛疭；心脉微急，是寒微邪在心胸，所以心胸牵引背部作痛，食不能下。心脉缓甚为心气大热，所以出现神不安而为狂笑；微缓为热聚心下，久则积为伏梁，在心下，其气上下行，或升或降，有时出现唾血。心脉大甚，为心火上炎，故喉中如有物梗阻；微大是血脉不通的心痹，心痛引背，因心脉上连目系，故常流泪。心脉小甚，为心阳虚，阳虚则胃寒上逆而作呃逆；微小为善食、善饥的消瘅病。心脉滑甚为阳盛有热，故口渴；微滑为热在下，故病心疝引脐痛而肠鸣。心脉涩甚则瘖不能言，微涩则为吐血、衄血、四肢厥逆，以及耳鸣等头部疾病。

【原文】

肺脉急甚为癫疾；微急为肺寒热，怠惰，咳唾血，引腰背胸，若鼻息肉①不通。缓甚为多汗；微缓为痿瘘②，偏风，头以下汗出不可止。大甚为胫肿；微大为肺痹引胸背，起恶日光，小甚为泄，微小为消瘅。滑甚为息贲③上气，微滑为上下出血。涩甚为呕血；微涩为鼠瘘，在颈支腋之间，下不胜其上，其应善痠矣。

【注释】

①鼻息肉：即鼻中生有瘜肉。《病源》卷二十九鼻息肉候："肺气通于鼻，肺脏为风冷所乘，则鼻气不和，津液壅塞。而为鼻，冷搏于血气，停结鼻内，故变生息肉。"

②痿瘘：痿即肺痿、痿躄等证；瘘为鼠瘘一类疾病。

③息贲：为肺之积。肺气有结，喘息上贲，故称为息贲。

【语译】

肺脉急甚的，出现癫疾；微急的，是肺有寒热，出现倦怠乏力、咳而唾血，咳时牵引胸部和腰背部作痛，以及鼻中瘜肉阻塞而呼吸不畅。肺脉缓甚的，气虚多汗；微缓的，出现四肢痿软、肺痿等，以及鼠瘘、半身不遂，头部以下汗出不止的症状。肺脉大甚的，足胫肿；微大则为肺痹，可出现烦满喘息呕吐等症状，而且牵引胸背作痛，其人怕见日光。肺脉小甚的，出现泄泻等阳虚症状；微小的，是消瘅的表现，可见善食善饥的中热症状。肺脉滑甚的，是痰热壅肺，可见喘满气逆；微滑的，是热伤血络，在上则为衄血，在下则为泄血。肺脉涩甚的，主呕血；微涩的，主鼠瘘，病发于颈项与腋下，下肢痿软无力，难于支撑上部的重压。

【原文】

肝脉急甚者为恶言；微急为肥气，在胁下若覆杯。缓甚为善呕；微缓为水瘕痹也。大甚为内痈，善呕衄；微大为肝痹，阴缩，咳引小腹。小甚为多饮，微小为消瘅。滑甚为癀疝；微滑为遗溺。涩甚为溢饮；微涩为瘛挛筋痹。

**【注释】**

①肥气：是肝之积的病名，在胁下，如复杯，突出如肉，故名肥气。《太素》卷十五五脏脉诊注："肝受寒，气积在左胁下，状若复杯，名曰肥气。"

②水瘕痹：瘕，是瘕聚一类的病，假物成形，聚散无常，故名瘕。水瘕，即因积水而假聚成形。痹，是闭阻的意思，水邪痹阻小便不通。水瘕痹就是水结在胸胁下，结聚成形而小便不通的病。

③肝痹：是一种因肝气郁滞而造成夜卧多惊，多饮，小便频数，腹部胀满如怀孕一样的疾病。《素问》痹论："肝痹者，夜卧则惊，多饮，数小便，上为引如怀。"

④癀疝：疝气的一种。阴囊肿大，叫做癀。

**【语译】**

肝脉急甚的，主情绪急躁愤怒，故听言而恶；微急的，为肝之积肥气，在胁下的部位，形状好象扣着的杯子一样。肝脉缓甚的为呕吐；微缓为水积胸胁而小便不利的水瘕痹病。肝脉大甚，主内有痈肿，经常出现呕吐和衄血；微大为肝痹病。阴器收缩，咳而牵引小腹作痛等病。肝脉小甚为血不足，当为多饮；微小为善良善饥的消瘅病。肝脉滑甚为阴囊肿大的癀疝病；微滑为遗尿病。肝脉涩甚为水湿溢于四肢的溢饮病；微涩为筋痪挛不舒的筋痹病。

**【原文】**

脾脉急甚为瘈疭；微急为膈中，食饮入而还出，后沃沫。缓甚为痿厥；微缓为风痿，四肢不用，心慧然若无病。大甚为击仆；微大为痞气，腹裹大脓血，在肠胃之外。小甚为寒热；微小为消瘅。滑甚为癀癃；微滑为虫毒蛕蝎腹热。涩甚为肠癀；微涩为内溃，多下脓血。

**【注释】**

①膈中：食入即吐的病，叫做膈中。《太素》卷十五五脏脉诊注"膈中，当咽冷，不受食也。"

②后沃沫：是大便下冷沫。《太素》卷十五五脏脉诊注："大便沃冷沫也。"

③痿厥：痿指四肢痿软无力，厥指厥冷而言。如《太素》卷十五五脏脉诊注："缓甚者，脾中虚热也，脾中主运四肢，脾气热不营，故曰四肢痿弱，厥，逆冷也。"

④心慧然若无病：就是心里很清楚，和无病的人一样。《太素》卷十五五脏脉诊注："脾中有热受风，营其四肢，令其痿弱不用，风不入心，故心慧然明了，安若无痛。"

⑤击仆：就是卒中病。《纲目》卷十"卒然仆倒者，称为'击仆'，世又称为卒中。"

⑥痞气：《难经》五十六难："脾之积曰痞气，在胃脘，复大如盘，久不愈，令人四肢不收，发黄疸，饮食不为肌肤。"

⑦癀癃：指癫疝病而言，癃，疲困的意思，指癫疝病疲困不解。

⑧虫毒蛕蝎：蛕同蛔，即蛔虫；蝎，木中蠹虫曰蝎。虫毒蛕蝎，形容肠内的寄生虫，如蛔虫等寄生体内毒害人体，致人于病。《太素》卷十五五脏脉

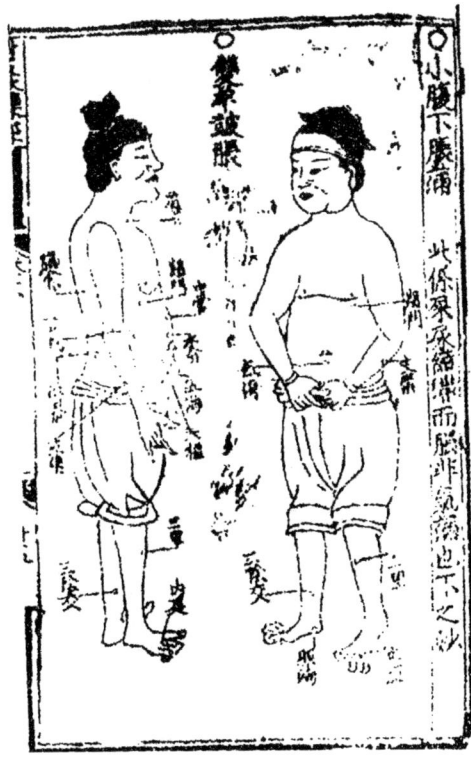

明代何柬《针灸捷径》针灸方图中的小腹下胀痛取穴图

诊注："蛕，腹中长虫也，蝎，为腹中虫，如桑蠹也，阳盛有热，腹内生此二虫为病，绞作腹中。"

⑨肠癀：《太素》卷十五五脏脉诊注："脉涩，气少血多而寒，故冷气冲下，广肠脱出，名曰肠癀，亦妇人带下病也。"

【语译】

脾脉急甚的为脾寒，脾寒不能温养四肢，所以出现痿疭；微急的是脾阳虚，不能运化，以致食入而吐，这种病名为膈中，脾阳虚则大便下冷沫。脾脉缓甚为四肢痿软无力而厥冷；微缓为风痿病，四肢痿废不用，病在经络而不在内脏，所以神志清楚，和无病的人一样。脾脉大甚为卒然仆倒的卒中病；微大为脾之积的痞气病，腹里大脓血，在肠胃之外。脾脉小甚为寒热病；微小为内热消瘅。脾脉滑甚，为阴囊肿大疲困不解的癀疝病；微滑为腹内有蛔虫等肠寄生虫，寄生体内毒害人体，虫毒亦可引起腹部发热。脾脉涩甚为广肠脱出的肠癀病；微涩是肠内溃烂腐败，故大便下脓血。

【原文】

肾脉急甚为骨癫疾;微急为沉厥奔豚,足不收,不得前后。缓甚为折脊;微缓为洞,洞者,食不化,下嗌还出。大甚为阴痿,微大为石水,起脐以下至小腹腄腄然,上至胃脘,死不治。小甚为洞泄;微小为消瘅。滑甚为癃癏,微滑为骨痿,坐不能起,起则目无所见。涩甚为大痈;微涩为不月沉痔。

【注释】

①骨癫疾:是癫疾的危重症,病深在骨,脾肾两败。《类经》二十一卷第三十七注:"骨癫疾者,病深在骨也。其颠齿诸穴分肉之间,皆邪气壅闭,故为胀满。形则枯羸,唯骨独居,汗出于外,烦闷于内,已为危证;呕多沃沫,气泄于下者,尤为脾肾俱败,必不可治。"

⑦沉厥奔豚:沉厥指下肢沉重厥冷;奔豚为肾积,发自少腹,上至胸咽,若豚之奔突,故名。《太素》卷十五五脏脉诊注:"微急者,肾冷发沉厥之病,足脚沉重逆冷不收。"《病源》卷十三贲豚气候云:"贲豚气者,肾之积气。其气乘心,若心中踊踊,如事所惊,如人所恐,五藏不定,食饮辄呕,气满胸中,狂痴不定,忘言忘见,此惊恐奔豚之状。若气满支心,心下闷乱,不欲闻人声,休作有时,乍瘥乍极,吸吸短气,手足厥逆,内烦结痛,温温欲呕,此忧思奔豚之状。"

③折脊:形容腰脊痛如折。《太素》卷十五五脏脉诊注:"阳气盛热,阴气虚弱,肾受寒气,致令腰脊痛如折。"

④石水:是水肿病的一种。以腹水、腹部胀满为主症。如《金匮要略》:"石水,其脉自沉,外症腹满不喘。"《类经》六卷第二十四注;"石水者,凝结少腹,沉坚在下也。"

⑤小腹腄腄然:腄同垂,重而下坠的意思。小腹腄腄,形容小腹胀满下垂的样子。《太素》卷十五五脏脉诊注:"垂垂,少腹垂也。"

⑥沉痔:一种解释认为是内痔。《太素》卷十五五脏脉诊注:"沉,内也。"另一种认为是经久不愈的痔。二说可并参。

【语译】

肾脉急甚,为邪深入骨,邪气壅闭的骨癫疾;肾脉微急为沉厥病,肾的寒气上逆发为奔豚,两足难以屈伸,及大小便不通。肾脉缓甚,为腰脊痛如折;微缓为洞泄病,这是因为肾病不能蒸化脾土,化生水谷,饮食不化,即从大便排出,或出现下咽即吐的病。肾脉大甚为阴痿不起;微大为石水病,水结于少腹,从脐以下至小腹部，上至胃脘皆胀硬如石，为不易治疗的危重症候。肾脉小甚为肾虚不能固摄而为洞泄；微小为精血不足，而为消瘅。肾脉滑甚为有热，故为小便不利，或为癃疝；微滑为肾虚内热，不能生髓养骨，而为骨痿，坐不能起，起则眼目昏花视物不清。肾脉涩甚为气血阻滞，而形成大痈；微涩为气血不利，可出现女子月经不行，或内痔等症。

【原文】

黄帝曰：病之六变者，刺之奈何？岐伯答曰：诸急者多寒；缓者多热；大者多气少血；小者血气皆少；滑者阳气盛，微有热；涩者多血少气，微有寒。是故刺急者，深内而久留之。刺缓者，浅内而疾发针，以去其热，刺大者，微泻其气，无出其血。刺滑者，疾发针而浅内之，以泻其阳气而去其热。刺涩者，必中其脉，随其逆顺而久留之，必先按而循①，之，已发针，疾按其痏②，无令其血出，以和其脉。诸小者，阴阳形气俱不足，勿取以针，而调以甘药也。

【注释】

①循：此处作摩按解。

②痏（wěi尾）：疮瘢。《太素》卷十五五脏脉诊注："痏，谓疮瘢之也。"常指针瘢而言。本文之""字指针孔。

【语译】

黄帝说：关于疾病所出现的六种脉象变化，针刺的方法怎样？岐伯说：凡是脉象紧急的多是有寒邪，脉象缓的多属热；脉象大的多属气有余而阴血虚少；脉小的都属气血不足；脉滑的是阳盛而有热；脉涩的气滞血少，微有寒象。因此，在针刺时，对急脉及相应的病变深刺，留针时间长一点，使寒去阳生；对缓脉及相应的病变要浅刺而快出针，以散其热；对大脉及相应的病变要用轻泻的刺法，微泻其气，不能出血，使气血调和；对滑脉及相应的病变用浅刺快出针的方法，以泻亢盛的阳气，而泄其热；对于涩脉及相应的病变，针刺难于得气，选取经脉宜准确，必须刺其脉，根据症状的逆和顺，可以久留针并按摩肌肉，以导脉外的气。出针后，要很快按住针孔，不要出血，使经脉中气血调和；至于脉象小的，是气血俱虚，阴阳形气都不足，不必用针刺治疗，可用甘味药调补。

【原文】

黄帝曰：余闻五脏六腑之气，荥腧所入为合，令何道从入，入安连过，愿闻其故？岐伯答曰：此阳脉之别入于内，属于腑者也。黄帝曰：荥输与合，各有名乎？岐伯答曰：荥输治外经，合治内腑。
黄帝曰：治内府奈何？岐伯曰：取之于
合。黄帝曰：合各有名乎？岐伯答曰：
胃合于三里，大肠合入于巨虚上廉；小
肠合入于巨虚下廉；三焦合入于委阳；
膀胱合入于委央，胆合入于阳陵泉。黄
帝曰：取之奈何？岐伯答曰：取之三里
者，低跗；取之巨虚者，举足；取之委
阳者，屈伸而索之；委中者，屈而取之；
阳陵泉者，正竖膝予之齐，下至委阳之
阳取之；取诸外经者，揄申而从之。

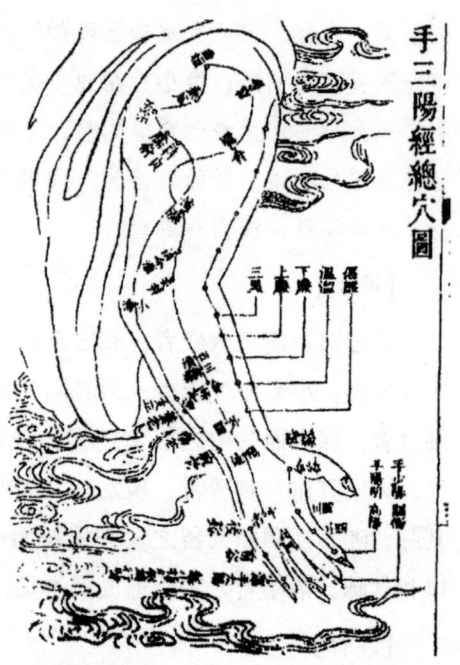

清代吴谦等人所撰《医宗会鉴》中的
手三阳经总穴图

【注释】

①入安连过：这是问手足三阳脉气
进入合穴后，又和哪些脏腑经脉有互相
连属的关系。孙鼎宜："问手足三阳，其
上下从何处连属以通气脉也。"

②正竖膝予之齐：即正身蹲坐，使两膝齐平的意思。

③揄申而从之：揄，牵引的意思。申，即伸。这句话的意思是说牵引或伸展
四肢来寻找穴位。

【语译】

黄帝说：我听说五脏六腑之气，都出于井穴，从荥腧入而归于合穴，其气血
从何道注入合穴，进入后又和哪些脏腑经脉有互相连属的关系呢？请你将其中道
理讲给我听。岐伯说：这就是手足阳经从别络进入内部而连属于六腑的过程。黄
帝说：荥腧与合穴，在治疗上又怎样分别呢？岐伯说：荥腧的气脉浮浅，可以治
外经的病，合则气脉深入，可以治内腑的病。黄帝说：人体内部的腑病，怎样治
疗呢？岐伯说：要取三阳经的合穴。黄帝说：三阳的合穴都有名称吗？岐伯说：
足阳明胃的合穴在三里；手阳明大肠的脉气，循足阳明胃脉，合于巨虚上廉；手
太阳小肠之气，循足阳明脉合于巨虚下廉；手少阳三焦合于足太阳之委阳穴，委
阳为三焦下辅腧；足太阳膀胱合于委中；足少阳胆合于阳陵泉。黄帝说：合穴怎
样取法呢？岐伯说：取三里穴要使足背低平；巨虚穴则要举足而取；取委阳要屈
伸下肢，认真寻索；委中穴要屈膝而取；阳陵泉要正身蹲坐使两膝齐平，在委阳

的外侧寻取；治疗在外的经脉的病，要取荥腧，它们的取法是牵拉伸展四肢，使经脉舒展，气血流畅，然后寻取。

【原文】

黄帝曰：愿闻六腑之病？岐伯答曰：面热者，足阳明病；鱼络血者，手阳明病；两跗之上脉坚若陷者，足阳明病，此胃脉也。

【注释】

①面热者，足阳明病：阳明脉循行面部，面热是阳明病的表现。《太素》卷十一府病合输注："阳明脉起面，故足阳明病，面热为候也。"

②鱼络血者：是说手鱼的部位血脉郁滞或有瘀斑。

【语译】

黄帝说：我愿听你讲述一下六腑的病变情况。岐伯说：足阳明经脉行于面，面部发热就是足阳明有了病变；手阳明脉行于鱼际之后，内连太阴，故手鱼血脉郁滞或有瘀血斑点是手阳明病；两足背的冲阳脉，出现坚实或虚软下陷现象的，也是足阳明病，因为足背冲阳穴部位属于足阳明胃脉。

【原文】

大肠病者，肠中切痛，而鸣濯濯，冬日重感于寒即泄，当脐而痛，不能久立，与胃同候，取巨虚上廉。

【注释】

①濯濯（zhuó 浊）：为肠鸣音。《太素》卷十一府病合输注："肠中水声。"

②当脐而痛：大肠正当脐之部位，故当脐而痛为大肠症状之一。《太素》卷十一府病合输注："当脐痛者，回肠，大肠也，大肠当脐，故病当脐痛也。"

③与胃同候：指大肠与胃有密切联系，大肠气与胃气具合于上巨虚，所以大肠病可取胃的巨虚穴来治疗。《太素》卷十一府病合输注："与胃同候者，大肠之气，与足阳明合巨虚上廉，故同候之"。

【语译】

大肠病，肠中急痛，由于传导失常，水液停留，所以肠鸣濯濯，冬天再受了寒邪就会引起泄泻和当脐疼痛，痛时甚至不能站立，大肠连属于胃，故可以取胃经的巨虚上廉来治疗。

【原文】

胃病者，腹膜胀，胃脘当心而痛，上支两胁，膈咽不通，食饮不下，取之三里也。

【注释】

①膜胀：《说文》肉部："膜，起也。"膜胀，指胀满膨起。

【语译】

胃病，可出现腹胀膨满，胃脘部疼痛甚则两胁胀，膈和咽部阻塞不畅，饮食不下。治疗可以取足三里穴。

【原文】

小肠病者，小腹痛，腰脊控睾而痛，时窘之后①，当耳前热，若寒甚，若独肩上热甚，及手小指次指之间热，若脉陷者，此其候也。手太阳病也，取之巨虚下廉。

【注释】

①时窘之后：指痛甚窘急，而欲大便。马莳："痛时窘甚，而欲去后也。"

【语译】

小肠病，小腹作痛，腰脊牵引睾丸痛，还有大小便窘急的感觉。或循着经脉的走向出现耳前发热，或寒甚，或肩上热甚，手小指次指间热甚，络脉虚陷不起，部属于小肠病证候。可以取小肠经合穴巨虚下廉进行治疗。

【原文】

三焦病者，腹胀气满，小腹尤坚，不得小便，窘急，溢则为水，留即为胀，候在足太阳之外大络，大络在太阳、少阳之间，赤见于脉，取委阳。

【语译】

三焦病则气化不行，故腹气胀满，小腹部胀得更甚，小便不通而甚感窘迫，水道不利，水溢于皮下为水肿，或停留在腹部为水胀病。三焦病也可以观察足太阳外侧大络的变化，大络在太阳经与少阳经之间，为三焦的下腧委阳，三焦有病，此处脉必现赤色，治疗时取委阳穴。

【原文】

膀胱病者，小腹偏肿而痛，以手按之，即欲小便而不得，肩上热若脉陷，及足小指外廉及胫踝后皆热若脉陷，取委中。

【语译】

膀胱病的症状是小腹部偏肿而疼痛，用手按之，即有尿意，但却不能排出。由于膀胱经脉起于足小趾外侧，循胫踝上行于肩背，所以膀胱病可引起足小趾外侧，胫踝及肩上发热，或者其循行部位的脉下陷不起，治疗时可以取膀胱经的合穴委中。

【原文】

胆病者，善太息，口苦，呕宿汁，心下澹澹，恐人将捕之，嗌中吤吤然，数唾，在足少阳之本末，亦视其脉之陷下者，灸之，其寒热者取阳陵泉。

【注释】

①澹澹：跳动的意思。丹波元简："澹与盲憺同，为跳动貌。"

②足少阳之本末：指足少阳经的起止而言。又，《太素》卷十一府病合输注："足少阳本在窍阴之间，标在窗笼，即本末也。"又，《类经》二十卷第二十四注："本末者，在府为本，在经为末也。"《太素》、《类经》二注可作参考。

【语译】

胆病则气郁不畅，常常叹出长气，口苦，因精汁上溢而呕出苦水，同时出现精神不安，心跳恐惧，好象有人要逮捕他一样。咽中如物梗阻，总想将它唾出来。对这些病的治疗，可以在足少阳经从起至止的循行通路上选择穴位，对因气血不足而出现脉陷下的部位，可以施用温灸的方法，如胆病而有寒热现象的，可取足少阳的合穴阳陵泉刺治。

【原文】

黄帝曰：刺之有道乎？岐伯答曰：刺此者，必中气穴，无中肉节。中气穴则针游于巷，中肉节即皮肤痛，补泻反则病益笃。中筋则筋缓，邪气不出，与其真相搏，乱而不去，反还内著。用针不审，以顺为逆也。

【注释】

①气穴：即腧穴。因其和经气相通，故称气穴。《类经》二十卷第二十四注："经气所至，是谓气穴"。

②肉节：《类经》二十卷第二十四注："肉有节界，是谓肉节"。

③中气穴则针游于巷：是形容针刺得当，刺中穴位后，针感即沿经脉循行路线出现。《太素》卷十一府病合输注："巷，谓街巷空穴之处也。"马莳："中气穴，则针游于巷，而气脉相通，即《素问》气穴论游针之居也。"

④补泻反则病益笃：补泻不当，补实泻虚就会使病情加重。

【语译】

黄帝说：针刺以上诸穴有一定的规律吗？岐伯说：针刺这些穴位一定要刺中

气穴，切不可刺于肉节。因为刺中气穴，就如针游于空巷之内，经脉就能得以疏通，若刺到肉节上，只能损伤良肉，使皮肤疼痛，起不到治疗作用。此外，补泻手法也要正确使用，假若虚证用了泻法，或实证用了补法，当补而泻，当泻而补，疾病必因此而加重。如果误刺在筋上，不仅会伤筋而造成驰缓，而且病邪无由而出，与真气纠缠斗争，扰乱人体的气机，甚至还会内陷，固着于体内，使疾病更加深入发展。这都是用针不审慎，刺法错乱所造成的恶果。

# 卷之二

## 根结第五

【题解】

本篇主要是讨论经脉的根穴与结穴在治疗上的作用。根，是经脉之气始生之处；结，是经脉之气归结之地。本篇详述了足之三阴三阳经根结的部位与穴名，对应于开、阖、枢而具有的不同作用及其所主的疾病；又列举了手足三阳经各自之根、溜、注、入等部位的主穴。由于本篇的内容，着重于经络的根结本末与治疗的关系，所以篇名叫做"根结"。

【原文】

岐伯曰：天地相感，寒暖相移，阴阳之道，孰少孰多？阴道偶，阳道奇，发于春夏，阴气少，阳气多，阴阳不调，何补何写？发于秋冬，阳气少，阴气多，阴气盛而阳气衰，故茎叶枯槁，湿雨下归，阴阳相移，何写何补？奇邪离经，不可胜数。不知根结，五藏六府，折关败枢，开阖而走，阴阳大失，不可复取。九针之玄，要在终始，故能知终始，一言而毕，不知终始，针道咸绝。

太阳根于至阴，结于命门。命门者，目也。阳明根于厉兑，结于颡大。颡大者，钳耳也。少阳根于窍阴，结于窗笼。窗笼者，耳中也。

太阳为开，阳明为阖，少阳为枢。故开折则肉节渎而暴病起矣，故暴病者，取之太阴，视有余不足。渎者，皮肉宛膲而弱也。阖折则气无所止息而痿疾起矣，故痿疾者，取之阳明，视有余不足。无所止息者，真气稽留，邪气居之也。枢折即骨繇而不安于地，故骨繇者，取之少阳，视有余不足。骨繇者，节缓而不收也。所谓骨繇者，摇故也。当穷其本也。

太阴根于隐白，结于太仓。少阴根于涌泉，结于廉泉。厥阴根于大敦，结于玉英，络于膻中。

太阴为开，厥阴为阖，少阴为枢。故开折则仓廪无所输膈洞，膈洞者，取之太阴，视有余不足。故开折者，气不足而生病也。阖折即气绝而喜悲，悲者，取之厥阴，视有余不足。枢折则脉有所结而不通，不通者，取之少阴，视有余不足，有结者，皆取之不足。

足太阳根于至阴，溜于京骨，注于昆仑，入于天柱，飞扬也。足少阳根窍阴，溜于丘墟。注于阳辅，入于天容、光明也。足阳明根于厉兑，溜于冲阳，注于下陵，入于人迎、丰隆也。手太阳根于少泽，溜于阳谷，注于小海，入于天窗、支正也。手少阳根于关冲，溜于阳地，注于支沟，入于天牖、外关也。手阳明根于商阳，溜于合谷，注于阳溪，入于扶突、偏历也。此所谓十二经者，盛络皆当取之。

一日一夜五十营，以营五藏之精，不应数者，名曰狂生。所谓五十营者，五藏皆受气，持其脉口，数其全也。五十动而不一代者，五藏皆受气；四十动一代者，一藏元气；三十动一代者，二藏无气；二十动一代者，三藏无气；十动一代者，四藏无气；不满十动一代者，五藏无气。予之短期，要在《终始》。所谓五十动而不一代者，以为常也，以知五藏之期。予之短期者，乍数乍疏也。

黄帝曰：逆顺五体者，言人骨节之大小，肉之坚脆，皮之厚薄，血之清浊，气之滑涩，脉之长短，血之多少，经络之数，余已知之矣，此皆布衣匹夫之士也。夫王公大人，血食之君，身体柔脆，肌肉软弱，血气慓悍滑利，其刺之徐疾浅深多少，可得同之乎？岐伯答曰：膏粱菽藿之味，何可同也？气滑即出疾，其气涩则出迟，气悍则针小而入浅，气涩则针大而入深，深则欲留，浅则欲疾。以此观之，刺布衣者，深以留之；刺大人者，微以徐之，此皆因气慓悍滑利也。

黄帝曰：形气之逆顺奈何？岐伯曰：形气不足，病气有余，是邪胜也，急写之。形气有余，病气不足，急补之。形气不足，病气不足，此阴阳气俱不足也，不可刺之，刺之则重不足，重不足则阴阳俱竭，血气皆尽，五藏空虚，筋骨髓枯，老者绝灭，壮者不复矣。形气有余，病气有余，此谓阴阳俱有余也，急泻其邪，调其虚实。故曰：

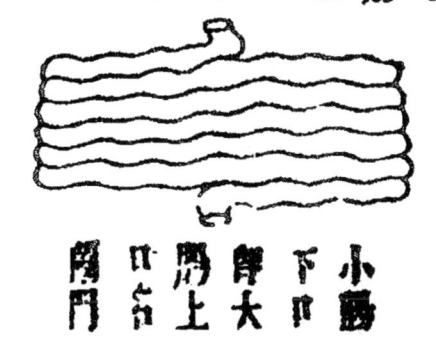

明代张介宾《类经图翼》脏腑图中的小肠上下口图

有余者写之，不足者补之，此之谓也。

故曰：刺不知逆顺，真邪相搏，满而补之，则阴阳四溢，肠胃充郭，肝肺内膜，阴阳相错；虚而写之，则经脉空虚，血气竭枯，肠胃懞辟，皮肤薄著，毛腠夭膲，予之死期。故曰：用针之要，在于知调阴与阳。调阴与阳，精气乃光，合形与气，使神内藏，故曰：上工平气，中工乱脉，下工绝气危生，故曰：下工不可不慎也。必审五藏变化之病，五脉之应，经络之实虚，皮之柔粗，而后取之也。

【注释】

①奇邪离经：奇邪，指不正之邪；"离"，有"罹"义，侵入的意思。奇邪离经，就是不正之邪侵入人体流传无定。

②根结：脉气所起为根，所归为结。

③颡（sāng 桑）大：颡，同额。颡大，指额之大角，这里是从额之大角入发际五分的头维穴，以其钳束于耳上，故又称钳耳。

④开、阖、枢：门敞叫开，门关叫合，转轴叫枢。本文喻三阴或三阳相互为用的关系，以及在人体的作用，也可理解为层次的深浅。

⑤太仓：即中脘穴。

⑥膏梁菽藿：膏，脂膏；梁，细粮；菽，豆类；藿，豆叶。

⑦偄（shè 射）辟：形容皮肤松弛确皱纹。

【语译】

岐伯说：天气与地气互相感应，于是出现了气温的寒暖转移，其中阴和阳的有规律的变化，有无多少之分？阴道是逢双的偶数，阳道是逢单的奇数。如果疾病发生在春夏，阴气少而阳气多的季节，此时阴阳之气不相协调，应在哪一经用补法？哪一经用泻法？若病发生在秋冬阳气少而阴多的季节，此时植物的茎叶枯萎，水湿和雨露下归于根部。这种阴阳相移的情况，应在哪一经用补法？哪一经用泻法？如果四时不正之气入侵经络，进而离经深入脏腑，其变化无穷，而形成很多疾病，治疗时若不懂得根结的意义，不知道脏腑开、合、枢浅深出入的作用，以致机关折损，枢纽败坏，表里的开合失职，使精气走泄不藏，体内的阴阳之气，受到重大的损失，即使取穴用针，也不可能再起作用了。因此，运用九针的奥妙，在于明白经脉的起止，能够懂得经脉起止的，一句话就能概括九针治病的关键，若不明经脉的始终，则针刺的道理就闭绝难通了。

足太阳经起于至阴穴，终于命门。"命门"，是指目内侧的睛明穴。足阳明经起于厉兑穴，终于颡大，"颡大"，是指在耳钳直上额角入发际的头维穴。少阳经起于窍阴穴，终于窗笼。"窗笼"，是指耳中的听宫穴。

太阳主表为开，阳明主里为合，少阳介于表里之间，似户枢故称枢。如果开的功能失常，则皮肤肌肉干枯，病邪易侵而迅疾发病，此时可取足太阳的俞穴，并根据虚实情况选择补泻手法。这里所说的"渎"，是指皮肉消瘦干枯脆弱。如果"合"的功能失常，则真气难以运行而发生痿躄。所以治疗痿躄，当取足阳明经的俞穴，同样要辨其虚实。这里的"无所止息"，是指真气的滞留，病邪的盘锯，所以发生痿躄。如果"枢"的功能失常，则会发生骨节驰缓摇摆而站立不稳的骨繇病。骨繇，可取足少阳经的俞穴，也要根据虚实进行治疗。这里的骨繇是指关节驰缓不收，动摇不定。所以称为骨繇，就是因为骨节动摇的缘故。综上所述，对于三阳经开、合、枢的病变，必须弄清它的本质，才能获得正确的治疗。

足太阴经起于隐白穴，终于中脘穴。足少阴经，起于涌泉穴，终于廉泉穴。足厥阴经，起于大敦穴，终于玉英穴，并且有络下连膻中穴。

太阴是三阴之表主开；厥阴是三阴之里主合；少阴介于表里之间为枢。如果开的作用失常，则脾的运化功能失健，而发生上为闭塞、下为泄泻的膈洞病，膈洞病取足太阴经穴位，当根据虚实情况而调之。开的作用之所以失常，是由于脾胃气虚不能运化水谷所致。如果合的功能失常，则肝气绝于里，而肺气乘之，故时有悲哀情绪发生，治疗悲哀，应取足厥阴肝经的俞穴，并根据虚实而调之。如果枢的作用失常，则肾脉有所郁结而下焦不通，对下焦不通的病症，可取足少阴经脉的俞穴，同样要根据虚实情况，泻有余而补不足。一般说来，这种郁结的病证，多由于正气不足所致，当采用补法治之。

足太阳经起于至阴穴，流行于京骨穴，灌注于昆仑穴，上入于天膲柱穴而走头，下入于络穴飞扬（交足少阴经）。足少阳经起于窍阴穴，流行于丘墟穴，灌注于阳辅穴，上入于天冲穴，下入于光明穴（交足厥阴经）。足阳明经起于厉兑穴，流行于冲阳穴，灌注于解溪穴，上入于人迎穴，下入于丰隆穴（交足太阴经）。手太阳经起于少泽穴，流行于阳谷穴，灌注于小海穴，上入于天窗穴，下入于支正穴（交手少阴经）。手少阳经起于关冲穴，流行于阳池穴，灌注于支沟穴，上入于天髎穴，下入于外关穴（交手厥阴经）手阳明经起于商阳穴，流行于合谷穴，灌注于阳溪穴，上入于扶突穴，下入于偏历穴（交手太阴经）。以上是手足三阳左右共为十二经脉的根、流、注、入的穴位，凡属邪客而经络盛满的疾患，皆可取上穴以泻之。

经脉中的气血一昼夜循环运行于人体的五十周次，目的在于运行五脏的精气，如有太过或不及而不符合此周次者，就叫做"狂生"。所谓"五十营"，就是使五脏都得到精气的营养，这可从寸口切脉的部位上，计算其搏动的次数，从而测知脏气的盛衰。如果脉搏跳动五十次而无歇止，说明五脏健全，精气充足；如脉搏跳动四十次而有一次歇止的，其中有一脏功能不健全；如脉搏跳动三十次而有一次歇止的，就有两脏功能不健全；如脉搏跳动二十次而有一次歇止的，就有三脏功能不健全；如脉搏跳动十次而有一次歇止的，就有四脏功能不健全；如不满十次而有一次歇止的，就是五脏的功能都不健全。根据这种情况，可以预测死期，其主要内容在《终始》篇中已大体论述。所说的五十动而不出现一次歇止，属于正常现象。如五十动中见有歇止，可根据歇止的至数多少来判断疾病的预后，要断定其死期只要发现脉搏忽快忽慢而不规则时，死期就近了。

黄帝说：人的形体有五种不同，是讲骨节有大有小，肌肉有坚有脆，皮肤有厚有薄，血液有清有浊，气的运行有滑有涩，经脉有长有短，营血有多有少，以及经脉的数目等，我都知道了，但这些都是指劳动人民或体格强壮的人。而那些王公大人，饮食精美，养尊处优，故身体柔脆，肌肉软弱，血气运行疾速滑利，他们得病时，运用针刺治疗在快慢、浅深和取穴的多少上，是否相同？岐伯答道：那些饮食精美的王公大人与吃粗粮蔬菜的布衣匹夫所得疾病治法怎么会相同呢？凡是针下感应滑利的，要快些出针；针下感应涩滞的，要慢些出针。气行滑利，感应很快的，宜用小针浅刺；气行涩滞，感应很慢的，可采用大针深刺。深刺的要留针；浅刺的出针要快。根据这个原则，可见针刺身体强壮的布衣匹夫，可以深刺和留针；针刺养尊处优的王公大人，当用微细的小针，徐缓刺入，这是因为这些人的气行滑利的缘故。

黄帝说：人的形体强弱与病气的强弱有时是不一致的，有时是一致的，这种情况，在治疗时应怎样区别？岐伯说：如外在的形体体现不足，而病气占优势，是邪气胜于正气的表现，应该急用泻法；若外表的形体虽然魁伟强壮，而受病的某一脏腑，机能是衰弱的，当毫不犹豫的使用补法。倘若在外的形体不强健，在内受病的脏气又衰弱，这是阴阳表里俱不足，就不能用针刺治疗了。如用针治，是虚上加虚。虚上加虚内外阴阳将因此而衰竭，血气亦将尽耗，五脏的精气空虚，筋骨痿弱，骨髓枯槁，老年人固然会死亡，就是壮年人也不容易恢复。如果外在的形体壮实，脏腑机能素来也健全，这是阴阳表里都有余，此时可先泻其邪，然后调整正气。所以说"有余者泻之，不足者补之"，就是这个道理。

所以说：针刺治病，不懂得相逆和相顺的补泻作用，以及正邪消长的情况，对邪气盛满的误用了补法，会使阴阳表里之邪气弥漫，充斥于肠胃，肝肺壅滞胀满，使阴阳内外气血运行发生错乱。遇虚证而用泻法，可使经脉空虚，气血衰竭枯涸，肠胃肌肉松弛而起皱叠，皮肤瘦薄附骨，毫毛腠理夭折而憔悴，那就离死亡不远了。因此说：用针刺治病的关键，在于懂得调节阴阳的盛衰。只有阴阳平衡协调了，才能使精气充足，形体与神气相互维系，神气得以内藏不泄。所以说：技术高明的医生，能调节阴阳之气，使之归于平衡；技术一般的医生，可能造成经脉的气血逆乱；技术差的医生，往往造成精气耗绝而危及生命。所以说：技术差的医生，是不可不谨慎的。在针刺之前，必须详细察明五脏的病情的变化与五脏脉象相应的情况，以及经络的虚实，皮肤的柔润与粗糙，然后才能进行治疗。

### 寿夭刚柔第六

【题解】

本篇着重讨论了人体阴阳刚柔的不同体质类型，其中包括形体的缓急、元气的盛衰、皮肤的厚薄、骨骼的大小、肌肉的坚脆、脉气的坚大弱小等方面的内容。因为本篇主要从体质形态刚柔来阐述辨别生死、寿夭的方法，所以篇名叫做"寿夭刚柔"。

【原文】

黄帝问于少师曰：余闻人之生也，有刚有柔，有弱有强，有短有长，有阴有阳，愿闻其方。少师答曰：阴中有阴，阳中有阳，审知阴阳，刺之有方①，得病所始，刺之有理②，谨度病端，与时相应③，内合于五脏六腑，外合于筋骨皮肤，是故内有阴阳，外亦有阴阳。在内者，五脏为阴，六腑为阳；在外者，筋骨为阴，皮肤为阳。故曰病在阴之阴者，刺阴之荥输，病在阳之阳者，刺阳之合；病在阳之阴者，刺阴之经；病在阴之阳者，刺络脉，故曰病在阳者命曰风，病在阴者命曰痹，阴阳俱病命曰风痹。病有形而不痛者，阳之类也；无形而痛者，阴之类也。无形而痛者，其阳完而阴伤之地，急治其阴，无攻其阳；有形而不痛者，其阴完而阳伤之也，急治其阳，无攻其阴。阴阳俱动，乍有形，乍无形，加以烦心，命曰阴胜其阳，此谓不表不里，其形不久。

【注释】

①审之阴阳，刺之有方：方，道的意思，即道理，规律，见《易》系辞上传虞注。《类经》二十一卷第三十一注："刚柔强弱短长，无非阴阳之化。然曰阴曰阳，人皆知之，至若阴中复有阴，阳中复有阳，则人所不知也，故当详审阴

阳，则刺得其方矣。"

②得病所始，刺之有理：理，在此作法度解，言针刺合乎法度。《类经》二十一卷第三十一注："得病所始者，谓知其或始于阴，或始于阳，故刺之有理也。"

③谨度病端，与时相应：病端，即病因，因六淫各与时季的五行属性相应，故说与时相应。《类经》二十一卷第三十一注："谨度病端者，谓察其风因木化，热因火化，湿因土化，燥因金化，寒因水化，故与时相应也。"

【语译】

黄帝向少师问道：我听说人出生后，性情便有刚柔之分，体质有强弱的不同，身形有高矮的差别，而且还有男女的不同，希望听听其中的道理。少师回答说：阴中有阳，阳中有阴，审察清楚阴阳的属生，刺治时才有可以遵循的法度。知道疾病起始的原因，针刺才能有适当的理由，同时还要考虑发病的情形与四时变化的联系。四时的变化在内与人的五脏六腑相合，在外与筋骨皮肤相应，这就是天地有阴阳，人体有阴阳的道理。在人体内五脏为阴，六腑为阳；在外层，则筋骨为阴，皮肤为阳。所以病在阴中之阴的五脏的，就应当刺阴经的荥穴和俞穴；病在阴中之阳的六腑的，就应当刺阳经的合穴；病在阳中之阴的筋骨的，就应当刺阴经的经穴；病在阴中之阳的皮肤，则刺表浅的络脉就够了。所以说，病在阳经的叫做风，病在阴经的叫做痹，阴阳两经都有病的叫做风痹。病有形而不痛的，属于阳经的病变；病无形而痛的，属于阴经的疾病。无形而痛的，说明阳经未受侵害，只是阴经有病，应立即在阴经取穴治疗，不可刺其阳经；有形而不痛的，说明阴经未受侵害，只是阳经有病，应立即在阳经取穴治疗，可刺其阴经。阴阳表里都有病的，时而有形，时而无形，并且心中烦躁的，叫做阴胜于阳的病。此即为不表不里，病的形体也不能久存了。

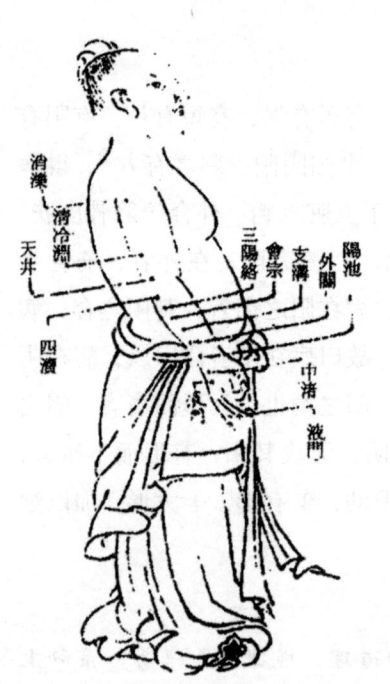

手少陽三焦經左右二十四穴

消濼　清冷渊　天井　四渎　三陽絡　會宗　支溝　外關　陽池　中渚　液門

明少本《普济方》中的手少阳三焦经左右二十四穴图

黄帝问于伯高曰：余闻形气病之先后，外内之应①奈何？伯高答曰：风寒伤形，忧恐忿怒伤气。气伤脏。乃病脏；寒伤形，乃应形；风伤筋脉，筋脉乃应。此形气外内之相应也。黄帝曰：刺之奈何？伯高答曰：病九日者，三刺而已；病一月者，十刺而已。多少远近，以此衰②之。久痹不去身者，视其血络，尽出其血。黄帝曰：外内之病，难易之治奈何？伯高答曰：形先病而未入脏者，刺之半其日；脏先病而形乃应者，刺之倍其日。此外内难易之应也。

【注释】

①外内之应：《类经》二十一卷第三十一注："形见于外，气运于中，病伤形气，则或先或后，必各有所应。"

②衰：等差的意思。"以此衰之"，即以此标准作为等差来进行比较。《国语》齐语："相地而衰征。"疏："衰，差也。"

【语译】

黄帝问伯高说：我听说形体和脏气在发病时有先有后，那么其内外相应的情况是怎样的呢？伯高回答说：风寒外袭先伤形体，忧恐仇怒先伤脏气。气伤了五脏，就会使五脏发病。寒邪伤了形体就会在形体上表现出来。风邪伤了筋脉，就会在筋上有所表现。这就是形体和脏气与疾病内外相应的关系。

黄帝说：那么该怎样刺治呢？伯高回答说：病了九天的针刺三次就可以了。病一个月的，针刺十次就可以了，得病时间的长短，可以据此施治。如果痹证久滞不去的，就应该观察他的血络，完全去掉瘀血。

黄帝说：人体内外的病，在针刺时难治和易治的区别是什么呢？伯高回答说：形体先病却还没有传入内脏的，针刺的日数可以减少一半；内脏先病而形体才有病的，针刺的日数应当增加一倍，这就是内外病，在治时所相应的难易。

【原文】

黄帝问于伯高曰：余闻形有缓急，气有盛衰，骨有大小，肉有坚脆，皮有厚薄，其以立寿夭奈何①？伯高答曰：形与气相任则寿，不相任则夭②。皮与肉相果则寿，不相果则夭③。血气经络，胜形则寿，不胜形则夭④。黄帝曰：何谓形之缓急？伯高答曰：形充而皮肤缓者则寿⑤，形充而皮肤急者则夭⑥，形充而脉坚大者顺也⑦，形充而脉小以弱者气衰，衰则危矣⑧。若形充而颧不起者骨小，骨小则夭矣⑨。形充而大肉䐃坚而有分者肉坚⑩，肉坚则寿矣；形充而大肉无分理不坚者肉脆，肉脆则夭矣。此天之生命所以立形定气而视寿夭者。必明乎此，立形定气，而后以临病人，决死生。黄帝曰：余闻寿夭，无以度之。伯高答曰：墙基卑，高不及其地者⑪，不满三十而死，其有因加疾者⑫不及二十而死也。黄帝曰：形气之相胜，以立寿夭奈何？伯高答曰：平人而气胜形者寿⑬，病而形肉脱，气胜形者死，形胜气者危矣⑭。

【注释】

①其以立寿夭奈何：《类经》三卷第十五注："此欲因人之形体气质，而知其寿夭也。"

②形与气相任则寿，不相任则夭：《类经》三卷第十五注："任，相当也，盖形以寓气，气以充形。有是形当有是气，有是气当有是形。故表里相称者寿，一强一弱，而不相称者夭。"

③皮与肉相果则寿，不相果则夭：《类经》三卷第十五注："肉居皮之里，皮为肉之表，肉坚皮固者，是为相果，肉脆皮疏者，是为不相果。相果者，气必畜故寿，不相果者，气易失故夭。"

④血气经络，胜形则寿，不胜形则夭：《类经》三卷第十五注："血气经络者，内之根本也。形体者，外之较叶也，根本胜者寿，枝叶胜者夭。"

⑤形充而皮肤缓者则寿：《类经》三卷第十五注："形充而皮肤和缓者，气脉从容，故当寿。"

⑥形充而皮肤急者则夭：《类经》三卷第十五注："形充而皮肤紧急者，气脉促迫，故当夭"。

⑦形充而脉坚大者顺也：《类经》三卷第十五注："形充脉大者，表里如一，故曰顺。"

⑧形充而脉小以弱者气衰，衰则危矣：《类经》三卷第十五注："形充脉弱者，外实内虚故曰危。"

⑨若形充而颧不起者骨小，骨小则夭矣：《类经》三卷第十五注："颧者，骨之本也，故形充而颧不起者，其骨必小。骨小肉充，臣胜君者也，故当夭。"

⑩形充而大肉䐃坚而有分者肉坚：《类经》三卷第十五注："大肉，臀肉也，䐃者，筋肉结聚之处，坚而厚者是也，有分者，肉中分理明显也。"按：大肉，除指臀肉外，还应包括腿臂之肉。

⑪墙基卑，高不及其地者：《类经》三卷第十五注："墙基者，面部四旁骨骼也。地者，面部之肉也。墙基不及其地者，骨衰肉胜也，所以不寿。"

⑫其有因加疾者：马莳曰："盖不慎守，而或为外感内伤也。"

⑬平人而气胜形者寿：《类经》三卷第十五注："人之生死由乎气，气胜则神全，故平人以气胜形者寿，设外貌虽充而气不足者，必非寿器。"

⑭病而形肉脱……形胜气者危矣：《类经》三卷第十五注："若病而至于形肉脱，虽其气尚胜形，亦所必死。盖气为阳，形为阴，阴以配阳，形以寓气，阴脱则阳无所附，形脱则气难独留。故不免于死。或形肉未脱，而元气衰竭者，形虽胜气，不过阴多于阳，病必危矣。"

【语译】

黄帝问伯高说：我听说人的形体有缓急的不同，气有盛衰的区别，骨骼有大小的差异，肌肉有坚脆的不同，皮肤有厚薄的区别，这与人的寿夭有什么关系呢？伯高回答说：形体与元气相称的会长寿，不相称的会夭亡。皮肤与肌肉相适应的会长寿，不适应的会夭亡。血气经络的充盛胜过形体的会长寿，不能胜过形体的会夭亡。

黄帝说：什么叫形体的缓急？伯高回答说：形体充实而皮肤柔滑的能长寿。形体充实但皮肤却很坚紧的人会短寿。形体充实而脉象坚大的人康顺；形体充实而脉象弱小的说明气已经衰弱了，气衰了也危险了。形体充实而面部颧骨不能突起的人，骨骼必小，骨骼小的人短寿。形体充实而肌肉坚实、分理明晰的肉坚，肉坚就会长寿。形体充实却显肥胖肉脆，肉脆就会短寿。这是天所决定的。所以依据形气的情况，可以判断人寿命的长短。医者必须了解立形定气的知识，然后去治疗病人，以判断其死生。

黄帝说：我听说人的寿夭，是难以料定的。伯高回答说：墙基捶矮，骨衰肉胜的人，不满三十岁就会死去。如果再加上得病，那就活不到二十岁了。

黄帝问：形气的相胜，怎样用来确定人寿命的长短呢？伯高回答说：无病的人，其气强于形体的可以长寿；有病的人，形体肌肉消瘦，如其气胜过了形体，必死无疑。但因为元气已衰而使形体胜过了元气，也是危险的。

【原文】

黄帝曰：余闻刺有三变，何谓三变？伯高答曰：有刺营者，有刺卫者，有刺寒痹之留经者①。黄帝曰：刺三变者奈何？伯高答曰：刺营者出血②，刺卫者出气③，刺寒痹者内热④。

黄帝曰：营卫寒痹之为病奈何？伯高答曰：营之生病也，寒热少气⑤，血上下行⑥。卫之生病也，气痛时来时去⑦，怫忾贲响⑧，风寒客于肠胃之中⑨。寒痹之为病也，留而不去，时痛而皮不仁⑩。

黄帝曰：刺寒痹内热奈何⑪？伯高答曰：刺布衣者，以火焠之⑫；刺大人者，以药熨之⑬。

【注释】

①有刺营者，有刺卫者，有刺寒痹之留经者：《类经》二十一卷第三十二注："刺营者，刺其阴，刺卫者，刺其阳，刺寒痹者，温其经，三刺不同，故曰三变。"

②刺营者出血：马莳："刺营气者，必出其血，正以血者营气之所化。营卫生会篇云：营气化血，以奉生身。《素问》调经论云：取血于营也。刺营见血，出邪气也。"

③刺卫者出气：《太素》卷二十二三变刺注："刺卫见气，出邪气也"。马莳："刺卫气者，必出其气。正以卫气属阳，痹论谓循皮肤之中，分肉之间，熏于肓膜，散于胸腹。调经论云：取气于卫也。"

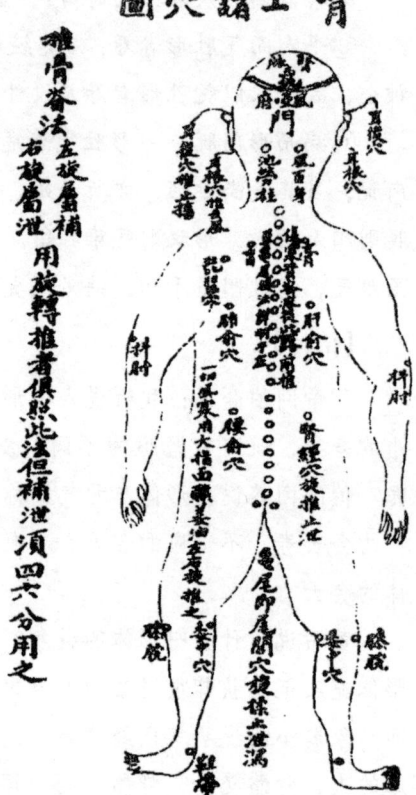

《小儿推拿法》按摩图中的背上诸穴图

④刺寒痹者内热：《太素》卷二十二三变刺注："寒湿之气，停留于经络，久留针，使之内热，以去其痹也。"

⑤营之生病也，寒热少气：《类经》二十一卷第三十二注："营主血，阴气也。病在阴分，则阳胜之，故为寒热往来。阴病则阴虚。阴虚则无气，故为少气。"

⑥血上下行：《类经》二十一卷第三十二注："邪在血，故为上下妄行。所以刺营者，当刺其血分。"

⑦卫之生病也，气痛时来时去：《类经》二十一卷第三十二注："卫属阳，为水谷之悍气，病在阳分，故为气痛，气无定形，故时来时去。"

⑧怫忾贲响：《太素》卷二十二三变刺注："怫忾，气盛满貌；贲响，腹胀貌也。"

⑨风寒客于肠胃之中：《类经》二十一第三十二注"风寒外袭，而客于肠胃之间，以六腑属表而阴邪归之，故病亦生于卫气。"

⑩时痛而皮不仁：有时疼痛，有时麻木不仁。《素问》风论："故其肉有不仁也。"王注："不仁，谓痹而不知寒热痛痒。"《素问》痹论："故为不仁。"王法："不仁者，皮顽不知有无也。"

⑪刺寒痹内热奈何：《类经》二十一卷第三十二注："内热，谓温其经也。"

⑫以火焠之：《素问》调经论："焠针药熨。"王注："焠针，火针也。"《类经》二十一卷第三十二注："以火焠之，即近世所用雷火针，及艾蒜针灸之类。"

⑩以药熨之：《史记》扁鹊传："案抚毒熨。"索隐："毒病之处，以药熨贴也。"

【语译】

黄帝说：我听说针刺有三种不同的情况，那么是哪三种不同的情况呢？伯高回答说：即是刺营、刺卫、刺寒痹留于经络之中的等三种不同刺法。

黄帝问：这三种刺法是怎样运用的呢？伯高回答说：刺营用出血法，以发散郁血；刺卫的目的是疏泄卫气；刺寒痹的目的则是纳热。

黄帝说：营、卫、寒痹三病的特征各是什么呢？伯高回答说：营病，有寒热、气短、血上下妄行的症状。卫病则表现为气痛，时来时去，忽痛忽止，腹部郁满，膨胀，这是风寒外袭侵入了肠胃造成的。寒痹，是因为血脉凝滞不行所致，所以表现为肌肉疼痛或皮肤麻木不仁。

黄帝问：刺寒痹用纳热法是怎么一回事？伯高回答说：刺治布衣之士，刺完后须用火熨或艾炙；对于养尊处优的人，刺针后须用药熨的方法。

【原文】

黄帝曰：药熨奈何？伯高曰：用淳酒二十升①，蜀椒一升，干姜一斤，桂心一斤②①，凡四种③，皆㕮咀②，渍酒中③，用④绵絮一斤，细白布四丈⑤，并⑥内酒中。置酒马矢熅⑦中④，盖封涂，勿使泄⑧，五日五夜，出布绵絮，曝干之，干复渍，以尽其汁。每渍必晬⑤其日，乃出于。干，并用滓与绵絮，复布为复巾⑥，长六七尺，为六七⑨巾，则用之生桑炭炙巾⑦，以熨寒痹所刺之处，令热入至于病所，寒复炙巾以熨之，三十遍而止。汗出，以巾拭身，亦三十遍而止。起步内中，无见风⑧。每刺必熨，如此病已矣。此所谓内热也。

【注释】

①用淳酒二十升……桂心一斤：《太素》卷二十二三变刺注："酒淑姜桂，四物性热而又泄气，故用之熨。身皮腠适，而可刺也。此在冬日血气不流之时，熨之令通也。"

②咬咀：《类经》二十一卷第三十二注："咬咀，古人以口嚼药，碎如豆粒而用之。"

③渍酒中：浸泡在酒中。

④置酒马矢煴中：陆懋修曰："说文：'煴，郁烟也'，此谓烧马矢郁烟，置盛酒器于中也。"马矢，即马粪。

⑤晬（zuì 醉）：一昼夜的时间。《太素》卷二十二三变刺注："晬，一日周时也。"

⑥复布为复巾：《类经》二十一卷第三十二注："复布为复巾者，重布为巾，如今之夹袋，所以盛贮绵絮药渣也"。

⑦则用之生桑炭炙巾：《类经》二十一卷第三十二注："炙巾以生桑炭者，桑能利关节，除风寒湿痹诸痛也。"

【语译】

黄帝问：药熨的方法怎样呢？伯高说：是用醇酒二十升，蜀椒一升，干姜一斤、桂心一斤，这四种药捣碎后浸泡在酒中，再用棉絮一斤，细白布四丈，都浸泡在酒中，用泥封盖严密，不要让它泄了气，再把酒器放在燃烧的马烘上面煨，经过五天五夜后，取出白布及棉絮晒干，再浸入酒中，直到酒被用完。每浸一次需要一天一夜的时间，才能取出晒干，并将药滓和丝棉放在布袋内，这种布袋，是用布做的双层夹袋，长六七尺，共六七个，使用时，先将夹袋在桑炭上烤热，然后贴在刺治寒痹的穴位上，使热气达到病的部位，冷了则烤热后再熨，共三十次才能停止，出汗后用干布拭干身体，也是三十次而止。熨后在室内散步，不要经风。每针刺一次必熨一次，这样病就可以治好，这就是所说的纳热方法。

# 官针第七

【题解】

本篇主要讨论了正确使用九针的重要性，说明了九针各有其不同的性能，并指出了其各自的适应证。由于本篇所阐述的内容均具有法定之意，即治病立法，因此本篇叫做"官针"。

【原文】

凡刺之要，官针①最妙。九针之宜，各有所为，长短大小，各有所施，不得其用，病弗能移。病浅针深，内伤良肉，皮肤为痈②；病深针浅，病气不泻，反为大脓。病小针大，气泻太甚，疾必为害③；病大针小，气不泄泻，亦复为败④。

失针之宜，大者大泻，小者不移。已言其过，请言其所施。

【注释】

①官针：指大家公认的针具和操作方法。《类经》十九卷第四注："官，法也，公也。制有法而公于人，故曰官针"。张志聪："九针之法，有大小长短之制，有浅深补泻之宜，有三五九十二刺之法，各有所施也。"

②内伤良肉，皮肤为痈：《类经》十九卷第四注："内伤良肉，则血流于内，而溃于外，故皮肤为痈。"

③气泻太甚，疾必为害：《类经》十九卷第四注："气泻太甚，元气伤也，故必为害。"

④气不泄泻，亦复为败：《类经》十九卷第四注；"针不及病，则病气不泄，故亦为败。"

【语译】

针刺的关键，就是要选择规格适当的针具。临床治疗之所以需要九种针具，就是因为它们各有不同的治疗效果，长针、短针、大针、小针，第一种针的使用对象都不同。如果施针不合理，就无法治愈病痛。如果病痛在皮肤表面，而针却刺得很深，那么就容易使肌肉受到伤害，从而引发皮肤脓肿；如果病痛在肌肉深处，而针却刺得很浅，那么不但无法消除病气，反而还会使皮肤产生大面积疮疡；如果病情轻微，却刺以大针，针刺过重，就容易使元气消散过甚而加剧病情；如果病情严重，却仅以小针轻刺，邪气无法疏泄，就难以达到预期疗效。可见，针刺时如果没有选择合适的针具，应当使用小针之处却使用了大针，针刺过度，就会伤害元气；而应当使用大针之处却使用了小针，针刺力度不够，那么疾病就无法消除。上文中我已经阐述了错误使用针具的害处，下面就让我来说一说针具的正确使用方法。

【原文】

病在皮肤无常处者①，取以镵针于病所，肤白勿取②。病在分肉间，取以员针于病所。病在经络痼痹者，取以锋针。病在脉，气少当补之者，取以鍉针于井荥分输。病为大脓者，取以铍针。病痹气暴发者，取以员利针。病痹气痛而不去者，取以毫针。病在中者③，取以长针。病水肿不能通关节者，取以大针。病在五脏固居者，取以锋针，泻于井荥分输，取以四时。

【注释】

①病在皮肤无常处者：《太素》卷二十二九针所主注："皮肤痛无常处者，

阳气盛也。"

②肤白勿取：《太素》卷二十二九针所主注："痛处肤当色赤，故白处痛移，不可取也。"

③病在中者：《类经》十九卷第四注："中者，言其远也。"

【语译】

病痛在皮肤表面的位置并不固定的，可采用镵针针刺病痛之处，以便消散风热，可如果患难与共处的皮肤苍白无红肿，那就表明风热已经散去，就不可再使用镵针针刺了。病痛位于皮下浅层肌肉中或肌腱之间的，可采用员针来按摩病痛之处，使气血顺畅。病痛位于经络，属顽固性痹症的，可采用锋针医治，刺络放血。病痛位于经脉，属脉气不足的虚证当用补法的，可采用锃针按按压各经脉脉含情上的井穴、荥穴等腧穴，令血气畅通。脓疡一类的病痛，可采用剑形的铍针切割排脓。急性痹症，可采用员利进行医治，将其深刺入人体，可治疗暴痛。疼痛且长时间无法痊愈的痹病，可采用毫毛状的毫针来医治，毫针可长时间留针于病人身上，以消除痛痹。病痛在体内深处的，可采用长针医治，去除内在邪气。患水肿病，关节间因积水而导致关节无法通利的，可采用针锋略圆的大针来针刺关节，以泻去关节间的积水。病痛固留于五脏的，也可采用锋针医治，在各经脉的井穴、荥穴等腧穴上施行泻法，同时依据腧穴与四时的关系灵活治疗。

【原文】

凡刺有九，以应九变，一曰输刺，输刺者，刺诸经荥输脏输也①。二曰远道刺，远道刺者，病在上，取之下，刺府输也②，三曰经刺，经刺者，刺大经之结络经分也③。四曰络刺，络刺者，刺小络之血脉也。五曰分刺，分刺者，刺分肉之间也④。六曰大泻刺，大泻刺者，刺大脓以铍针也。七曰毛刺⑤，毛刺者，刺浮痹于皮肤也。八曰巨刺⑥，巨刺者，左取右，右取左。九曰焠刺⑦，焠刺者，刺燔针则取痹也。

【注释】

①刺诸经荥输脏输也：《类经》十九卷第五注："诸经荥输，凡井荥经合之类皆输也。脏输，背间之脏腑输也。"

②远道刺者……，刺府输也：《类经》十九卷第五注："府输，谓足太阳膀胱经，足阳明胃经，足少阳胆经。十二经中，惟此三经最远，可以因下取上，故曰远道刺。"

③刺大经之结络经分也：张志聪："大经者，五脏六腑之大络也，邪客于皮

毛，入客于孙络，留而不去，闭结不通，则留溢于大经之分而生奇病，故刺大经之结络以通之。"

④刺分肉之间也：《类经》十九卷第五注："刺分肉者，泄肌肉之邪也。"

⑤毛刺：张志聪："邪闭于皮毛之间，浮浅取之。所谓刺毫毛无伤皮，刺皮无伤肉也。"

⑥巨刺：王冰："巨刺者，刺经脉，脉左痛刺右，右痛刺左。"按："臣刺"即"矩刺"，"巨"、"矩"通用。《礼记》大学郑注："矩或为巨。"左取右，右取左，此其"矩"也。

⑦焠刺：即用火针刺治。王冰："焠针，火针也。"

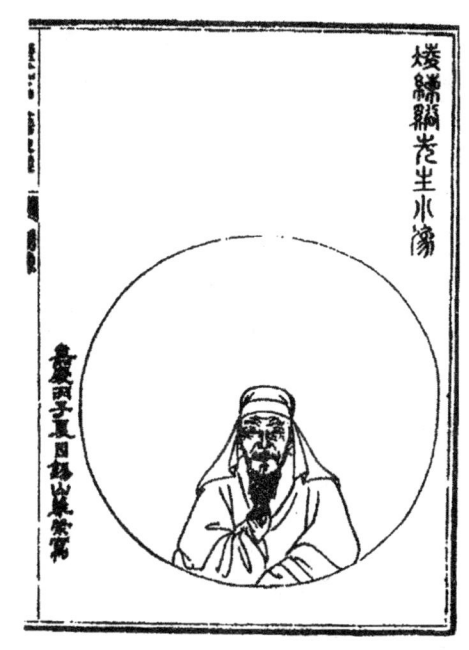

凌去像，选自《历代名人像选》

【语译】

通常来说，针刺的方法有九种，分别对应九种不同的病症。方法一为输刺，输刺，即针刺十二经位于四肢的荥穴、输穴和背部位于足太阳膀胱经上的五脏腧穴；方法二为远道刺，远道刺，指病在人的上半身，却针刺离病痛处较远的下半身的腧穴，即足三阳经所属的下肢腧穴；方法三为经刺，经刺，即针刺病人经脉中经与络间纠结不顺之处；方法四为络刺，络刺，即针刺皮下浅处小络脉隶属的细小静脉，令其出血，以便泻除邪气；方法五为分刺，分刺，即针刺肌与肉的空隙，此法适用于邪气位于经脉分肉之间的情况；方法六为大泻刺，大泻刺，即用铍针切割排脓，此法适用于比较严重的化脓性痈疡；方法七为毛刺，毛刺是浅刺的一种，即针刺进皮肤却不进肉，此法适用于皮肤表层的痹症；方法八为巨刺，巨刺，即病痛在身体左侧却针刺身体右侧的腧穴，而病痛在身体右侧却针刺身体左侧的腧穴；方法九为焠刺，焠刺，即将针烧热后来医治寒痹症。

【原文】

凡刺有十二节，以应十二经。一曰偶刺①，偶刺者，以手直心若背②，直痛所，一刺前，一刺后，以治心痹③刺此者，傍针之也。二曰报刺④报刺者，刺痛无常处也，上下行者，直内无拔针，以左手随病所按之，乃出针复刺之也。三曰恢刺，恢刺者，直刺傍之，举之前后，恢筋急⑤，以治筋痹⑥也。四曰齐刺⑦，齐刺者，直入一，傍入二，以治寒气小深者。或曰三刺，三刺者，治痹气小深者也。五曰扬刺⑧，扬刺者，正内一，傍内四，而浮之，以治寒气之博大者也。六曰直针刺⑨，直针刺者，引皮乃刺之⑩，以治寒气之浅者也。七曰输刺⑪，输刺者，直入直出，稀发针而深之，以治气盛而热者也⑫。八曰短刺⑬，短刺者，刺骨痹⑭，稍摇而深之，致针骨所，以上下摩骨也。九曰浮刺，浮刺者，傍入而浮之，以治肌急而寒者也。十曰阴刺⑮，阴刺者，左右卒刺之，以治寒厥，中寒厥，足踝后少阴也⑯。十一曰傍针刺，傍针刺者，直刺傍刺各一，以治留痹久居者也⑰。十二曰赞刺⑱，赞刺者，直入直出，数发针而浅之出血，是谓治痈肿也。

【注释】

①偶刺：马莳曰："前后各用一针，有阴阳配合之义，故曰偶刺也。

②直心若背：直有当意，此言当胸与背。《礼记》丧大记注："直君北。"释文："直，当也。"

③心痹：《素问》痹论："心痹者，脉不通，烦则心下鼓，暴上气而喘，嗌干善噫，厥气上则恐。"费伯雄《医醇賸义》卷四："此乃心经主病而兼肾病也。心营不足，故脉不通。心气不舒，故心下鼓。噫气上而喘，嗌干善噫，则支脉与直脉俱病也。厥气，乃肾之邪，水来克火，神衰而恐，恐属于肾，肾应于心，故为兼病也。"

④报刺：《广雅》释言："报，复也。"张介宾曰："报刺，重刺也。"

⑤恢刺者，直刺傍之，举之前后，恢筋急：恢，阔的意思，恢刺，指针刺的范围宽阔，不是仅仅针刺一点，而是直刺病所后，举针，再向前向后旁刺，起而复刺。所谓"恢筋急"，是宽缓筋脉之急。《类经》十九卷第五注："筋急者，不刺筋而刺其傍，数举其针，或前或后，以恢其气，则筋痹可舒也。"

⑥筋痹：病名。《素问》长刺节论："病在筋，筋挛节痛，不可以行，名曰筋痹。"

⑦齐刺：《类经》十九卷第五注："齐者，三针齐用也。故又曰三刺。"

⑧扬刺：张志聪："扬刺者，从中而发扬于四傍也。"

⑨直针刺：《类经》十九卷第五注："直者，直入无避也。"

⑩引皮乃刺之：引，牵拉之意，此言拉起皮肤浅刺。《类经》十九卷第五注："引起其皮而刺之，则所用不深。"

⑪输刺：《类经》十九卷第五注："输，委输也，言能输泻其邪，非上文荥

翁之谓。"

⑫直入直出……以治气盛而热者也：《类经》十九卷第五注："直入直出，用其锐也；稀发针，留之久也，久而且深，故可以去盛热之气。"

⑬短刺：渐渐刺入的意思。《类经》十九卷第五注："短者，入之渐也。"又，张志聪曰："短刺者，用短针深入而至骨。"这里从前义。

⑭骨痹：病名。《素问》长刺节论："骨重不可举，骨髓酸痛，寒气至，名曰骨痹。"

⑮阴刺：《素问》长刺节论王冰注："阴刺，谓卒刺之。"

⑯以治寒厥，中寒厥，足踝后少阴也：丹波元简曰："上文言十二刺，应十二经，然特举足踝后少阴，不及他经，其义今无可考。"

⑰以治留痹久居者也：《类经》十九卷第五注："正者刺其经，旁者刺其络，故可以刺久居之留痹。"

⑱赞刺：《类经》十九卷第五注："赞，助也，数发针而浅之，以后助前，故可使之出血而治痈肿。"又，孙鼎宜曰："'赞'读曰'钻'，直入直出犹穿物然，故曰钻刺。"暂从前义。

【语译】

还有十二种针刺之法，分别用来医治十二经的不同疾病。方法一为偶刺。偶刺，即将手对准胸口和后背，当痛之所在，一针刺前胸，一针刺后背。此法用来治疗因心气闭塞而导致心胸疼痛的心痹的心痹症。实施此法时，切记将针斜刺入人体。以免损伤内脏。方法二为报刺。报刺，用来医治痛无定所、痛势时上时下的疾病。针刺时，在痛处用右手将针直刺体入内，不立刻拔针，用左手沿着疼痛处循按，按压到新的痛处后再拔针，然后将针刺入新的痛处。方法三为恢刺。恢刺，即将针直刺入筋旁，然后前后左后地提插捻转针具，使针孔变大，令筋急之症得以舒缓。此法适用于医治因筋脉拘挛而导致疼痛的筋痹病。方法四为齐刺。齐刺，即将针直刺入病变处的正中，而后在此针的左右再各刺一针。此法用于医治寒气滞留范围小部位深的痹症。因为此法三针并用，所以也被称为三刺。三刺主要用于治疗那些寒气范围小但居人体内部较深的疾病。方法五为扬刺。扬刺，即先将一针刺入病变正中，另外再刺四针于四周，五针都用浅刺。此法用于医治寒气滞留范围广但居人体浅处的疾病。方法六为直针刺。直针刺，即针刺时提起穴位处的皮肤，将针刺入皮肤，但不刺进肌肉。此法用于医治寒气滞留部位较浅的疾病。方法七为输刺。输刺，在实施时，进针和出针的动作都必须迅速，且还应当直入直出。虽然它取用的穴位很少但刺入却很深。此法用于医治气盛而发热的疾病，主要功能是退热。方法八为短刺。短刺，主要用于治疗骨节浮肿，无法行动，身体局部发寒的骨痹病。施针时，要缓慢地将针刺入人体，进针后需微微摇动针具，然后再进一步深刺，等针尖到达了骨头附近，要提插针具，使针尖得以骨头发生摩擦。方法九为浮刺。浮刺，即将针斜刺入人体病痛之处的旁边，只浅刺人的肌表。此法用于医治肌肉挛急且病性属寒的病症。方法十为阴刺。阴刺，即左右都刺。此法用于医治阴寒内盛的寒厥症。因为寒厥症和足少阴肾经有关，所以医治患寒厥症之人，必须针刺其足内踝后方之肾经的原穴太溪穴，且穴位左右都需要针刺。方法十一为傍针刺。傍针刺，即在病痛处直刺一针，另外位于其旁再刺一针。此法用于医治邪气久滞不去的留痹症。方法十二为赞刺。赞刺的进针和出针都很迅速，且直入直出。施用此针法时，需快速地在病痛处浅刺多针，令其出血以泻出淤血、消除痈肿。

【原文】

脉之所居深不见者，刺之微内针而久留之，以致其空脉气也①。脉浅者勿刺，按绝其脉乃刺之②。无令精出，独出其邪气耳。所谓三刺则谷气出者③，先浅刺绝皮④，以出阳邪；再刺则阴邪出者⑤，少益深，绝皮致肌肉，未入分肉间⑥也；已入分肉之间，则谷气出。故《刺决》曰：始刺浅之，以逐邪气，而来血气⑦；后刺深之，以致阴气之邪；最后刺极深之，以下谷气⑧。此之谓也⑨。故用针者，不知年之所加⑩，气之盛衰，虚实之所起，不可以为工也。

【注释】

①刺之微内针而久留之，以致其空脉气也：《类经》十九卷第六注："深刺脉者，亦必微纳其针，盖恐太过，反伤正气。故但久留而引致之，使其空中之脉气上行也。"

②脉浅者勿刺，按绝其脉乃刺之：《类经》十九卷第六注："脉浅者最易泄气，故必先按绝其脉而后入针。"

③所谓三刺则谷气出者：《类经》十九卷第六注："谷气，即正气，亦曰神气，出，至也，终始篇曰：所谓谷气者，已补而实，已泻而虚，故以知谷气至也。"据此，则谷气至，系指针下的补泻感觉。

④先浅刺绝皮：言浅刺穿过皮肤。"绝"与"过"义通。《吕氏春秋》异宝："丈人渡之绝江。"高注："绝，过也。"

⑤再刺则阴邪出者：《类经》十九卷第六注："绝皮及肌，邪气稍深，故曰

阴邪。"

⑥分肉间：马蒔："肌肉分肉之辨，肌肉在皮内肉上，而分肉则近于骨者也。分肉有二，各部在外之肉曰分肉，其在内近骨之肉与骨根分，亦曰分肉。"《类经》十九卷第六注："大肉深处，各有分理，是谓分肉间也。"从《类经》注。

⑦以逐邪气，而来血气：《太素》卷二十二三刺注："逐邪者，逐阳邪，来血气，引正气也。"

⑧以下谷气：《太素》卷二十二三刺注："下谷气，不下引之令下也。"

⑨始刺浅之……此之谓也：《类经》十九卷第六注："凡刺之浅深，其法有三，先刺绝皮，取卫中之阳邪也。再刺稍深，取营中之阴邪也，三刺再深，及于分肉之间，则谷气始下。"

⑩年之所加：指五运六气学说中的客气加临，每一年中，各有风、寒、暑、湿、燥、火六气的加临之期，是构成当年气候变化的重要因素之一。

【语译】

对于那些深居在人体内部不显露在外、人用肉眼无法看见的经脉，在针刺时，要轻微地进入其内，留针时间稍久，目的是为了让孔穴中的脉气上行，使人产生针感。而对于那些位于人体浅表、显露在外的经脉，则不能直接针刺它们，而应当先按绝其脉，避开血管，之后再针刺。这样做可避免经脉出血，也不会使精气外泄，只会将邪乞驱散。"三刺"是一种使谷气出而产生针感的针刺法。先将针浅刺进皮肤，泻出卫分的阳邪，之后将针刺入深处，令营分的阴邪得以泻出。而这深刺也仅是稍微深刺一点，比皮肤的浅层略深，此时针穿过皮肤，靠近肌肉，但还不到分肉之间。最后再将针刺入分肉之间，使谷气出，此时人就会产生酸胀的针感。因此古代医书《刺法》中说道："先浅刺皮肤，使人体浅表的邪气得以驱散，从而让人血气顺畅，之后再深刺一些，以泻去阴分的邪气，最后深深刺入，等针到达一定深度时，就能够通导谷气而使人产生针感。"这段话所说的正是"三刺"。可见，医生使用针法来医治病痛，如果他无法通晓一年中风、寒、湿、燥、火六气加临的时间，不能掌握每个节气中六气的盛衰虚实，以及其所引起的疾病情况，就不可能成为好医生。

【原文】

凡刺有五，以应五脏。一曰半刺①，半刺者，浅内而疾发针，无针伤肉，如拔毛状，以取皮气，此肺之应也。二曰豹文刺②，豹文刺者，左右前后针之，中脉为故，以取经络之血者，此心之应也。三曰关刺③，关刺者，直刺左右④，尽筋上⑤，以取筋痹，慎无出血，此肝之应也，或曰渊刺，一曰岂刺。四曰合谷刺⑥，合谷刺者，左右鸡足，针于分肉之间，以取肌痹⑦，此脾之应也。五曰输刺，输刺者，直人直出，深内之至内，以取骨痹，此肾之应也。

【注释】

①半刺：《太素》卷二十二五刺注："凡刺不减一分，今言半刺，当是半分。"

②豹文刺：《太素》卷二十二五刺注："左右前后，针痏状若豹文，故曰豹文刺。"

③关刺：指刺四肢的关节部分。《类经》十九卷第六注："关，关节也。"

④左右：《类经》十九卷第六注："左右，四肢也。"

⑤尽筋上：《类经》十九卷第六注："尽筋，即关节之处也。"

⑥合谷刺：《太素》卷二十二五刺注："刺身，左右分肉之间，痏如鸡足之迹，以合为肉间之气，故曰合刺也。"按：此处所说的合刺，即合谷刺。

⑦以取肌痹：《太素》卷二十二五刺

【语译】

针刺的要点，官针，也就是公认的针具针法，是最美妙的。九种针具，各有适用的范围，各有自己的作用。长针、短针、大针、小针，各有其实行刺治的病症，不得其使用的方法，病是不会好转的。疾病部位浅而进针深，伤了里面的好肉，皮肤会形成痈块；疾病部位深而进针浅，病气不能排泄，反而形成大脓胞。病小针大，气被泄得太多，必成祸害；病大针小，气得不到排泄，也会失败。失去了用针的正确方法，针用大了，会排泄过量；针用小了，病又不会好转。已经谈了用针错误的一面，请让我再谈谈用针的正确的方法。

病在皮肤，没有固定的部位，应在病变部位取用头大末锐、主泻阳气的镵针，但皮肤色白而不赤，是病痏已经转移，不能取穴针刺。病在分肉之间，应在病变部位，取用状如卵形的员针。病在经络的顽痹，取用三面有刃的锋针。病在经脉，血气虚弱，应当进补的，在井穴、荥穴取用锋如黍芒的锓针。病形成大脓泡，取用末如剑锋的铍针。患痹气暴发病的，取用状如牦牛毛的员利针。患痹气痛而不除的，取用尖如蚊喙的毫针。病在远处，即脏中远脾，取用锋利身薄的长针。患水肿病，关节不通的，取用针尖微圆的大针。病在五脏而固定不变的，取用锋针，按照四时的对应关系，在井穴、荥穴采用泻法。

全部针法有九类，以与九种病变相应。第一类叫输刺，所谓输刺，是刺各经荣穴、输穴等，以及背部的五脏输穴。第二类叫远道刺，所谓远道刺，就是病在身体的上部，取身体下部的穴位，刺府输，即足太阳膀胱经，足阳明胃经，足少阳胆经。第三类叫经刺，所谓经刺，就是刺大经的结络部分以通邪气。第四类叫络刺，所谓络刺，就是刺小络的血脉。第五类叫分刺，所谓分刺，就是刺分肉之间。第六类叫大泻刺，所谓大泻刺，就是用铍针刺大脓。第七类叫毛刺，所谓毛刺，就是刺皮肤表层的痹症。第八类叫巨刺，所谓巨刺即距刺，也就是左脉痛刺右脉，右脉痛刺左脉。第九类叫焠刺，所谓焠刺，就是用火针刺取痹症。

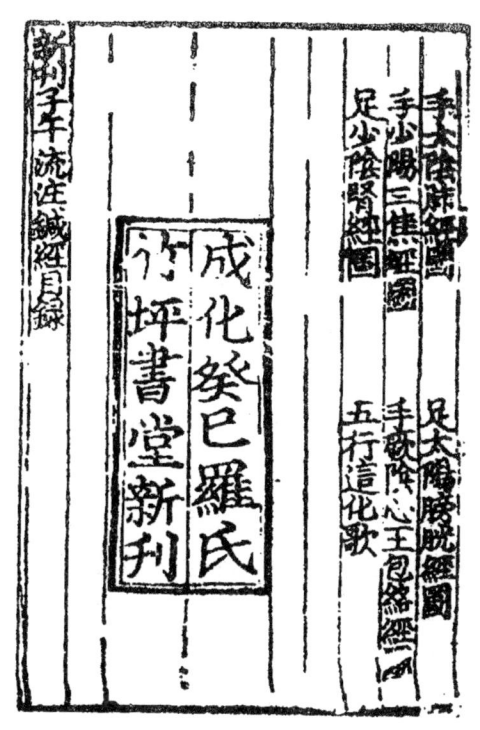

明朝成化九年刊本《针灸四书》书影

全部针法有十二节，以与十二经相应。第一类叫偶刺，所谓偶刺，就是对着痛处，前胸刺一针，后背刺一针，以治疗心痹。刺这种病，针尖要斜向一旁，以免刺伤内脏。第二类叫报刺，所谓报刺，就是刺疼痛无固定部位的病。疼痛从上面往下走的，一直进针不拔针，用左手随着疼痛的部位按摩，出针后再刺。第三类叫恢刺，所谓恢刺，就是正针病痛部位后再刺旁边，出针后再向前刺、向后刺，宽缓筋脉之急，以治疗筋痹。第四类叫齐刺，所谓齐刺，就是正对痛处刺一针，又在旁边刺两针，以治疗寒气细小而深入的病。有人把这称作三刺，三刺治疗痹气细小而深入的病。第五类叫扬刺，所谓扬刺，就是正对病处刺一针，再在旁边刺四针，用浅针，以治疗寒气范围广大的病。第六类叫直针刺，所谓直针刺，就是引起皮肤即进针，以治疗寒气不深的病。第七类叫输刺，所谓输刺，就是直出直入，少进针，但要进得深，以治疗气盛而热的病。第八类叫短刺，所谓短刺，就是针刺骨髓酸痛的骨痹，稍稍摇动，使针深入，到达骨病处，一上一下触摩病骨。第九类叫浮刺，所谓浮刺，就是在疾病部位的旁边，斜针刺入并向上浮起，以治疗肌肉拘紧而气重的病。第十类叫阴刺，所谓阴刺，就是在疾病部位的左右两侧猝然进针，以治疗足逆冷的寒厥病，刺中寒厥，取足踝后的少阴穴。第十一类叫旁针刺，所谓旁针刺，就是正刺、旁刺各一，正刺其经，旁刺其络，

注："寒湿之气，客于肌中，名曰肌痹。"

以治疗久留不去的玩痹。第十二类叫赞刺，所谓赞刺，直出直入，多次进针但要刺得浅，针口见血，这是治疗痈肿病的方法。

脉所在的部位深而不易发现，刺时应轻进针而久留针，以导致空中的脉气。脉浅的不要径直针刺，应按断血脉之后才刺，不使精气泄出，只是泄出邪气而已。所谓三刺则谷气出，就是，先浅刺过皮，以除去阳邪；再刺，阴邪即被排出，因为阴邪的部位稍深，所以针刺过皮到达肌肉，但未到达接近骨头而与骨根分离的分肉；深刺进入分肉后，谷气即正气就来到了。所以《刺法》说：开始浅刺，以祛除邪气，而引来血气；随后深刺，以引来阴气之邪；最后刺得极深，以下谷气。《刺法》的这些话正是说的这个。所以说，用针的人，不知道年岁的加多，血气的盛衰，虚实的起因，是不能成为高明的医生的。

全部刺法有五类，以与五脏相应。第一类叫半刺，所谓半刺，就是浅进针而快出针，不要刺伤肌肉，如象拔毛的样子，以祛除表皮的邪气，肺主皮毛，所以这类针法与肺相应。第二类叫豹文刺，所谓豹文刺，就是在疾病部位的左右前后用针，以刺中脉气为正确，经络出血，心主血脉，所以这种针法与心相应。第三类叫关刺，所谓关刺，就是直刺四肢关节的上部，以治疗筋痹，千万不要出血，肝主筋，所以这种刺法与肝相应，有人称作"渊刺"，有人称作"岂刺"。第四类叫合谷刺，所谓合谷刺，就是针刺疾病部位的分肉之间，左右右刺一针，针口象鸡的足迹，以治疗肌痹，脾主肌肉，所以这种针法与脾相应。第五类叫输刺，所谓输刺，就是直出直入，进针深直至骨头。

## 本神第八

【题解】

本篇论述了人之精、神、魂、魄、心、意、志、思、智、虑等精神活动的产生过程，以及养生与健康的关系。并具体指出了因七情耗伤。而使精神活动发生变动，所形成的不同病理征象，因为本篇着重强调了必须要在详细了解病人精神活动状况的基础上，才可以进行针刺这一治疗原则，所以篇名叫做"本神"。

【原文】

黄帝问于岐伯曰：凡刺之法，先必本于神。血、脉、营、气、精、神，此五藏之所藏也。至其淫离藏则精失，魂魄飞扬。志意恍乱，智虑去身者，何因而然乎？天之罪与？人之过乎？何谓德、气、生、精、神、魂、魄、心、意、志、思、智、虑？请问其故。岐伯答曰：天之在我者德也，地之在我者气也，德流气薄而生者也。故生之来谓之精；两精相搏谓之神；随神往来者谓之魂；并精而出入者谓之魄；所以任物者谓之心；心有所忆谓之意；意之所存谓之志；因志而存变谓之思；因思而远慕谓之虑；因虑而处物谓之智。故智者之养生也，必顺四时而适寒暑，和喜怒而安居处，节阴阳而调刚柔，如是则僻邪不至，长生久视。

是故怵惕思虑者则伤神，神伤则恐惧流淫而不止。因悲哀动中者，竭绝而失生。喜乐者，神惮散而不藏，愁忧者，气闭塞而不行。盛怒者，迷惑而不治。恐惧者，神荡惮而不收。

心怵惕思虑则伤神，神伤则恐惧自失，破䐃脱肉，毛悴色夭，死于冬。脾愁忧而不解则伤意，意伤则悗乱，四肢不举，毛悴色夭，死于春。肝悲哀动中则伤魂，魂伤则狂忘不精，不精则不正，当人阴缩而挛筋，两胁骨不举，毛悴色夭，死于秋。肺喜乐无极则伤魄，魄伤则狂，狂者意不存人，皮革焦，毛悴色夭，死于夏。肾盛怒而不止则伤志，志伤则喜忘其前言，腰脊不可以俯仰屈伸，毛悴色夭，死于季夏。恐惧而不解则伤精，精伤则骨瘦痿厥，精时自下。是故五藏主藏精者也，不可伤，伤则失守而阴虚，阴虚则无气，无气则死矣。是故用针者，察观病人之态，以知精、神、魂、魄之存亡得失之意，五者以伤，针不可以治之也。

肝藏血，血舍魂，肝气虚则恐，实则怒。脾藏营，营舍意，脾气虚则四肢不用，五藏不安，实则腹胀经溲不利。心藏脉，脉舍神，心气虚则悲，实则笑不休。肺藏气，气舍魄，肺气虚则鼻塞不利，少气，实则喘喝胸盈仰息。肾藏精，精舍志，肾气虚则厥，实则胀，五藏不安。必审五藏之病形，以知其气之虚实，谨而调之也。

【语译】

黄帝问岐伯说：凡是使用针刺的治法，必须以神气作为根本。神气是血、脉、营、气、精的外在表现，而这五种物质又为五脏所藏。如果七情过度，任性放纵，则五脏的精气耗散，失守而不藏，以至魂魄飞荡飘扬，志意恍惚迷乱，智慧和思虑能力丧失，这是什么原因呢？是天赋的灾难，还是人为的过失？什么叫德、气、生、精、神、魂、魄、心、意、志、思、虑、智？请问其中的道理？岐伯回答说：天所赋予人的是德（如自然界的气候、日光、雨露等），地所赋予人的是气（如地面上的产物）。由于天德的下流，地气的上交，阴阳相因，升降自如，才能使万物化生，人也才能生存；产生人的生命的最初物质，叫做精；男女交媾，两精结合而形成的生命力，叫做神；随从神气往来精神活动，叫做魂；依靠精气出入而产生的器官功能活动，叫做魄；担当认识和处理事物的能力，叫做心；心有忆念但所向未定的，叫做意；主意已定，决然不变的叫做志；根据志向而反复思考的，叫做思；对思考内容作由近及远的分析，叫做虑；通过深思熟虑，毅然确定了处理方法，叫做智；聪明人保养身体的方法，是能适应四时气候的寒暑变化，不时的调整自己的情绪，过着安定而有规律的生活，通过以阴致刚，以阳起柔的方法，使阴阳有节，刚柔相济。如是则四时不正之气难以侵袭，自然就延长寿命而不易衰老了。

所以过分的恐惧、惊慑、思索、焦虑就会伤神，神被伤则时时表露恐惧的情绪。因悲哀太过而伤内脏的，能使正气耗竭以致绝灭而死亡。过于喜乐，神气就会消耗涣散而不能内藏。过于愁忧，会使气机闭塞而不通。过于恚怒，会使神志昏迷惶惑，心乱而不能自主。过于恐惧，神气就流荡损耗而散失不收。

心藏神，恐惧和思虑过度会损伤心神，神受伤则心怯恐惧，失去了主宰自身的能力，久而大肉瘦削，皮毛憔悴，气色枯夭，到了冬季会病情加重，甚至死亡。脾藏意，过分愁忧，经久不解会损伤脾意，意受伤则胸膈烦闷，四肢不能举动，皮毛憔悴，气色枯夭，到了春季会病情加重，甚至死亡。肝藏魂，过分悲哀会伤肝魂，魂受伤则发狂，妄动而不精明，不精明则行越常轨，或使人前阴萎缩，筋脉拘挛，两胁肋不能上举，皮毛憔悴，气色枯夭，到了秋季会病情加重，甚至死亡。肺藏魄，如喜乐过度，亦会伤魄，魄受伤则神乱而发狂，行为反常，毫不顾忌旁人，皮肤干枯憔悴，毛发零落，气色枯夭，到了夏季会病情加重，甚至死亡。肾藏志，若大怒不止则伤志，志受伤则记忆力减退，腰脊不能俯仰屈伸，皮毛憔悴，气色枯夭，到了季夏就会病情加重，甚至死亡。如果恐惧日久不解除，就会损伤精气，精气受伤则骨节酸软，痿弱无力，四肢发冷，精液时时外流。所以说，五脏是贮藏阴精的，不能损伤，如果损伤则所藏的精失于固守而表现为阴精不足，阴精不足则气无以化生，气无以化则绝，人无气则死。因此，用针治病，应当仔细观察病人的形态，以测知精、神、魂、魄、意、志的存亡得失情况，如果五脏精气已经耗伤，精神魂魄等活动不正常，就不能用针刺治疗了。

肝主藏血，魂寄附于血中，肝气虚怯就会产生恐惧的情绪；肝气盛实就容易发怒。脾主藏营，意念寄附于营中，脾气虚弱就会使手足不能随意运动，五脏不能安和；脾气壅实就会使腹部胀满，月经不调，大小便不利。心主藏脉，神寄附于脉中，心气虚弱会产生悲哀的情绪；心气亢盛会喜笑不止。肺主藏气，魄寄附于气中，肺气虚弱就会感觉鼻孔阻塞，呼吸不利，气短；肺气壅实就会呼吸急促，喝喝有声，胸膺盈满，仰面而喘。肾主藏精，志寄附于精中，肾气虚弱就会手足厥冷，肾气壅实会下焦发胀，并波及五脏不得安和。所以在用针刺治病时，必须审察五脏疾病的表现，测候各脏的虚实，谨慎地加以调治。

<h2>终始第九</h2>

【题解】

本篇着重讨论了脉口人迎的平脉与病脉，然后论述了根据脉象盛衰而进行补泻的针刺之道，并说明要根据病邪高下与四时寒温，决定针刺深浅，最后强调了针刺的十二禁。

【原文】

凡刺之道，毕于始终，明知终始①，五脏为纪，阴阳定矣。阴者主脏，阳者主腑，阳受气于四末，阴受气于五脏②。故泻者迎之，补者随之，知迎知随，气可令和。和气之方，必通阴阳，五脏为阴，六腑为阳。传之后世，以血为盟③，敬之者昌，慢之者亡，无道行私，必得夭殃。

【注释】

①明知终始：《类经》十九卷第十六注："终始，本篇名，即本末之谓。"孙鼎宜："'终始'，古经篇名。亡。"又谓："明知终始，则为经脉之起止也，既载于终始篇中，故必明知，以便补泻也。"

②阳受气于四末，阴受气于五脏：《类经》二十卷第二十八注："阳主外，故受气于四末，阴主内，故受气于五脏，四末，手足末也。"

③以血为盟：就是歃（shà）血为盟。歃血，是古人盟誓时一种极其郑重的仪式，仪式进行中，盟誓者在嘴唇上涂抹牲畜的血，以此表示决不背信弃约。

【语译】

凡要明了有关针刺的原理，必须详细地弄清终始篇的内容与涵义。若想明确终始的意义，必以五脏为纲纪，然后才能确定阴阳各经的关系。手足三阴经主于五脏，手足三阳经主于六腑，阳主外，受气于四

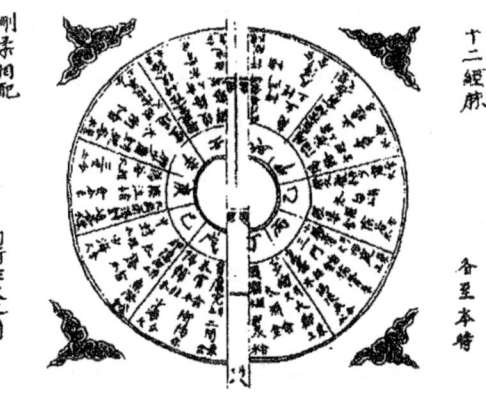

《子午流注针经》中的针法图，选自明抄本《普济方》

末，阴主内，受气于五脏。所以在用泻法时，要迎而夺之，即逆着脉气的来路转针，补法是随而济之，即顺着脉气的去路转针，掌握迎随补泻的方法，可使阴阳之气调和。但调和血气，必须通晓阴阳的规律，五脏为阴，六腑为阳，同时要将这种理论传之后代，后学的人，必须严肃认真地进行钻研，传授时歃血为盟，立志郑重对待，决不背弃，只有这样才能发扬光大，如果不加重视，掉以轻心，这种理论就会散失、消亡，如果不按照这些理论的要求去做，而是自以为是，那就要造成夭殃之祸，带来灾难性的后果。

【原文】

谨奉天道，请言终始。终始者，经脉为纪①。持其脉口人迎，以知阴阳有余不足，平与不平，天道毕矣②。所谓平人者不病，不病者，脉口人迎应四时也，上下相应而俱往来也，六经之脉不结动也，本末之寒温相守司也③，形肉血气必相称也，是谓平人。

【注释】

①终始者，经脉为纪：《类经》二十卷第二十八注："天道阴阳，有十二辰次为之纪；人身血气，有十二经脉为之纪，循环无端，终而复始，故曰终始。"

②天道毕矣：《类经》二十卷第二十八注："脉口在手，太阴脉也，可候五脏之阴。人迎在颈，阳明脉也，可候六腑之阳。人之血气经脉，所以应天地阴阳之盛衰者，毕露于此，故曰天道毕矣。"

③本末之寒温相守司也：相守司，可作相互协调解。《类经》二十卷第二十八注："脏气为本，肌体为末，表里寒温，司守不致相失。"

【语译】

研究各种事物的起止本末，都必须谨守自然界的演变规律。根据这一规律，谈谈终始的意义。所谓终始。在人体是以十二经脉为纲纪，说明气血沿经脉循行不已，如环无端，终而复始。脉口是太阴经所过，人迎为阳明经所循，肺朝百脉，胃为水谷之海，故诊察脉口、人迎两处之脉，可测知五脏之阴、六腑之阳的虚实、盛衰，从而了解人体阴阳是否保持平衡，这样也就掌握自然规律了。所谓平人，就是没有病的正常人。无病之人脉口、人迎两处的脉搏，都与四时的阴阳盛衰相适应，脉气上下相应，往来不息，手足六经之脉既无结涩不足，也无动疾有余的病态征象。内在脏气的本与外在肢体的末，在四时寒温变化的情况下，都能保持各自的功能，形肉与气血协调一致，这就是无病的正常人。

【原文】

少气者，脉口、人迎俱少，而不称尺寸也。如是者，则阴阳俱不足，补阳则阴竭，泻阴则阳脱①。如是者，可将以甘药，不愈，可饮以至剂。如此者弗灸，不已，因而泻之，则五脏气坏矣。

【注释】

①补阳则阴竭，泻阴则阳脱：《太素》卷十四人迎脉口诊杨注："夫阳实阴虚，可泻阳补阴；阴实阳虚，可泻阴补阳。今阴阳俱虚，补阳，其阴益以竭，泻阴之虚，阳无所依，故阳脱。"

【语译】

气虚的病人，脉口、人迎脉都虚弱乏力，与两手的寸、尺脉不相称。这样的病，是阴阳都不足的现象，阴阳两虚的患者，若补其阳，则阴气衰竭，若泻其阴，则阳气亦脱。这种证候，只能用甘药调补，若不愈，可饮用对此病更善的药剂，病可渐愈。但切勿用艾灸去耗竭真阴，更不能因疗效不速，任意改用泻法。若用泻法，则五藏精气都会受到损坏。

【原文】

人迎一盛①，病在足少阳，一盛而躁②，病在手少阳③；人迎二盛，病在足太阳，二盛而躁，病在手太阳；人迎三盛，病在足阳明，三盛而躁，病在手阳明；人迎四盛，且大且数，名曰溢阳，益阳为外格④。

【注释】

①人迎一盛：王冰："一盛者，谓人迎之脉大于寸口一倍也。"

②一盛而躁：是指人迎脉比寸口脉大一倍，又兼有躁动之象。

③病在手少阳：《类经》二十卷第二十八注："人迎，足阳明脉也。阳明主表，而行气于三阳，故人迎一盛，病在足经之少阳。若大一倍而加以躁动，则为阳中之阳，而上在手经之少阳矣。凡二盛三盛，病皆在足，而躁则皆在手也，下仿此。"

④溢阳为外格：《太素》卷十四人迎脉口诊注："人迎盛至四倍，大而动数，阳气盈溢在外，格拒阴气，不得出外，故曰外格也。"

【语译】

人迎脉大于寸口一倍的，病在足少阳经，若大一倍而兼有躁动的，病在手少阳经；人迎脉大于寸口两倍的，病在足太阳经，若大两倍而兼有躁动的，病在手太阳经；人迎脉大于寸口三倍的，病在足阳明经，若大三倍而兼有躁动的，病在手阳明经；人迎脉大于寸口四倍且大而数的，是六阳偏盛之极，盈溢于腑，叫做溢阳，由于阳气盛极，格拒阴气不得出外，阴阳不能相交，所以称为"外格"。

【原文】

脉口一盛，病在足厥阴，一盛而躁，在手心主①。脉口二盛，病在足少阴，二盛而躁，在手少阴。脉口三盛，病在足太阴，三盛而躁，在手太阴。脉口四盛，且大且数者，名曰溢阴，溢阴为内关，内关不通死不治②。人迎与太阴脉口俱盛四倍以上③，命曰关格，关格者与之短期④。

【注释】

①在手心注：《类经》二十卷第二十八注："脉口，手太阴脉也。太阴主里，而行气于三阴。故脉口一盛，病在足经之厥阴。若加以躁，则为阴中之阳，而上在手厥阴心主矣。凡二盛三盛皆在足，而躁则皆在手也。"

⑦内关不通死不治：《太素》卷十四人迎脉口诊注："阴气四盛于阳，脉口大而且数。阴气盈溢在内，关闭，阳气不得复入，名曰内关，不可疗也。"

③俱盛四倍以上：王冰："俱盛，谓俱大于平常之脉四倍也。"

④关格者与之短期：关格，指阴阳不交，相互格拒。与，有"谓"字之义，与之，犹言谓之。短期，言死期将近。关格者与之短期，就是阴阳俱盛，相互隔绝不通，谓之死期不远了。《类经》二十卷第二十八注："人迎主阳，脉口主阴，若俱盛至四倍以上，则各盛其盛，阴阳不交，故曰关格，可与言死期也。"

【语译】

寸口的脉象比人迎大一倍的，病在足厥阴经，若大一倍而兼躁动的，病在手厥阴经；寸口的脉象比人迎大两倍的，病在足少阴经，若大两倍而兼躁动的，病在手少阴经；寸口的脉象比人迎大三倍的，病在足太阴经，若大三倍而兼躁动的，病在手太阴经；寸口的脉象比人迎大四倍，而且又大又数，这是六阴盛极，盈溢于五脏，名叫溢阴。所谓溢阴，就是阴气盈溢于内，不与阳气相交，所以称为内关，内关是阴阳表里相互隔绝的死证。如果人迎与寸口脉都比平时大四倍以上的，这是阴阳俱盛，互相格拒，名为关格，由于阴阳不通，很快就会死亡。

【原文】

人迎一盛，泻足少阳而补足厥阴①，二泻一补②，日一取之，必切而验之，躁取之上③，气和乃止④。人迎二盛，泻足太阳而补足少阴，二泻一补，二日一取之，必切而验之，躁取之上，气和乃止。人迎三盛，泻足阳明而补足太阴，二泻一补，日二取之，必切而验之，躁取之上，气和乃止。

【注释】

①人迎一盛，泻足少阳而补足厥阴：《太素》卷十四人迎脉口诊注："人迎一倍大于脉口，即知少阳一倍大于厥阴，故泻足少阳，补足厥阴，余皆准此也。"《类经》二十卷第二十八注："人迎主腑，故其一盛病在胆经，肝胆相为表里，阳实而阴虚，故当泻足少阳之腑，补足厥阴之脏也。"二注之义互相补充，可并参。

②二泻一补：《太素》卷十四人迎脉口诊注："其补泻法：阳盛阴虚，二泻于阳，一补于阴；阴盛阳虚，一泻于阴，二补于阳。然而阳盛得二泻，阳虚得二补，阴盛得一泻，阴虚得一补，疗阳得多，疗阴得少，何也？阴气迟缓，故补泻在渐；阳气疾急，故补泻在顿，倍于疗阳（疑应作阴）也。余放此。"

③躁取之上：《太素》卷十四人迎脉口诊注："人迎躁而上行，皆在手脉，故曰取上。取者，取于此经所发穴也。"

④气和乃止：此指人迎、脉口之脉气得到调和，针刺方能停止。

【语译】

人迎脉比寸口脉大一倍的，病在足少阳胆经，肝与胆相表里，阳盛则阴虚，当泻足少阳经而补足厥阴经，用两泻一补法，每天针一次，在施针的同时，必须诊察人迎、脉口两处的脉象，如果显现躁动不安的，可取刺手少阳经及与其相表里的手厥阴经，待脉气和调，针刺方能停止。人迎脉比寸口脉大二倍的，病在足太阳膀胱经，膀胱与肾相表里，阳盛则阴虚，当泻足太阳经而补足少阴经，用二泻一补法，两天针一次，在施针的同时，必须诊察人迎、脉口两处的脉象，如果显现躁动不安，可取刺手太阳经及与其相表里的手少阴经，待脉气和调，针刺方能停止。人迎脉比寸口脉大三倍的，病在足阳明胃经，胃与脾相表里，阳盛则阴虚，当泻足阳明经而补足太阴经，用二泻一补法，每日针二次，在施针的同时，必须诊察人迎、脉口两处的脉象，如果显现躁动不安的，可取刺手阳明经及与其相表里的手太阴经，待脉气和调，针刺方能停止。

【原文】

脉口一盛，泻足厥阴而补足少阳，二补一泻，日一取之，必切而验之，躁取之上，气和乃止。脉口二盛，泻足少阴而补足太阳，二补一泻，二日一取之，必切而验之，躁取之上，气和乃止。脉口三盛，泻足太阴而补足阳明，二补一泻，日二取之，必切而验之，躁而取之上，气和乃止。所以日二取之者，太阴主胃①，大富于谷气，故可日二取之也。人迎与脉口俱盛三倍以上，命曰阴阳俱溢，如是者不开，则血脉闭塞，气无所行，流淫于中，五脏内伤。如此者，因而灸之，则变易而为他病矣②。

【注释】

①太阴主胃：《素问》太阴阳明论："脾脏者，常著胃土之精也。"王冰注："脾脏为阴，胃腑为阳。"脾胃相表里，足太阴脾为里，故主胃。

②如此者，因而灸之，则变易而为他病矣：《类经》二十卷第二十八注："俱盛三倍以上，即四盛也。阴阳俱溢，即溢阴溢阳也。不开，即外关内格也。如此者气血闭塞无所行，五藏真阴伤于内，刺之已不可，灸之则愈亡其阴而变生他病，必至不能治也。"

【语译】

寸口主阴，主五脏，寸口脉象比人迎大一倍的，病在足厥阴肝经，肝与胆相表里，阴盛则阳虚，当泻足厥阴而补足少阳，用二补一泻法，每日针一次，在施针的同时，必须诊察人迎脉口二处脉象，如果显现躁动不安的，可取刺手厥阴经及与其相表里的手少阳经，待脉气和调，针刺方能停止。寸口脉比人迎大两倍的，病在足少阴肾经，肾与膀胱为表里，阴盛则阳虚，当泻足少阴而补足太阳，用两补一泻法，两日针一次，在施针的同时，必须诊察人迎、脉口二处脉象，如果显现躁动不安的，可取刺手少阴经及与其相表里的手太阳经，待脉气和调，针刺方能停止。寸口脉象比人迎大三倍的，病在足太阴脾经，脾与胃相表里，阴盛则阳虚，当泻足太阴而补足阳明，用二补一泻法，每日要针治两次，在施针的同时，必须诊察人迎、脉口二处脉象，如果显现躁动不安的，可取刺手太阴经及与其相表里的手阳明经，待脉气调和，针刺方能停止。为什么每天针两次呢？因为太阴主胃，胃为水谷之海，谷气充盛，多气多血，

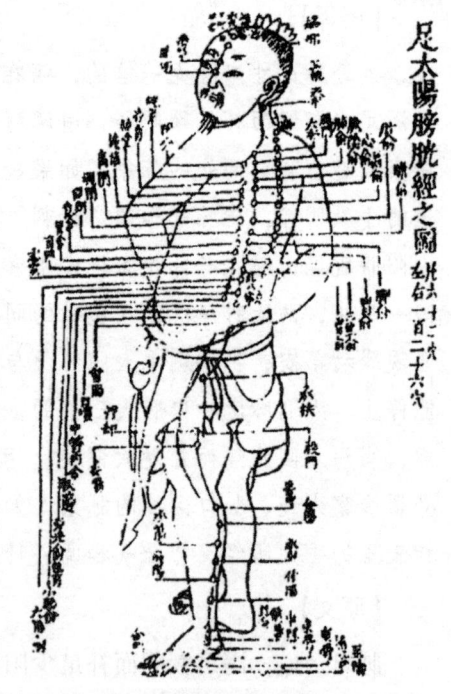

明刊本《铜人输穴针灸图经》中的足太阳膀胱经之图

故可日刺二次。人迎与寸口脉象都比平时大三倍以上的，这是阴阳极盛的表现，叫做阴阳俱溢，这样的病变，是由于外关内格致血脉闭塞，气不得通，流溢于里，内伤五脏所致。此病如用灸法治疗，必致愈亡其阴而变生他病。

【原义】

凡刺之道，气调而止①，补阴泻阳②，音气益彰，耳目聪明③，反此者血气不行。所谓气至而有效者。泻则益虚，虚者脉大如其故而不坚也，坚如其故者，适虽言快，病未去也。补则益实，实者脉大如其故而益坚也④，夫如其故而不坚者，适虽言快，病未去也。故补则实，泻则虚，痛虽不随针减，病必衰去。必先通十二经脉之所生病，而后可得传于终始矣。故阴阳不相移，虚实不相倾，取之其经。

【注释】

①凡刺之道，气调而止：大凡针刺的原理，在于阴阳之气达到和调，而后止针。

②补阴泻阳：张志聪："补阴者，补五脏之衰阴；泻阳者，导六气之外出"。即补五脏之正气而泻六淫之邪气。

③音气益彰，耳目聪明：指阴阳之气调和的人，音声清朗，元气充盛，七窍通利，耳聪目明。"彰"，有"盛"义。

④实者脉大如其故而益坚也：大则病进，此实大之脉，施补法益实，故脉象益坚实有力。

【语译】

大凡针刺的原理，都是以达到调和阴阳之气为目的。所谓补阴泻阳，就是补五脏不足的正气而排除入侵的邪气，这样，就会阴阳调和、正气充盛、音声清朗、耳聪目明。如果法相反，泻正气于外，补邪气于内，可致血气不畅通。治实证用了泻法，证候能逐渐由实转虚，这种虚证的脉象，虽与原来同样大小，但变得虚软不坚，这是治病获效的标志；如果已经泻实，脉象仍坚大如故，患者虽自述有些轻快，但疾病并未去除。治虚证用了补法，证候会逐渐由虚转实，这种实证的脉象，虽与原来同样大小，但较前坚实有力；若经针刺，脉象仍似以前那样大，却软而不坚，则患者虽然感觉有些轻快，而疾病并未去除。要能够准确地运用补虚泻实的方法，即补则使正气充实，泻则使邪气衰退，病痛虽不能随着出针立即获愈，而疾病必然衰减下去。如想取得针刺治病的满意效果，必须首先精通有关十二经脉的理论及其发病的机理，然后才能得到终始篇的深义。总之，经脉是人体气血运行的通路，阴经、阳经各有其固定的循行部位，与脏腑也有其确定不移的配属关系；补虚泻实的治疗大法，也不能相互颠倒。同时，还应注意按经取穴来治疗本经的病变。

【原文】

凡刺之属，三刺<sup>①</sup>至谷气，邪僻妄合，阴阳易居，逆顺相反，沉浮异处，四时不得，稽留淫泆<sup>②</sup>，须针而去，故一刺则阳邪出，再刺则阴邪出，三刺则谷气至，谷气至而止<sup>③</sup>。所谓谷气至者，已补而实，已泻而虚，故以知谷气至也。邪气独去者，阴与阳未能调，而病知愈也。故曰补则实，泻则虚，痛虽不随针减，病必衰去矣。

【注释】

①三刺：指针刺皮肤、肌肉、分肉三种深浅不同的刺法。

②邪僻妄合……稽留淫泆：《类经》十九卷第十六注："邪僻妄合等六句，详言病变也。"

③故一刺则阳邪出……谷气至而止：《类经》十九卷第十六注："初刺之，在于浅近，故可出阳分之邪。再刺之，在于深远，故可出阴分之邪。三刺之，在候谷气。谷气者，元气也。止，出针也。"

【语译】

凡属于适用针刺的病，须用由浅至深的刺皮、肉、分肉等三刺法，针刺时，待针下有谷气至的得气感觉，才能获得好的疗效。由于邪气侵入经脉妄与正气相混合，扰乱了阴阳之气所处的位置，使气血运行的顺逆方向变为相反，脉的沉浮部位也相互异处，脉象与四时气候的改变不相适应，邪气滞留体内淫溢流散，以上这六种病证，都可用针刺得到治疗。在针刺治疗时，初刺是刺皮肤，表浅的阳邪可以引出；再刺是刺到较深层肌肉，引阴分之邪外出；三刺是刺入分肉之间，候至针下有得气感觉，是谷气来到的表现，即可出针。所谓"谷气至"的意思，是指上述的病，用了补法，正气已充实，脉象也有力，若用了泻法，邪气被排除，脉象会转为缓和。从这些征象，就知道谷气已至了。经过针刺治疗，将病邪排除，人体的阴阳气血虽不能立即得到和调、恢复常态，但可知病将痊愈，所以，准确地运用补法，正气可得到充实；准确地运用泻法，邪气能够衰减，病痛虽不能随着出针而马上获愈，但病势必然可以减轻。

【原文】

阴盛而阳虚，先补其阳，后泻其阴而和之。阴虚而阳盛，先补其阴，后泻其阳而和之①。

【注释】

①阴盛而阳虚……后泻其阳而和之：《类经》十九卷第八注："此以脉口、人迎言阴阳也。脉口盛者，阴经盛而阳经虚也，当先补其阳，后泻其阴而和之。人迎盛者，阳经盛而阴经虚也，当先补其阴，后泻其阳而和之。何也？以治病者皆宜先顾正气，后治邪气。盖攻实无难，伐虚当畏，于此节之义可见，用针用药，其道皆然。"

【语译】

仅就人迎、寸口二部位的脉象虚实盛衰而言，当寸口脉大于人迎脉时，反映出人体阴经的邪气盛而阳经正气虚，治疗时，当先补阳经的正气，后泻阴经的邪气，从而使阴盛阳虚的病变得到调和。若人迎脉大于寸口脉时，反映出人体阴经的正气虚而阳经的邪气盛，治疗时，当先补阴经的正气，后泻阳经的邪气，从而使阳盛而阴虚的病变得到调和。

【原文】

三脉①动于足大指之间②，必审其实虚。虚而泻之，是谓重虚，重虚病益甚③。凡刺此者，以指按之，脉动而实且疾④者疾泻之，虚而徐者则补之，反此者病益甚。其动也，阳明在上，厥阴在中，少阴在下⑤。

【注释】

①三脉：此指足经的阳明、厥阴、少阴三条经脉。

②动于足大指之间：马莳："阳明动于大指次指之间，凡厉兑、陷谷、冲阳、解谿皆在足跗上也。厥阴动于大指次指之间，正以大敦、行间、太冲、中封在足跗内也。少阴则动于足心，其穴涌泉乃足跗之下也。"

③重虚病益甚：《太素》卷二十二三刺注："必审大指间三脉虚实，以手按之，先补虚者，后泻实者。若不知三脉有实，泻其

明代傅仁宇《宇视瑶函》中的眼斜金针图

虚者，是谓重虚，重虚病益甚也。"

④疾：急速的意思。

⑤阳明在上，厥阴在中，少阴在下：楼贡："阳明在上，冲阳脉也；厥阴在中，太冲脉也；少阴在下，太谿脉也。"

【语译】

足经的阳明、厥阴和少阴三条经脉，都搏动于足大趾、次趾间。针刺时，必须先审察清楚这三经是虚是实，以确定补泻手法。如果虚证误用了泻法，正气更虚，这叫做重虚，重虚的不良后果是病情更加严重。凡是刺治这些病症，可以用手指切按其动脉，脉的搏动坚实而急速的，属实证，应快速泻其实邪。如果脉的搏动是虚弱而缓慢的，属虚证，应补其正气，若用了与此相反的针法，病情会日益加重。三动脉所在的部位，足阳明经在足背上，足厥阴经在足跗内，足少阴经脉在足心。

【原文】

膺腧①中膺，背腧②中背，肩髆虚者，取之上③。重舌④，刺舌柱⑤以铍针也。手屈而不伸者，其病在筋。伸而不屈者，其病在骨，在骨守骨，在筋守筋。

【注释】

①膺腧：指胸部两旁的穴位，如中府、云门、天池等穴。

②背腧：指分布于背部的一些穴位，如肩腧、天宗、曲垣等。

③取之上：《太素》卷二十二三刺注："补肩髃、肩井等穴，曰取之上也。"

④重舌：舌下生一肿物，状如小舌，故名重舌。

⑤舌柱：《类经》二十一卷第四十四注："舌柱，即舌下之筋如柱也。"

【语译】

经脉有阴经、阳经之分。膺腧是胸部两旁的穴位，属阴经，故治阴经的病，应刺中膺部穴位。背腧是在背部的一些穴位，属阳经，故治阳经的病，应刺中背部穴位。肩髆部出现痠麻木胀等属虚的病证时，可取刺与该部有经脉相通的腧穴，如肩颐，肩井等穴，并施以补法。治重舌病，用铍针刺舌下之筋，排出恶血。若手只能弯曲而不能伸的，是筋病，只能伸而不能弯曲的，是骨病，病在骨的当治骨，病在筋的当治筋。

【原文】

补须一方①实，深取之，稀按其痏②，以极出其邪气。一方虚，浅刺之，以养其脉，疾按其痏无使邪气得入。邪气来也紧而疾，谷气来也徐而和。脉实者，深刺之，以泄其气；脉虚者，浅刺之，使精气无得出，以养其脉，独出其邪气。刺诸痛者，其脉皆实。

【注释】

①方：正当，正在。

②稀按其痏：《太素》卷二十二三刺注："希，迟也。按其痏者，迟按针伤之处，使气泄也。"按："稀"与"希"古通，见《文选》鲍明远咏史诗李善注。

【语译】

针刺时施用补泻手法，必须依照脉的虚实来确定，脉象正当坚实有力时，针刺宜深，出针后不立即按其针孔，使邪气尽量排除。当脉象软弱乏力时，针刺宜浅，为了养护脉气，同时应当疾速按其针孔，以防外邪侵入。针刺时，若邪气袭来，针下有坚紧而疾速的感觉；如果谷气到来，针下感觉徐缓而柔和。脉实的，属邪气壅实，当深刺，以外泄其邪；脉虚的，属正气不足，当浅刺，保护精气不外泄，以养其脉气，仅将邪气排除。凡是针刺各种疼痛的病证，多用泻法，因为它们的脉象多表现坚实有力。

【原文】

从腰以上者，手太阴阳明皆主之；从腰以下者，足太阴阳明皆主之①。病在上者下取之，病在下者高取之②，病在头者取之足，病在腰者取之腘③。病生于头者头重，生于手者臂重，生于足者足重。治病者，先刺其病所从生者也。④。

【注释】

①从腰以上者……足太阴阳明皆主之：《类经》二十二卷第五十三注："此近取之法也。腰以上者，天之气也，故当取肺与大肠二经，盖肺经自胸行手，大肠经自手上头也。腰以下者，地之气也，故当取脾胃二经，盖脾经自足入腹，胃经自头下足也。"

②病在上者下取之，病在下者高取之：《太素》卷二十三刺注："手太阴下接手阳明，手阳明下接足阳明，足阳明下接足太阴，以其上下相接，故手太阴、阳明有病，宜疗足太阴、阳明，故曰下取之。足太阴、阳明有病，宜疗手太阴、阳明，故曰高取之也。"

③病在头者取之足，病在腰者取之腘：《类经》二十二卷第五十三注："此远取之法也。有病在上而脉通于下者，当取于下。病在下而脉通于上者，当取于

上。故在头者取之足，在腰者取之腘。"

④治病者，先刺其病所从生者也：《类经》二十二卷第五十三注："先刺所从生，必求其本也。"

【语译】

手太阴经从胸走手，手阳明经自手上头，故腰以上患病，可取刺此二经；足太阴经由足到胸，足阳明经从头至足，故腰以下患病，可取刺此二经。这是循经近取之法。由于经脉贯穿全身上下，彼此相通，所以病在上半身的，可以取刺下部的穴位，病在下半身的，可以取刺上部的穴位，病在头部的，可以取刺足部的穴位，病在腰部的，可以取刺腘部的穴位，这是循经远取之法。病生于头部的，头必重，病在手部的，手臂必重，病在足部的，足部必重。治疗这些病证时，先要找出疾病最初发生的部位，然后针刺，这是治病必求于本的原则。

【原文】

春气在毫毛，夏气在皮肤，秋气在分肉，冬气在筋骨①，刺此病者各以其时为齐②。故刺肥人者，以秋冬之齐；刺瘦人者，以春夏之齐。病痛者阴也，痛而以手按之不得者阴也，深刺之；痒者阳也，浅刺之。病在上者阳也，病在下者阴也。

【注释】

①春气在毫毛……冬气在筋骨：《类经》二十卷第十八注："此言病气之中人，随时气而为深浅也。"

②刺此病者各以其时为齐：《类经》二十卷第十八注："齐，剂同，药曰药剂，针曰砭剂也。春夏阳气在上，故取毫毛皮肤，则浅其针；秋冬阳气在下，故取分肉筋骨，则深其针，是以时为齐也。"按：齐，在此有调剂的意思。

【语译】

邪气伤人，往往随时气的不同而有深浅的差别。春秋阳气升发，春天病邪伤人，多在表浅的皮毛；夏天病邪伤人，在浅层的皮肤。秋冬阳气收藏，秋天病邪伤人，在较深层的分肉之间；冬天病伤人，在最深层的筋骨。所以治疗以上这些与时令有密切关系的病证，针刺的深浅，应根据季节的变化有所不同。针刺治病，就时令而言，应有上述区别，但在同一季节，因病人体质不同，也要因人而异，如体肥肉厚的胖人患病，都应采取平时秋冬所用的深刺法；而皮薄肉少的瘦人患病，都应采取平时春夏所用的浅刺法。患有疼痛的人，多因寒邪凝滞，属阴证，疼痛部位较深，用手按压不到痛处的也是阴证，施治时宜深刺；病人身痒，是病邪在皮肤，施治时宜浅刺。病在上部的属阳，病在下部的属阴。

【原文】

病先起于阴者，先治其阴而后治其阳；病先起于阳者，先治其阳而后治其阴①。刺热厥②者，留针反为寒；刺寒厥③者，留针反为热。刺热厥者，二阴一阳；刺寒厥者，二阳一阴。所谓二阴者，二刺阴也；一阳者，一刺阳也。久病者，邪气入深。刺此病者，深内而久留之，间日而复刺之，必先调其左右，去其血脉，刺道毕矣④。

【注释】

①先治其阳而后治其阴：《类经》二十二卷第五十三注："此以经络部位言阴阳也。病之在阴在阳，起有先后。先者病为本，后者病之标，治必先其本，即上文所谓先刺其病所从生之义。"

②热厥：《素问》厥论："阴气衰于下，则为热厥。"

③寒厥：《素问》厥论："阳气衰于下，则为寒厥。"

④调其左右，去其血脉，刺道毕矣：《类经》二十二卷第五十二注："久远之疾，其气必深。针不深则隐伏之病不能及，留不久则固结之邪不得散也。一刺未尽，故当间日复刺之。再刺未尽，故再间日而又刺之，必至病除而后已。然当先察其在经在络，在经者直刺其经，在络者缪刺其络，是谓调其左右，去其血脉也。"

【语译】

疾病先起于阴经的，当先治阴经，以治其本，然后再治阳经，是谓治标。疾病先起于阳经的，当先治阳经，以治其本，然后再治阴经，是谓治标。针刺热厥，进针后留针，待针下感觉发凉时再退针；针刺寒厥，进针后也留针，待针下感觉温热时再退针；针刺热厥病，要刺阴经二次，用补法；刺阳经一次，用泻法。针刺寒厥病，要刺阳经二次，用补法；刺阴经一次，用泻法。所谓二阴，是指在阴经针刺二次。所谓一阳，是指在阳经针刺一次。患病日久的，邪气侵入必深。针刺这类疾病，必须深刺，而且应做长时间的留针，以驱除固疾伏邪，同时要隔日再刺一次，直至病愈。在针刺之前，必先诊察疾病在经在络，如在经的就直刺其经，若在络的就缪刺其络，此即调其左右。血络有瘀血的，刺其出血。熟悉了以上这些原则，针刺的道理大体上也就掌握了。

凡刺之法，必察其形气。形肉未脱，少气而脉又躁，躁厥者，必为缪刺之①，散气可收，聚气可布②。深居静处，占神往来，闭户塞牖，魂魄不散，专意一神，精气不分，毋闻人声，以收其精，必一其神，令志在针，浅而留之，微而浮之，以移其神，气至乃休。男内女外，坚拒勿出，谨守勿内，是谓得气③。

【注释】

①少气而脉又躁，……缪刺之：《太素》卷二十二三刺注："缪刺之益，正气散而收聚，邪气聚而可散也。"

②布：此处作散字解。

③男内女外，坚拒勿出，谨守勿内，是谓得气：张志聪："男为阳，女为阴，阳在外，故使之内，阴在内，故引之外，谓和调外内阴阳之气也。坚拒其正气，而勿使之出；谨守其邪气，而勿使之入，是谓得气。"

【语译】

针刺的法则，必须诊察病人形体强与元气盛衰情况。如果患者形体、肌肉并不消瘦，只是元气衰少而脉象躁动，这种气虚脉躁而厥的病，必须采用左病刺右、右病刺左的缪刺法，使欲散的精气可以收持，聚积的邪气可以散失。施针时，医者要做到象深居幽静处所一样，注意力高度集中，密切观察病人的精神活动，同时又象人在室内将门窗关闭一样，神志专一，精神内守，不向外分散，也不为外界人声所扰乱，把精神集中在针刺上，或浅刺而留针，或轻微地浮刺，以转移患者的注意力，直至针下得气为止。针刺之后，使阳气内入，阴气外出，阴阳之气沟通而达到协调，从而正气充盛而内守，邪气不得深入于里，这就是得气的意义。

【原文】

凡刺之禁，新内勿刺，新刺勿内；已醉勿刺，已刺勿醉；新怒勿刺，已刺勿怒；新劳勿刺，已刺勿劳；已饱勿刺，已刺勿饱；已饥勿刺，已刺勿饥；已渴勿刺，已刺勿渴；大惊大怒，必定其气，乃刺之。乘车来者，卧而休之，如食顷乃刺之。步行来者，坐而休之，如行十里顷乃刺之。凡此十二禁者，其脉乱气散，逆其营卫，经气不次，因而刺之，则阳病入于阴，阴病出为阳，则邪气复生，粗工不察，是谓伐身，形体淫泺①，乃消脑髓，津液不化，脱其五味，是谓失气也②。

【注释】

①淫泺：《素问》骨空论王冰注："淫泺，谓似酸痛而无力也。"

②脱其五味，是谓失气也：张志聪："五味入口，藏于肠胃，味有所藏，以养五气，气和而生，津液相成，神乃自生。针刺之道，贵在得神致气。犯此禁者，则脱其五味所生之神气，是谓失气也。"

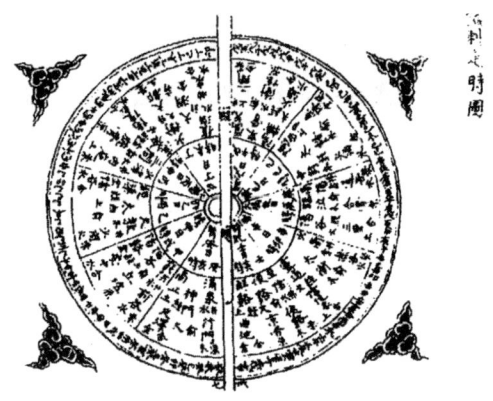

《子午流注针经》中的针刺定时图，选自明抄本《普济方》

【语译】

凡针刺治病，必须掌握下述禁忌证：行房事不久的不可刺，针刺不久的不要行房事；喝酒已醉的人不可刺，已经针刺的人不能饮酒至醉；刚发怒的人不可刺，已经针刺的人不要发怒；刚刚劳累的人不可刺，已经针刺的人不要过劳；饱饭之后不可刺，已经针刺的人不要吃的过饱，饥饿的人不可刺，已经针刺的人不要受饥饿；大渴之时不可刺，已经针刺的人不要受渴；受过大惊大恐的人，必使其精神、情绪安定之后，才能进行针刺。坐车来就医的患者，应让其卧床休息约吃过一顿饭的时间，才能针刺。步行前来的病人，让其坐下休息到约走十里路的时间，然后才能针刺。凡是以上所列举的十二种针刺禁忌的病人，都是因为脉乱气散，营卫失调，经脉之气不依次运行而不宜针刺，如果不注意这些情况，就草率地施针，使表浅的阳病深入于里，内里的阴邪窜至体表，形成表里俱病，邪气复盛，正气益衰，粗率的医生不体察这些禁忌，妄施针刺，应该说这是在摧残病人的身体，结果会导致全身酸疼无力，脑髓消耗，津液不生，也丧失了饮食五味所化生的神气，这就是所谓失气。

【原文】

太阳之脉，其终也，戴眼①，反折②，瘈疭③，其色白，绝皮乃绝汗④，绝汗则终矣。少阳比终者，耳聋，百节尽纵，目系绝，目系绝一日半则死矣，其死也，色青白乃死。阳明终者，口目动作⑤，喜惊，妄言，色黄，其上下⑥之经盛⑦而不行，则终矣。少阴终者，面黑齿长而垢，腹胀闭塞，上下不通而终矣⑧。厥阴终者，中热嗌干，喜溺，心烦，甚则舌卷卵上缩而终矣。太阴终者，腹胀闭，不得息，气噫善呕，呕则逆，逆则面赤，不逆则上下不通，上下不通则面黑皮毛燋而终矣。

【注释】

①戴眼：眼目上视，不能转动。汪昂："戴眼，谓上视。"

②反折：即角弓反张。汪昂："反折，谓身反向后"。

③瘈疭（chì zòng 赤纵）：与抽搐义同，俗称抽风，指手足时缩时伸，抽动不止的证候。

④绝汗：《素问》诊要经终论王冰注："绝汗谓汗暴出，如珠而不流，旋复干也。"

⑤口目动作：《类经》十八卷第九十七注："手足阳明之脉，皆挟口入目，故为口目动作而牵引歪斜也。"

⑥上下：《素问》诊要经终论新校正："上，谓手脉；下，谓足脉也。"

⑦经盛：《素问》诊要经终论新校正："谓面目颈领，足跗腕胫皆躁盛而动也。"

⑧少阴终者……上下不通而终矣：王冰："手少阴气绝则血不流，足少阴气绝则骨不软，骨硬则断上宣，故齿长而积垢。"又云："手少阴脉起于心中，出属心系，下膈络小肠，故其终则腹胀闭，上下不通也。"

【语译】

手足太阳二经脉气将绝之时，病人出现目睛上视不能转动，角弓反张，手足抽畜，面色苍白，皮肤败绝以及汗出如珠、着身不流的绝汗症状，绝汗一出，人就快死亡了。手足少阳二经脉气将绝之时，病人出现耳聋，周身骨节皆松弛无力，目系脉气竭绝眼珠不能转动等证。目系绝一日半就要死亡，病人临死时，面色青白。手足阳明二经脉气将绝之时，病人出现口眼抽动且牵引歪斜，发惊，胡言乱语，脸色发黄及手足阳明经脉躁动等证，因为脉气不行，人就会死亡。手足少阴二经脉气将绝之时，病人出现脸色发黑，齿龈短缩好似牙齿变长而且齿附污垢，腹部胀满，气机闭塞，上下不通等证，因此而死亡。手足厥阴二经脉气将绝之时，病人出现胸中发热，咽干，小便频数，心中烦乱，甚至舌卷、阴囊上缩等证而死亡。手足太阴二经脉气将绝之时，病人出现腹胀闭塞，呼吸不利，嗳气呕吐，呕吐则气上逆，气逆则面赤，若气不上逆则上下不通，上下不通则出现面显黑色、皮毛焦枯等证而死亡。

# 卷之三

## 经脉第十

【题解】

本篇详述了十二经脉在全身的分布和循行情况，以及十五络脉的名称、循行路径及其虚实病候的表现。由于全篇内容都重在说明经脉具有"决生死、处百病、调虚实"重要作用，所以篇名叫做"经脉"。

【原文】

雷公问于黄帝曰："禁服之言，凡刺之理，经脉为始，营其所行，知其度量，内次五脏，外别六腑①，愿尽闻其道。黄帝曰：人始生，先成精，精成而脑髓生，骨为干②，脉为营③，筋为刚④，肉为⑤，皮肤坚而毛发长，谷入于胃，脉道以通，血气乃行。雷公曰：愿卒闻经脉之始生。黄帝曰：经脉者，所以能决死生，处百病，调虚实，不可不通也。

【注释】

①内次五脏，外别六腑：《类经》七卷第一注："五脏属里，故言内次；六腑属表，故言外别。"

②骨为干：人身以骨为支柱的意思。

③脉为营：脉能营藏血气以灌溉周身。

④筋为刚：言筋的功能坚劲刚强，能约束骨胳。

⑤肉为墙：肉在外，似墙垣一样保护内在的脏腑组织。

【语译】

雷公问黄帝说：《禁服篇》上说，要掌握针刺治病的方法，应先了解经脉，推测它运行的终始，确知它的长短，并懂得它向内和五脏相联系，向外与六腑相贯通的原理。我想请您详细地讲解一下其中的道理。

黄帝说：人初受孕时，由男女之精形成，精再发育而生脑髓，此后才逐渐形成人体。其间以骨胳为支柱，以经脉营养全身，坚劲刚强的筋如绳索一样，约束着骨胳，而肌肉则像墙壁，保护着脏腑、筋、血脉，等到皮肤变得坚韧，毛发生长后，人体就形成了。人出生以后，吸收五谷入胃，通过奥妙精微的运化滋生过程，使脉道得以贯通，气血也就运行不息了。雷公说：希望您能讲讲经脉运行发生的情况。

黄帝说：经脉的重要，在于可通过它来诊断人的死生，处理百病，调养身体的虚实。如果对经络的循行情况不甚通晓，是不行的。

【原文】

肺手太阴之脉，起于中焦，下络①大肠，还②循③胃口④，上膈属⑤肺，从肺系⑥横出腋下，下循臑⑦内，行少阴心主之前　　下肘中，循臂内上骨下廉⑧，入寸口，上鱼⑨，循鱼际⑩，出大指之端；其支者，从腕后直出次指内廉，出其端。是动则病⑪肺胀满，膨膨而喘咳，缺盆中痛，甚则交两手而瞀⑫，此为臂厥⑬。是主肺所生病者，咳上气喘喝，烦心胸满，臑臂内前廉痛厥，掌中热。气盛有余，则肩背痛风，汗出，小便数而见⑭。气虚则肩背痛寒，少气不足以息，溺色变。为此诸病，盛则泻之，虚则补之，热则疾之，寒则留之，陷下则灸之，不盛不虚，以经取之。盛者寸口大三倍于人迎，虚者则寸口反小于人迎也。

【注释】

①络：联络的意思。此指联络于与本经相表里的脏腑。

②还：指经脉去而复回。

③循：沿着。

④胃口：指胃上下口。

⑤属：也含联络之意。凡经脉连其本经的脏腑均称属。

⑥肺系：指与肺连接的气管、喉咙等组织。

⑦臑（nào 闹）：上臂肩至肘处。

⑧廉：边缘或边侧的意思。

⑨鱼：手大指本节后掌侧肌肉隆起处。

⑩鱼际："鱼"的边缘为鱼际，也是穴名。

⑪是动则病：张志聪："夫是动者，病因于外；所生者，病因于内"，即经脉因受外邪侵犯所发生的病证叫"是动病"；本脏发生疾病影响到本经的叫"所生病"。

⑫瞀（mào 茂）：视物模糊不清，精神昏乱。

⑬臂厥：病名。臂气厥逆，两手交叉于胸部且视物不清。

⑭小便数而欠：指小便频数而量少。

【语译】

肺的经脉为手太阴经。起于中焦腹部，向下缠绕大肠，再返回循行胃的上口，向上经过膈肌，入属于肺脏，接着从气管横走出腋下，沿着上臑臂内侧下行，然后从手少阴经与手厥阴经的前面，下至肘内，顺着前臂的内侧，经掌后高骨的下缘，入寸口，前行至手鱼，并沿着其边缘，出于拇指尖端。它的一条支脉，从手腕后分出，沿着食指桡动脉的侧边到达指端，最后与手阳明大肠经相接。如此经受外邪侵犯，就会发生以下病变：肺部胀满、咳嗽气喘、缺盆里面疼痛，因喘咳过剧，引起的两手抱胸、视物不清，是臂厥病。如肺脏的疾病影响到此经，就会导致咳嗽上气，喘促口渴，心烦躁，胸部胀闷，臂臑部内侧前缘作痛，手厥冷而掌心发热。手太阴经气盛而有余，就会出现肩背痛、汗出，小便频数而尿量少等症状。手太阴经气虚而不足，可引起肩背寒、气短、小便色变。以上，病症，凡属实证的，当用泻下法；凡属虚证的，应用补益法；属热证的，用疾刺法，属寒证的，用留针法。脉虚而下陷的，宜用灸法。至于不实不虚的病症，就从本经取治。手太阴经气盛所致的病，诊脉时可发现寸口脉比人迎脉大三倍；若是手太阴经气虚引起的病证，则寸口脉反而比人迎脉小。

【原文】

大肠手阳明之脉，起于大指次指①之端，循指上廉，出合谷②两骨之间③，上入两筋之中④，循臂上廉，入肘外廉，上臑外前廉，上肩，出髃骨⑤之前廉，上出于柱骨之会上⑥，下入缺盆⑦络肺，下膈属大肠；其支者，从缺盆上颈贯颊，入下齿中，还出挟口，交人中，左之右，右之左，上挟鼻孔。是动则病齿痛颈肿。是主津所生病⑧者，目黄口干，鼽衄⑨，喉痹，肩前臑痛，大指次指痛不用。气有余则当脉所过者热肿，虚则寒栗不复⑩。为此诸病，盛则泻之，虚则补之，热则疾之，寒则留之，陷下则灸之，不盛不虚，以经取之。盛者人迎大三倍于寸口，虚者人迎反小于寸口也。

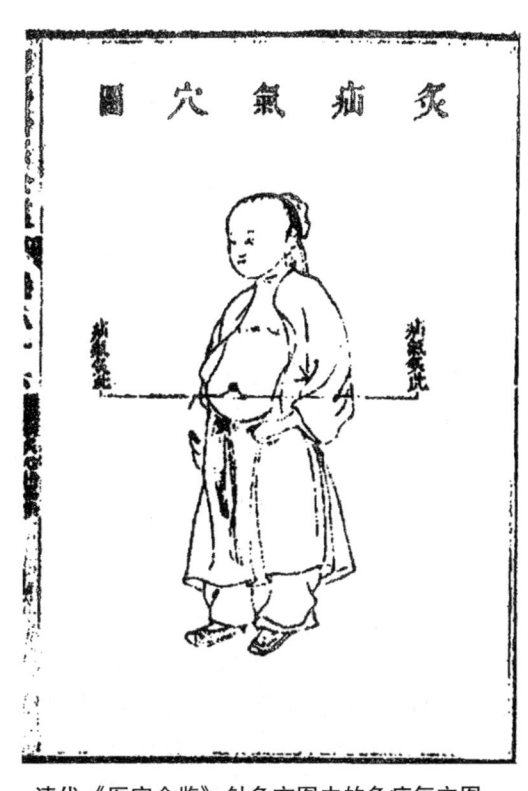

清代《医宗金鉴》针灸方图中的灸疝气穴图

【注释】

①大指次指：从手大拇指数起的第二个指头，又叫食指。

②合谷：穴名，位于手大指、次指两指本节后两骨之间，为大肠经原穴。

③两骨之间，即第一、二掌骨之间，俗名虎口。

④两筋之中：指腕骨桡侧、两筋陷中的阳溪穴。

⑤髃骨：指肩胛骨与锁骨相连接的地方，即肩髃穴处。

⑥柱骨之会上：肩胛骨上颈骨隆起处，即大椎穴，诸阳脉会于大椎，故称会上。

⑦缺盆：即锁骨窝。

⑧是主津所生病：大肠与肺相表里，肺主气，津由气而化，故本腑大肠主津所生的疾病。

⑨鼽（qiú 求）衄：鼻塞称鼽，鼻出血称衄。

⑩寒栗不复：寒栗，发寒战；不复，难得温暖的意思。

【语译】

大肠的经脉叫手阳明经，起始于食指尖端，沿食指拇指侧的上缘，通过拇指、食指歧骨间的合谷穴，上入腕上两筋凹陷处，沿前臂上方至肘外侧，再沿上臂外侧前缘，上肩，出肩峰前缘，上出于背，与诸阳经会合于大椎穴上，再向前入缺盆联络肺，下膈又联络大肠；它的支脉，从缺盆上走颈部通过颊部入下齿龈，回转过来绕至上唇，左右两脉交会于人中，自此左脉走右，右脉走左，上行挟于鼻孔两侧，与足阳明胃经相接。本经经脉因受外邪侵犯而发生的病证，为牙齿疼痛，颈部肿大等病变。本腑所主的津发生病证，可出现眼睛发黄，口中发干、鼻塞流涕或出血，喉中肿痛，肩前及膈内作痛，食指疼痛不能动等证。本经气有余的实证，为在本经脉循行所过的部位发热而肿。本经气不足的虚证，为恶寒战栗，且难以回复温暖。治疗这些病证时，属实的要用泻法，属虚的要用补法，属热的扎针要用速刺法，属寒的要用留针法，阳气内衰而脉虚陷下不起的要用灸法，不实不虚的从本经取治。本经气盛的病脉是人迎脉比寸口脉大三倍，虚的人迎脉反小于寸口脉。

【原文】

胃足阳明之脉，起于鼻，交頞中①，旁约②太阳之脉，下循鼻外，入上齿中，还出挟口环唇，下交承浆，却③循颐④后下廉，出大迎，循颊车，上耳前，过客主人，循发际，至额颅⑤；其支者，从大迎前下人迎，循喉咙，入缺盆，下膈属胃络脾；其直者，从缺盆下乳内廉，下挟脐，入气街⑥中；其支者，起于胃口，下循腹里，下至气街中而合，以下髀关，抵伏兔，下入膝膑⑦中，下循胫外廉，下足跗⑧，入中指内间；其支者，下膝三寸而别，下入中指外间；其支者，别跗上，入大指间，出其端。是动则病洒洒振寒，善伸数欠颜黑，病至，恶人与火，闻木音则惕然而惊，心动，欲独闭户牖⑨而处，甚则欲上高而歌，弃衣而走，贲响腹胀，是为骭厥@。是主血所生病者⑪，狂疟温淫汗出，鼽衄，口喝唇胗，颈肿喉痹，大腹水肿，膝膑肿痛，循膺、乳、气街、股、伏兔、骭外廉、足跗上皆痛，中指不用。气盛则身以前皆热，其有余于胃，则消谷善饥，溺色黄。气不足则身以前皆寒栗，胃中寒则胀满。为此诸病，盛则泻之，虚则补之，热则疾之，寒则留之，陷下则灸之，不盛不虚，以经取之。盛者人迎大三倍于寸口，虚者人迎反小于寸口也。

【注释】

①頞（è 遏）中：即鼻梁的凹陷处。

②约：缠束的意思。《图经》注云："足太阳起于目眦（睛明穴）而阳明旁行约之，"说明足阳明胃经缠束旁侧的太阳经脉。

③却：进而退转的意思。

④颐：口角后、腮的下部称颐。

⑤额颅：即前额骨部，在发下眉上处。

⑥气街：在少腹下方，毛际两旁，又叫气冲。

⑦膑：膝盖。

⑧跗：足背。

⑨牖（yǒu 有）：窗。

⑩骭（gān 干）厥：骭，胫骨的古称。足胫部之气上逆，称骭厥。

⑪是主血所生病者：胃为水谷之海，化生精微，主生营血，即所谓营出中焦之意。如胃腑有病则营血不生。阳明为多气多血之经，故本经主血所生的疾病。

【语译】

胃的经脉，为足阳明经。起于鼻孔两旁，上行相交于鼻的凹陷处，再向旁注入足太阳经，接着向下沿鼻外侧，进入上齿龈内，复出环绕口唇后，向下交于承浆穴，然后退出向后沿腮的下方，出于大迎穴，又沿颊车穴，上行至耳前，通过客主人穴，沿发际上行至额颅部。它的一条支脉，由大迎穴前面，向下至人迎穴，再沿喉咙进入缺盆，又继续向下经过膈膜，会属于胃腑，最后与脾脏相联络。另一条直行的经脉，由缺盆沿乳房内侧下行，再挟肚脐两旁直至阴毛两侧的气街处。另一条支脉，起于胃的下口，下循腹里，至气街前与直行的经脉相合，再由此下行，经过大腿前方的髀关穴，至伏兔部，又下至膝盖，沿胫骨前外侧直至足背部，进入足的中趾内侧。另有一条支脉，由膝下三寸处分出后下行到足的中趾外侧；还有一条支脉，起于背的冲阳穴，斜出于足厥阴经的外侧，再进入足的大拇趾，然后直出于大拇趾的尖端，与足太阴脾经相接。如足阳明经受外邪侵犯，就会导致以下病变：像被凉水淋洒一样地全身阵阵寒冷发抖、不停地伸腰打呵欠、额部肤色暗黑，且病发时见到人和火光就会烦躁不安，听到木器发出的声音就非常恐惧，心跳不止，常常把自己封闭在屋内。若病发剧烈，就会登高而歌，裸身跑窜，并伴有腹胀肠鸣的症状，称为骭厥病。因胃受邪影响到血而引起的病证有：发狂、温热过甚、汗出、鼻流清涕或出血、口角歪斜、口唇生疮、颈肿、咽喉疼痛、腹部肿胀、膝膑部肿痛，沿侧胸乳部、气街、大腿前缘、伏兔、足胫外侧、足背上都发痛，足中趾不能屈伸。足阳明经气盛所致的实证，表现为胸腹部寒冷，从而使胃受寒胀满。以上各种病证，属实证的应用泻下法，属虚证的当用补益法，属热证的就用疾刺法，属寒证的宜用留针法，脉虚而陷下的就用灸法。至于不实不虚的病症，就应根据本经而取治。由足阳明经引起的病证中，如人迎脉比寸口脉大三倍，说明为实证；若人迎脉比寸口脉小，就表明为虚证。

**【原文】**

脾足太阴之脉，起于大指之端，循指内侧白肉际<sup>①</sup>，过核骨<sup>②</sup>后，上内踝前廉，上腨<sup>③</sup>内，循胫骨后，交出厥阴之前，上循膝股内前廉，入腹属脾络胃，上膈，挟咽，连舌本<sup>④</sup>，散舌下；其支者，复从胃，别上膈，注心中。是动则病舌本强，食则呕，胃脘痛，腹胀善噫，得后与气<sup>⑤</sup>则快然如衰，身体皆重。是主脾所生病者，舌本痛，体不能动摇，食不下，烦心，心下急痛，溏，瘕泄<sup>⑥</sup>，水闭，黄疸，不能卧，强立股膝内肿厥，足大指不用。为此诸病，盛则泻之，虚则补之，热则疾之，寒则留之，陷下则灸之，不盛不虚，以经取之。盛者寸口大三倍于人迎，虚者寸口反小于人迎也。

**【注释】**

①白肉际：又称赤白肉际，是手足两侧阴阳面的分界处。阳面赤色，阴面白色。

②核骨：是足大趾本节后内侧凸出的圆骨，形如果核，故名。

③腨（chuǎi 揣）：《说文》："腨，腓肠也。"俗称小腿肚。

④舌本：舌根。

⑤得后与气：得大便与矢气。

⑥溏，瘕泄：溏，指大便稀薄；瘕泄，指痢疾而言。

**【语译】**

脾的经脉，为足太阴经，起于足的大拇趾内侧之端，并沿着大拇趾内侧的赤白肉际，经过大拇趾根节后的核骨，上行至内踝前，再上行至小腿肚，沿胫骨后，与足厥阴肝经相并叉而出，沿膝内侧和股内侧的前缘，直达腹内，入属于脾脏，联络胃腑，然后向上穿过膈膜，挟咽喉而行，与舌根相连，散布于舌下；它的一条支脉，从胃分出，并上行通过胸膈，注入心脏，与手少阴心经相接。足太阴经受外邪影响后，会发生以下病变：舌根强硬、食后呕吐，胃脘疼痛、腹内发胀、时时嗳气，虽然排除大便或矢气之后，会觉得轻松许多，但仍感全身沉重。本经所主的脾脏发生病变后表现的症状有：舌根痛、身体沉重不能转动、饮食不下、心烦不安、胸部掣引作痛、大便溏泄，或下痢，或大小便闭塞不通、面目及全身泛黄、喜于安卧、勉强站立时，股膝内侧的经脉肿而厥冷，且足的大拇趾不能动弹。以上病证，属实证的应用泻下法，属虚证的当用补益法，属热证的须用疾刺法，属寒证的宜用留针法，而脉虚下陷的用灸法。至于不实不虚的病证，还应从本经取治。由足太阴经所致的病证中，如寸口脉比人迎脉大三倍，就说明为实证；如寸口脉比人迎脉小，就表明为虚证。

【原文】

心手少阴之脉，起于心中，出属心系①，下膈络小肠；其支者，从心系上挟咽，系目系②；其直者，复从心系却上肺，出腋下，下循臑内后廉，行太阴心主③之后，下肘内，循臂内后廉，抵掌后锐骨④之端，入掌内廉，循小指之内出其端。是动则病嗌干心痛，渴而欲饮，是为臂厥。是主心所生病者，目黄胁痛，臑臂内后廉痛厥，掌中热痛。为此诸病，盛则泻之，虚则补之，热则疾之，寒则留之，陷下则灸之，不盛不虚，以经取之。盛者寸口大再倍于人迎，虚者寸口反小于人迎也。

【注释】

①心系：是指心与肺、脾、肝、肾相联系的脉络。《类经》七卷第二注："心当五椎之下，其系有五，上系连肺，肺下系心，心下三系连脾、肝、肾，故心通五脏之气而为之主也。"

②目系：眼球内连于脑的脉络。

③太阴心注：指手太阴和手厥阴二经。

④锐骨：《类经》七卷第二注："手腕下踝为锐骨神门穴也。"

【语译】

心的经脉，为手少阴经，起于心脏，由心的脉络而出，并向下通过膈膜，与小肠联络。它的一条支脉，从心系的脉络向上，挟咽喉，至眼珠与脑的脉络相连；另有一条直行的经脉，从心脏的脉络上行入肺，再由肺横出于腋下，沿上臂内侧的后缘，至手太阴肺经和手厥阴心包络经的后面，并下行到肘内，再循前臂内侧的后缘，直达掌后小拇指侧高骨的尖端，而入手心后侧，然后沿小拇指内侧至指端，与手太阳小肠经相接。如手少阴经受外邪侵犯，就会导致以下病变：喉咙干躁、心痛、口渴难忍，并有臂厥症。此经所主的心脏病变后表现的症状为：目黄、胁肋作痛、上臂和前臂内侧的后缘疼痛厥冷、掌心发热而痛。以上病证，属实证的应用泻下法，属虚证的当用补益法，属热证的须用疾刺法，属寒证的宜用留针法，脉虚而下陷的就用灸法。至于不实不虚的病证，应从本经取治。由手少阴经受邪引起的各种病证中，如寸口脉比人迎脉大两倍的，就说明为实证；如寸口脉反比人迎脉小，就表明为虚证。

【原文】

小肠手太阳之脉，起于小指之端，循手外侧上腕，出踝①中，直上循臂骨下廉，出肘内侧两骨之间，上循臑外后廉，出肩解②，绕肩胛，交肩上，入缺盆络心，循咽下膈，抵胃属小肠；其支者，从缺盆循颈上颊，至目锐眦③，却入耳中；其支者，别颊上䪼抵鼻，至目内眦④，斜络于颧。是动则病嗌痛颔肿，不可以顾，肩似拔，臑似折。是主液所生病者⑥，耳聋目黄颊肿，颈颔肩臑肘臂外后廉痛。为此诸病，盛则泻之，虚则补之，热则疾之，寒则留之，陷下则灸之，不盛不虚，以经取之。盛者人迎大再倍于寸口，虚者人迎反小于寸口也。

【注释】

①踝：此指手腕后方小指侧的高骨。

②肩解：即肩后骨缝。

③目锐眦：眼外角。

④䪼（zhuō 拙）：眼眶的下方，包括颧骨内连及上牙床的部位。

⑤目内眦：眼内角。

⑥是主液所生病者：小肠受盛胃腑腐熟下传的水谷，经进一步消化和泌别清浊，其精华部分由脾转输，营养于全身，糟粕下走大肠，水液归于膀胱，因此小肠可产生水液，故本经主液所生病证。

【语译】

小肠的经脉，为手太阳经，起于手小拇指的尖端，循行手的外侧后，进入腕部，出于小拇指侧的高骨，再直上沿前臂骨下缘，出于肘后内侧两筋的中间，又沿上臂外侧后缘，出于肩后骨缝，绕行肩胛后，交于肩上，注入缺盆，联络心脏，然后沿咽喉向下穿过横膈膜，至胃，最后由胃下行入属小肠；它的一条支脉，由缺盆沿头颈上抵面颊，至眼外角，再回入耳内；另有一条支脉，由颊部引入眼眶下而至鼻部，再至眼内角，然后斜行络于颧骨部。手太阳经受外邪侵犯后会发生以下病变：喉咙痛，颔部肿，头项拘紧，肩痛如裂，臂痛如断。本经所主液表现的病证为：耳聋、目黄、颊肿，沿颈、肩、肘臂等部位的外侧后缘疼痛。

以上病证，属实证的应用泻下法，属虚证的当用补益法，属热证的须用疾刺法，属寒证的宜用留针法，脉虚而下陷不起的用灸法。至于不实不虚的病证，应从本经取治。由手太阳经受邪所致的病证中，如人迎脉比寸口脉大两倍，就说明为实证；如人迎脉比寸口脉小，就表明为虚证。

【原文】

膀胱足太阳之脉，起于目内眦，上额交巅①；其支者，从巅至耳上角②；其直者，从巅入络脑，还出别下项，循肩髆③内，挟脊抵腰中，入循膂④，络肾属膀胱；其支者，从腰中下挟脊贯臀，入腘中；其支者，从髆内左右，别下贯胛，挟脊内，过髀枢，循髀外后廉下合腘中，以下贯踹内，出外踝之后，循京骨⑥，至小指之端外侧。是动则病冲头痛，目似脱，项似拔，脊痛腰似折，髀不可以曲。腘如结，踹如裂，是为踝厥⑦，是主筋所生病者⑧，痔疟狂癫疾，头囟项痛，目黄泪出鼽衄，项背腰尻⑨腘踹脚皆痛，小指不用。为此诸病，盛则泻之，虚则补之，热则疾之，寒则留之，陷下则灸之，不盛不虚，以经取之。盛者人迎大再倍于寸口，虚者人迎反小于寸口也。

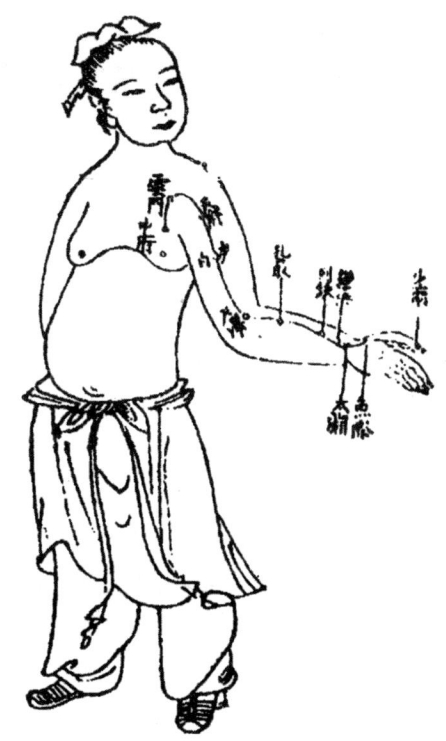

明代高武《针灸聚英》经穴图中的手太阴肺经图

【注释】

①巅：指头顶正中最高点，当百会穴处。

②耳上角：即耳壳的上部。

③肩髆：即肩胛骨。滑伯仁："肩后之下为肩髆。"

④膂：挟脊两旁的肌肉。

⑤髀（bì 必）枢：股骨上端的关节部叫髀枢，即环跳穴处，为髀骨所嵌入的地方，有转枢作用。

⑥京骨：足外侧小趾本节后突出的半圆骨，又为穴名。

⑦踝厥：指腘如结等证，是因本经经脉之气变常自踝部上逆所致，故称踝厥。

⑧是主筋所生病者：《素问》生气通天论有"阳气者，精则养神，柔则养

筋"之文，说明阳气化生精微的功能，内可以养神，外可以柔筋。太阳属水，水亏则筋失濡养，所以主筋所发生的病症。张志聪："太阳之气，生于膀胱水中，而为诸阳之气，阳气者，柔则养筋，故是主筋所生之病。"

⑨尻：骶尾骨部的通称。

【语译】

膀胱的经脉，为足太阳经，起于眼的内角，向上经过额部，交会于头顶；它的一条支脉，由头顶行至耳上角；它的直行经脉，由头顶入络于脑，环绕一圈后复出，另向下行过颈项，沿肩膊内侧，夹脊柱而行，直达腰部，再沿脊肉深入，联系肾脏，最后入属膀胱。另有一条支脉，由腰部挟脊柱外侧下行，贯穿臀部，直入膝腘窝中；又有一条支脉，从左右肩膊的内侧，另向下通过肩胛挟脊柱，经过髀枢部，沿大腿外侧的后缘，继续向下行并合于膝弯内，然后通过小腿肚，出于外踝骨后方，沿着京骨，至小趾外侧的尖端，与足少阴肾经相接。足太阳经受外邪侵犯后会发生以下病变：气上冲而感头痛，眼球疼痛如脱，颈项强直，脊柱疼痛，腰痛欲折，大腿拘紧，膝腘部麻木如缚，小腿肚疼痛欲裂，称为踝厥病。此经所主的筋表现的病证为：痔疮、疟疾、狂病、癫病、头卤和颈项疼痛，目黄、流泪、鼻流清涕或鼻出血，项、背、腰、尻、腘、脚等部位疼痛，足的小拇趾僵直。以上病证，属实证的应用泻下法，属虚证的当用补益法，属热证的须用疾刺法，属寒证的宜用留针法，脉虚而下陷的就用灸法。至于不实不虚的病证，要从本经取治。本经的实证表现为人迎脉比寸口脉大两倍，其虚证为人迎脉比寸口脉小。

【原文】

肾足少阴之脉，起于小指之下，邪①走足心，出于然骨②之下，循内踝之后，别入跟中，上踹内，出腘内廉，上股内后廉，贯脊属肾络膀胱；其直者，从肾上贯肝膈，入肺中，循喉咙，挟舌本；其支者，从肺出络心，注胸中。是动则病饥不欲食，面如漆柴③，咳唾则有血，喝喝而喘，坐而欲起，目䀮䀮④如无所见，心如悬若饥状，气不足则善恐，心惕惕如人将捕之，是为骨厥⑤。是主肾所生病者，口热舌干，咽肿上气，嗌干及痛，烦心心痛，黄疸肠澼，脊股内后廉痛，痿厥嗜卧，足下热而痛。为此诸病，盛测泻之，虚则补之，热而疾之，寒则留之，陷下则灸之，不盛不虚，以经取之。灸则强食生肉，缓带披发⑥，大杖重履而步。盛者寸口大再倍于人迎，虚者寸口反小于人迎也。

【注释】

①邪：此处与"斜"字同。

②然骨：《太素》卷八首篇注："然骨"，在内踝下近前起骨是也。"《图经》卷一注："然骨，然谷所居。"

③漆柴：形容病人面色黄黑无光泽，骨瘦如柴。

④肮肮（huāng 荒）：指视物不清。《玉篇·目部》曰："肮，目不明。"

⑤骨厥：肾主骨，因本经经脉之气变动，上逆出现的证候。

⑥缓带披发：指宽松衣带、散披头发，目的是不束缚身体，使气血流畅。"

【语译】

肾的经脉，为足少阴经，起于足的小拇趾下，斜向而于足心，出于内踝前大骨的然谷穴，并沿着内踝骨的后方，另向下行，进入足跟，再上至小腿肚内侧，出于腘窝内侧，然后继续上行，经过股部内侧的后缘，贯穿脊柱，入属于肾脏，且联络膀胱。其直行的经脉，再由肾脏向上，经过肝和横膈膜，进入肺部，又上行并沿着喉咙归结于舌根；它的支脉，由肺而出，联络心脏，再注入胸中，与手厥阴心包经相联接。足少阴经如受外邪侵犯会发生的病变有：饥而不能食、面色憔悴、暗滞如漆柴，咳唾而带血，喘息有声，不能平卧，坐立不安，目视模糊，忐忑不安，腹鸣如鼓，气虚易恐，心跳惊悸如人来逮捕他似的，称为骨厥病。本经所主的肾脏病变而表现出的症状为：口热、舌干、咽部肿，气上逆，喉咙干燥作痛，心烦、心痛、黄疸、下痢，脊股内侧后疼痛，足痿软而厥冷，神疲而嗜卧，足心发热疼痛。以上病证，属实证的就用泻下法，属虚证的应用补益法，属热证的当用疾刺法，属寒证的须用留针法，脉虚而下陷的宜用灸法。不实不虚的病证，要从本经取治。用灸法可增强食欲，促进肌肉生长，使人身轻体健。即使散披着头发，扶着粗大的拐杖，足穿重履，也能缓步而行。凡由本经引起的实证，把脉时可知寸口脉比人迎脉大两倍；如寸口脉比人迎脉小，就表明为虚证。

【原文】

心主手厥阴心包络之脉，起于胸中，出属心包络，下膈，历络三焦①；其支者，循胸出胁，下腋三寸，上抵腋，下循臑内，行太阴少阴之间，入肘中，下循臂行两筋之间，入掌中，循中指出其端；其支者，别掌中，循小指次指②出其端。是动则病手心热，臂肘挛急，腋肿，甚则胸胁支满，心中澹澹大动，面赤目黄，喜笑不休。是主脉所生病者③，烦心心痛，掌中热。为此诸病，盛则泻之，虚则补之，热则疾之，寒则留之，陷下则灸之，不盛不虚，以经取之。盛者寸口大一倍于人迎，虚者寸口反小于人迎也。

【注释】

①历络三焦：这里是指自胸至腹挨次联络上中下三焦。

②小指次指：从小指数起的第二指，即无名指。

③是主脉所生病者：诸脉皆属于心，心包络是心的外卫，代心受邪，故云主脉所生病。

【语译】

心主的经脉叫手厥阴心包经，起于胸中，出属心包络，下膈膜，依次联络上中下三焦；它的支脉，从胸走胁，当腋缝下三寸处上行至腋窝，向下再循上臂内侧，行于手太阴经和手少阴经中间，入肘中，向下沿着前臂两筋之间，入掌中，沿中指直达尖端；又一支脉，从掌内，沿无名指直达尖端，与手少阴经相接。本经脉因受外邪侵犯而发生的病证，为手心发热，臂肘部拘挛，腋下肿，甚至胸中满闷，心跳不宁，面赤，眼黄，喜笑不止。本经所主经脉发生的病证，会出现心中烦躁，心痛，掌心发热。治疗这些病证时，属实的要用泻法，属虚的要用补法，属热的扎针时要用速刺法，属寒的要用留针法，阳气内衰而脉虚下陷不起的要用灸法，不实不虚的从本经取治。本经气盛的病脉是寸口脉比人迎脉大一倍，虚的寸口脉反小于人迎脉。

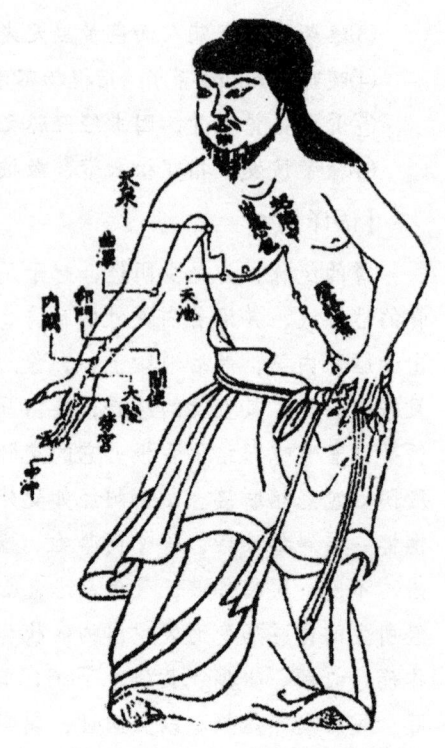

《十四经发挥》图中的手厥阴心包经之图

【原文】

三焦手少阳之脉，起于小指次指之端，上出两指之间，循手表①腕，出臂外两骨之间，上贯肘，循臑外上肩，而交出足少阳之后，入缺盆，布膻中，散络心包，下膈，遍属三焦；其支者，从膻中上出缺盆，上项，侠耳后直上，出耳上角，以屈下颊至𬱟；其支者，从耳后入耳中，出走耳前，过客主人前，交颊，至目锐眦。是动则病耳聋浑浑焞焞②，嗌肿喉痹。是主气所生病者③，汗出，目锐眦痛，颊痛，耳后肩臑肘臂外皆痛，小指次指不用。为此诸病，盛则泻之，虚则补之，热则疾之，寒则留之，陷下则灸之，不盛不虚，以经取之。盛者人迎大一倍于寸口，虚者人迎反小于寸口也。

【注释】

①手表：即手的表面，这里指手背。

②浑浑焞焞：形容听觉模糊不清，耳内出现烘烘的响声。

③是主气所生病者：三焦能通调水道，水病多由于气化失常，故主气所生病。《类经》十四卷第十注："三焦为水渎之府，水病必由于气也。"

【语译】

　　三焦的经脉，为手少阳经，起于无名指的指端，上行并沿无名指的外侧，经过手背到手腕，出于前臂外侧两骨的中间，再向上穿过肘，沿上臂外侧至肩部，相交而出于足少阳胆经后，注入缺盆，然后向下分布在两乳之间的膻中，散布络于心包络，又向下经过膈膜，依次会属于上、中、下三焦；它的支脉，又从膻中上行而出于缺盆，过颈项，连耳后，直出于耳上角，然后屈而下行，绕颊部，至眼眶下；它的另一条支脉，由耳后进入耳中，再行出耳前，经过客主人穴的前方，与前一条支脉于面颊相会合，再行至眼外角，与足少阳胆经相接。本经脉受外邪侵犯而发生的病变有：耳聋，失聪，喉咙肿痛，喉痹。本经所主的气所产生的病证有：汗出，眼外角痛，颊痛，耳后、肩、臑、肘、臂的外缘等疼痛，无名指掏挛。以上病证，属实证的就用泻下法，属虚证的应用补益法，属热证的当用疾刺法，属寒证的须用留针法，脉虚而陷下的宜用灸法。而不实不虚的病证，可从本经取治。由本经所致的各种病证中，如人迎脉比寸口脉大一倍，就为实证；如人迎脉比寸口脉小，就表明为虚证。

【原文】

　　胆足少阳之脉，起于目锐眦，上抵头角，下耳后，循颈行手少阳之前，至肩上，却交出手少阳之后，入缺盆；其支者，从耳后入耳中，出走耳前，至目锐眦后；其支者，别锐眦，下大迎，合二手少阳，抵于㮹，下加颊车，下颈合缺盆以下胸中，贯膈络肝属胆，循胁里，出气街，绕毛际①，横入髀厌②中；其直者，从缺盆下腋，循胸过季胁，下合髀厌中，以下循髀阳③，出膝外廉，下外辅骨之前，直下抵绝骨④之端，下出外踝之前，循足跗上，出小指次指之端；其支者，别跗上，入大指之间，循大指歧骨内出其端，还贯爪甲，出三毛⑤。是动则病口苦，善太息，心胁痛不能转侧，甚则面微有尘⑥，体无膏泽，足外反热，是为阳厥⑦。是主骨所生病者⑧，头痛颔痛，目锐眦痛，缺盆中肿痛，腋下肿，马刀侠瘿⑨，汗出振寒，疟，胸胁肋髀膝外至胫绝骨外踝前及诸节皆痛，小指次指不用。为此诸病，盛则泻之，虚则补之，热则疾之，寒则留之，陷下则灸之，不盛不虚，以经取之。盛者人迎大一倍于寸口，虚者人迎反小于寸口也。

【注释】

①毛际：耻骨部生阴毛之处。《十四经发挥》注："曲骨之分为毛际"。

②髀厌：就是髀枢。即环跳。

③髀阳：外为阳，内为阴，髀阳就是大腿的外侧。

④绝骨：在外踝直上三寸许腓骨的凹陷处。

⑤三毛：《类经》七卷第二注："大指（趾）瓜甲后二节间为三毛。"

⑥面微有尘：形容面色灰暗，象蒙有尘土一样。

⑦阳厥：此指足少阳之气厥逆为病。

⑧是主骨所生病者：《类经》十四卷第十注："胆味苦，苦走骨，故胆主骨所生病。又骨为干，其质刚，胆为中正之官，其气亦刚，胆病则失其刚，故病及于骨。凡惊伤胆者骨必软，即其明证。"

⑨马刀侠瘿：系指瘰疬，生在颈项或腋下等部位。

【语译】

胆的经脉，为足少阳经，起于眼下角，上至额角，再向下绕到耳后，沿着颈部，行于手少阳三焦经的前面，至肩上，又交叉行至手少阳三焦经的后面，而进入缺盆；它的支脉，由耳后进入耳内，再回出行向耳前，至眼外角的后方；它的另一条支脉，由眼外角分出，向下行至大迎穴附近，与手少阳三焦经相合，至眼眶下部，再由颊车下颈与前一支脉于缺盆相会合，然后下行至胸中，通过膈膜联络肝脏，入属胆腑，并沿着胁里，向下出于小腹两侧的气街，绕过阴毛边缘，横行入环跳部；它的直行经脉，由缺盆下行向腋，沿胸部经过季胁，与前一条支脉会合于环跳部，再向下沿髀关节的外侧，至膝外侧后，下行于腓骨之前，然后直至外踝上骨的凹陷处，出于外踝之前，又沿着足背，进入足小拇趾与无名趾的中间；它的另一条支脉，由足背行走向足的大拇趾间，沿大拇趾和食趾侧的骨缝之中至大拇趾端，再回转行穿爪甲出于三毛与足厥阴肝经相接。足少阳经受外邪侵犯后会发生以下病变：口苦，时常叹气，胸胁部作痛，身体僵直，甚至面色灰暗，肌肤无泽，足外侧发热，称为阳厥。本经所主的骨发生的病证有：额角、下颌、眼外角痛，缺盆中肿痛，腋下肿，马刀侠瘿，汗出，寒战，疟疾；沿经脉所过的胸、胁、脾、膝等外侧，直到胫骨、绝骨、外踝前以及诸关节皆痛，足无名趾拘紧。以上病证，属实证的应用泻下法，属虚证的当用补益法，属热证的须用疾刺法，属寒证的宜用留针法，脉虚而陷下的应用灸法，至于不实不虚的病证，可从本经取治。本经引起的实证，表现在人迎脉比寸口脉大一倍；本经的虚证，则表现在人迎脉反比寸口脉小。

【原文】

肝足厥阴之脉，起于大指丛毛①之际，上循足跗上廉，去内踝一寸，上踝八寸，交出太阴之后，上腘内廉，循股阴②入毛中，环阴器，抵少腹，挟胃属肝络胆，上贯膈，布胁肋，循喉咙之后，上入颃颡③，连目系，上出额，与督脉会于巅；其支者，从目系下颊里，环唇内；其支者，复从肝别贯膈，上注肺。是动则病腰痛不可以俯仰，丈夫㿉疝④，妇人少腹肿，甚则嗌干，面尘脱色。是主肝所生病者，胸满呕逆飧泄⑤，狐疝⑥遗溺闭癃。为此诸病，盛则泻之，虚则补之，热则疾之，寒则留之，陷下则灸之，不盛不虚，以经取之。盛者寸口大一倍于人迎，虚者寸口反小于人迎也。

【注释】

①丛毛：位于足大趾二节间，即三毛。

②股阴：即股的内侧。

③颃颡（háng sǎng 航嗓）：《太素》卷八首篇注："喉咙上孔名颃颡。"

④癀疝：疝气的一种，发病时阴囊肿痛下坠。

⑤飧（sūn 孙）泄：大便稀薄，完谷不化叫飧泄。

⑥狐疝：疝气之一，其证为阴囊时上时下，象狐之出入无常。张子和："狐疝，其状如瓦，卧则入少腹，行立则出少腹入囊中……此疝出入上下，往来正与狐相类也。"

【语译】

　　肝的经脉，为足厥阴经，起于足的大拇趾丛毛的边缘，并向上沿着足背，到达内踝前一寸处，再至踝骨上八寸处，于足太阴脾经的后方交叉，上行至膝弯内缘，又沿大腿的内侧，进入阴毛中，环绕阴器后上至小腹，夹行于胃的两旁，入属于肝，并联络于胆，然后向上穿过膈膜，散布于胁肋部，沿喉咙的后侧，进入喉咙的上孔，同眼球深处的脉络相联系，与督脉会合于头顶中央；它的支脉，由眼球深处的脉络，向下行于颊部内侧，环绕于口唇内；它的另一条支脉，由肝脏出来，通过膈膜，注入胸中，与手太阴肺经相接。足厥阴经受外邪侵犯后会发生以下病变：腹痛，身体僵硬，男子阴囊肿大，妇女小腹肿胀，甚至咽喉发干，面色灰暗，颜色失泽等。本经所主的肝脏发生的病变有：胸中满闷，呕吐气逆，飧泄，狐疝，遗尿或小便不通等。以上病证，属实证的应用泻下法，属虚证的当用补益法，属热证的须用疾刺法，属寒证的须用留针法，而不实不虚的病证，可从本经取治。本经所致的实证，表现在寸口脉比人迎脉大一倍；本经引起的虚证，则表现在寸口脉比人迎脉小。

【原文】

　　手太阴气绝，则皮毛焦，太阴者，行气温于皮毛者也，故气不荣则皮毛焦，皮毛焦则津液去，津液去则皮节伤，皮节伤则皮枯毛折，毛折者则气先死，丙笃丁死，火胜金也。

【语译】

　　如手太阴肺经的脉气衰竭，皮毛就会焦枯。因手太阴肺经，是主行气而滋养皮毛的，所以气不畅调，就会使皮毛干枯，而皮毛干枯也就是津液耗损的表现了，津液耗损就会伤害肌表，肌表既受伤害，便会使爪甲干枯，毫毛脱落，毫毛脱落，就表明气已先死了。这种病证，逢丙日便变得危重，逢丁日便会使人死亡，这是由于肺在五行中属金，丙丁属火，火能胜金的缘故。

**【原文】**

手少阴气绝，则脉不通，少阴者心脉也，心者脉之合也，脉不通则血不流，血不流则髦色不泽，故其面黑如漆柴者，血先死，壬笃癸死，水胜火也。

**【语译】**

如手少阴心经的脉气衰竭，其脉道的运行就不通畅。脉道运行不通畅，血液就不周流，血不周流，就会使头发干枯，面色黑瘦如漆柴，也就说明血脉先死了。这种病证，逢壬日变得危重，逢癸日便会致人死亡，这是由于心在五行中属火，壬癸属水，水能胜火的缘故。

**【原文】**

足太阴气绝，则脉不荣其口唇，口唇者肌肉之本也，脉不荣则肌肉软，肌肉软则舌萎人中满，人中满则唇反，唇反者肉先死，甲笃乙死，木胜土也。

**【语译】**

如足太阴脾经的脉气衰竭，则经脉就不能滋养肌肉。而唇舌是肌肉的根本，经脉不能营养肌肉，就会使肌肉松软，肌肉松软，便会导致舌体萎缩、人中部肿满；而人中部肿满，就会使口唇外翻，口唇外翻即是肌肉先死的征象。这种病证，逢甲日变得危重，逢乙日便会使人死亡。这是由于脾在五行中属土，甲乙属木，木能胜土的缘故。

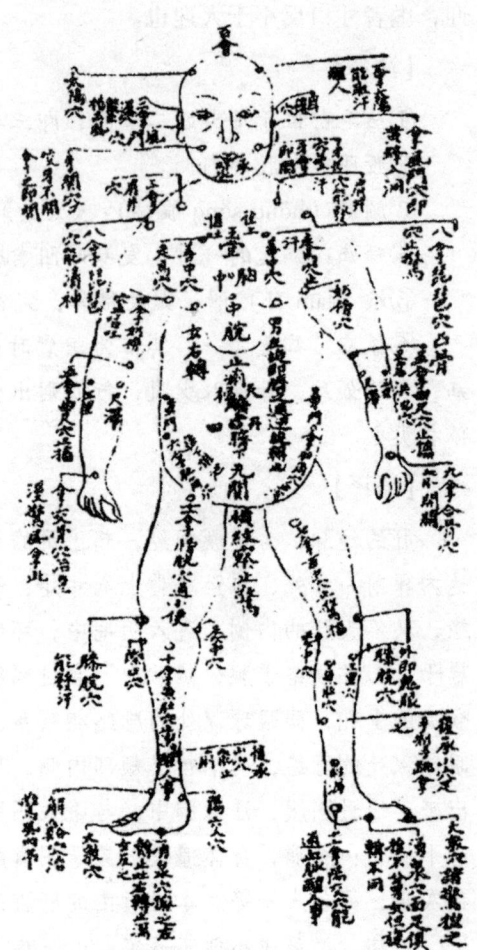

《小儿推拿法》按摩图中的周身十二穴

拿法正图

【原文】

足少阴气绝，则骨枯，少阴者冬脉也，伏行而濡骨髓者也，故骨不濡则肉不能着骨也，骨肉不相亲则肉软却<sup>①</sup>，肉软却故齿长而垢，发无泽，发无泽者骨先死，戊笃己死，土胜水也。

【注释】

①却：短缩之意。

【语译】

如果足少阴肾经的经气衰竭，人就会骨骼枯萎。由于足少阴肾经是对应冬季的经脉，它穿行于人体深处滋养骨髓，因此如果足少阴肾的经气衰竭，人体的骨髓就会因为得不到滋养而枯槁。随着骨髓的枯槁，肌肉也就无法再依附于骨髓。骨、肉分开无法相连，肌肉就会松弛、缩短。肌肉松弛、缩短，人就会出现牙齿看起来相对变长且满是污垢，头发丧失光泽等病状。如果病人出现了头发干枯无光泽的症状，就说明其骨骼已经衰败了。此病，遇戊日病情便加剧，遇己日病人便死亡同。原因是戊、己属土，肾属水，而土能克水。

【原文】

足厥阴气绝，则筋缩引卵与舌，厥阴者肝脉也，肝者筋之合也，筋者聚于阴器，而脉络于舌本也，故脉弗荣则筋急，筋急则引舌与卵，故唇青舌卷卵缩则筋先死，庚笃辛死，金胜木也。

【语译】

如足厥阴肝经的脉气衰竭，就会使筋脉挛急，并牵引睾丸和舌。这是因为足厥阴经是属于肝脏的脉，肝脏外合于筋，与各经的经筋聚合在阴器，并向上与舌根相联系的原因。也就会出现唇青舌卷、睾丸上缩的症状。这便是筋已先死的征象。这种病症，逢庚日变得危重，逢辛日便会使人死亡。这是由于肝在五行中属木，庚辛属金，金能胜木的缘故。

【原文】

五阴气俱绝，则目系转，转则目运，目运者为志先死，志先死则远一日半死矣。六阳气俱绝，则阴与阳相离，离则腠理发泄，绝汗<sup>①</sup>乃出，大如贯珠，转出不流，即气先死，故旦占<sup>②</sup>夕死，夕占旦死，此十二经之败也。

【注释】

①绝汗：《素问》诊要经终论王注："绝汗，谓汗暴出，如珠而不流，旋复

干也"。

②占：有予示之意。

【语译】

如五脏的阴经脉气都衰竭了，就会使目系旋转，目系转动便使人感到眼晕，而眼晕便是五志先死的危象，五志既然失去，那么人在一天半内必然会死亡。若六脏阳经的脉气都衰竭，就会使阴阳分离，而阴阳分离，以致皮肤不固，精气外泄，就必然暴出大如串珠、凝而不流的绝汗。如在早上出现这种危象，则当夜必死；在夜间出现这种危象，次日早上必死。

【原文】

经脉十二者，伏行分肉①之间，深而不见；其常见者，足太阴过于内踝之上，无所隐故也。诸脉之浮而常见者，皆络脉也。六经络手阳明少阳之大络②，起于五指间③，上合肘中。饮酒者，卫气先行皮肤，先充络脉，络脉先盛，故卫气已平④，营气乃满，而经脉大盛。脉之卒然动者，皆邪气居之，留于本末；不动则热，不坚则陷且空，不与众同，是以知其何脉之病也。

【注释】

①分肉：《类经》七卷第六注："分肉，言肉中之分理也"。

②大络：指较大的络脉。

③五指间：言手阳明、少阴二经络脉络于大指、食指、中指、无名指及小指间。

④平：此处作盛满解，如《类经》七卷第六注："平，犹潮平也，即盛满之谓。"

【语译】

十二经脉，隐伏在体内而通行于骨肉之间，深不可视。其经常可以见到的，只是足太阴脾经在经过内踝之上时，无所隐蔽的缘故。凡是浮露在浅表而经常可以见到的，都是络脉。在手足六经的络脉中，手阳明大肠经，手少阳三焦经的大络，分别起于手的五指之间，向上合于肘中。饮酒的人，其酒气随着卫气行于皮肤，先充溢络脉，使络脉满盛，而卫气盛满后，营气也会满盛，那么经脉就很盛了。如人的经脉突然充盛，发生异常变化，就表明有邪气留在经脉之中；若邪气留在脉中，聚而不动，就可以化热；如络脉不显坚实，就说明邪气已深陷经脉，并且经气已虚空，不同于一般情况，也就可知道是哪条经脉受邪而发生异常了。

【原文】

雷公曰：何以知经脉之与络脉异也？黄帝曰：经脉者常不可见也，其虚实也以气口知之，脉之见者皆络脉也。

【语译】

雷公问：经脉和络脉的不同处在哪里呢？黄帝说：经脉在正常情况下是看不到的，它的虚实情况，可以从气口脉诊察测知，凡是能看到的，都是络脉。

【原文】

雷公曰：细子①无以明其然也。黄帝曰：诸络脉皆不能经大节②之间，必行绝道③而出，入复合于皮中，其会皆见于外，故诸刺络脉者，必刺其结上④，甚血者虽无结，急取之以泻其邪而出其血，留之发为痹也。

【注释】

①细子：自谦之语，犹言"小子"。
②大节：即大骨节。
③绝道：与纵经相横截的路径。
④结上：络脉有血液聚结之处。

【语译】

雷公说：我仍然不明了这种区别。黄帝说：所有络脉都不能经过大的骨节，而必走行于与纵经相横截的路径，才能出于外，然后再入皮中，起着贯穿流通的作用，共同会合后，都显现在外面，因此，凡针刺各络脉时，必须刺在络脉有血聚结之处，若其邪血较甚，虽无聚结之象，也应急刺络脉，放出恶血，以泻其邪，不然的话，邪血留结不去，会发为痹证。

【原文】

凡诊①络脉，脉色青则寒且痛，赤则有热。胃中寒，手鱼之络多青矣；胃中有热，鱼际络赤，其鱼黑者，留久痹也；其有赤有黑有青者，寒热气也。凡刺寒热者皆多血络，必间日而一取之，血尽而止，乃调其虚实，其小而短者少气，甚者泻之则闷，闷甚则仆不得言，闷则急坐之也。

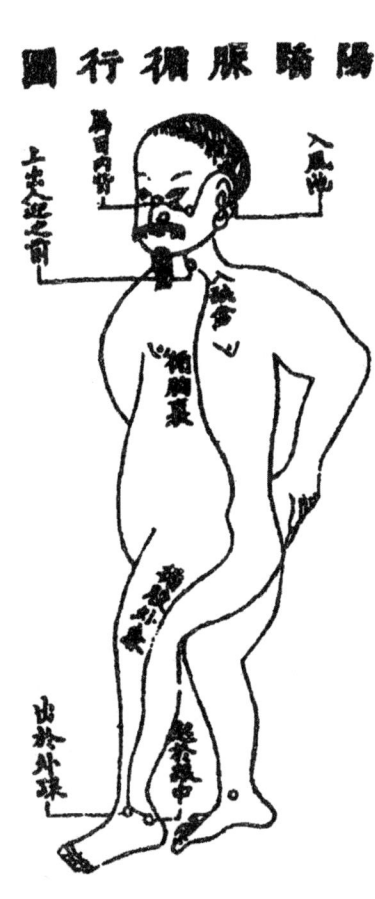

清代陈惠畴《经脉图考》奇经图中的阳跷脉循图

【注释】

①诊：此处作察视解。

【语译】

凡是察看络脉的病变时，如脉现青色，就为寒邪凝滞并有疼痛的征象；如脉现赤色，就是有热的征象。胃里有寒，则手鱼部的络脉多现青色；胃里有热，那么鱼际部的络脉就会出现赤色，而鱼际部络脉出现黑色的，就说明患有日久不愈的痹病。如兼有赤、黑、青三色，则是寒热错杂的病变。凡是针刺或热或寒的病变时，都应多刺血络，并须隔日一刺，直至瘀血泻尽为止，然后再察明病证的虚实。如脉现青色而脉象短小，则表明元气衰少，若过用泻法，就会使病人感到心里闷乱，不能自持而跌倒，不能说话。对这种出现情况的病人，应赶快扶他坐下，以平心静体。

【原文】

手太阴之别①，名曰列缺，起于腕上分间②，并太阴之经直入掌中，散入于鱼际。其病实则手锐③掌热，虚则欠䖏，小便遗数，取之去腕一寸半，别走阳明也④。

【注释】

①别：与"络"同义。马莳："夫不曰络而曰别者，以此穴由本经而别走邻经也"。

②分间：肉分之间。

③手锐：手掌后小指侧的高骨。

④别走阳明也：《类经》七卷第五注："……此太阴之络，别走阳明，而阳明之络曰偏历，亦入太阴，以其相为表里，故互为注络以相通也。他经皆然"。

【语译】

手太阴肺经的另出络脉，为列缺。起于腕上分肉之间，与手太阴经并行，并直入手掌内侧，散布于鱼际处。如此络脉发生病变，属实证的，腕上的锐骨部和手掌部就会出现发热的症状；属虚证的，就会出现张口呵欠，小便失禁或频数的现象。治疗以上病证时，可取腕后一寸半的列缺穴。本络由此另行向手阳明大肠经。

【原文】

手少阴之别，名曰通里，去腕一寸，别而上行，循经入于心中，系舌本，属目系。其实则支膈①，虚则不能言，取之腕后一寸，别走太阳也。

【注释】

①支膈：胸膈间有支撑不舒的感觉。

【语译】

手少阴心经的另出络脉，为通里。起于腕上一寸处，另向上行，循着本经经脉注入咽中，系于舌根再上行连于目系。如通里发生病变，属实证的，就会出现胸膈支撑不舒的情况；属虚证的，就会表现为不能言语。治疗这些病证，取腕后一寸的通里穴。本络由此另行向手太阳小肠经。

【原文】

手心主之别，名曰内关，去腕二寸，出于两筋之间别走少阳，循经以上，系于心包，络心系。实则心痛，虚则为烦心，取之两筋间也。

【语译】

手厥阴心包经的别出络脉，为内关。起于腕上二寸处，由两筋中间另出，并循着本经经脉上行，系于心包络及心系。如内关发生病变，属实证的，就会出现心痛的症状；属虚证的，就会出现心中烦乱的情况。治疗这些病证，可取腕上二寸两筋之间的内关穴。

【原文】

手太阳之别，名曰支正，去腕五寸，内注少阴；其别者，上走肘，络肩髃。实则节弛肘废，虚则生肬①，小者如指痂疥②，取之所别也。

【注释】

①肬：同疣，系皮上赘肉。
②小者如指痂疥：《灵枢识》简按："此谓肬之多生，如指间痂疥也。"

【语译】

手太阳经的别出络脉，名叫支正，它起于腕上外侧五寸，向内注于手少阴心经；其别出向上过肘，络于肩髃穴。如果络脉发病，邪实的是骨节弛缓，肘关节萎废不能运动，正虚的是气血不行，皮上生赘肉，所生赘肉之多如指间痂疥一样，治疗时，取本经别出的络穴支正。

【原文】

手阳明之别，名曰偏历，去腕三寸，别走太阴；其别者，上循臂，乘肩髃，上曲颊偏齿；其别者，入耳合于宗脉。实则龋聋，虚则齿寒痹隔②，取之所别也。

【注释】

①宗脉：指分布在耳、眼等器官由很多经脉汇聚而成的主脉或大脉。口问篇

说："耳者，宗脉之所聚也。"

②痹隔：形容膈间闭塞不畅。

【语译】

手阳明大肠经的另出络脉，为偏历。起于腕上三寸处，另行而注入手太阳经络。它的另一条别出的脉，沿臂上行至肩部，再上至曲颊，偏络于齿根；还有一条别出的脉，行入耳中，与手太阳、手少阳、足少阳、足阳明四脉会合。如支正发生病变，属实证的，就会出现龋齿、耳聋的症状；属虚证的，就会出现牙齿发冷，膈间闭阻的情况。对这些病证，可取治本经别出的偏历穴。

【原文】

手少阳之别，名曰外关，去腕二寸，外臂，注胸中，合心主。病实则肘挛，虚则不收，取之所别也。

【语译】

手少阳经的别出络脉，名叫外关，它起始于腕上二寸处，向外绕行于臂部，再上行注于胸中与手厥阴心包经相会合。如果络脉发病，邪实的是肘关节拘挛，正虚的是肘部弛缓不收，治疗时，取本经别出的络穴外关。

【原文】

足太阳之别，名曰飞阳，去踝七寸，别走少阴。实则鼽窒①头背痛；虚则鼽衄，取之所别也。

【注释】

①鼽窒：鼻塞不通。

【语译】

足太阳经的别出络脉，名叫飞阳，它起于外踝上七寸处，别行走入足少阴经。如果络脉发病，邪实的出现鼻塞不通，头背部疼痛，正虚的出现鼻塞流涕或出血，治疗时，取本经别出的络穴飞阳。

【原文】

足少阳之别，名曰光明，去踝五寸，别走厥阴，并经下络足跗。实则厥，虚则痿躄①，坐不能起，取之所别也。

【注释】

①痿躄：下肢痿软无力不能行走。

【语译】

足少阳胆经的另出络脉，为光明。起于外踝上五寸处，另行而进入足厥阴肝经的经络，再向下绕行后络于足背之上。如光明发生病变，属实证的，就会出现厥逆的症状；属虚证的，就会出现下肢痿软无力，难以行走，坐而不能站立的情况。对这些病证，可取治本经别出的光明穴。

【原文】

足阳明之别，名曰丰隆，去踝八寸，别走太阴；其别者，循胫骨外廉，上络头项，合诸经之气，下络喉嗌。其病气逆则喉痹瘁瘖①，实则狂巅，虚则足不收，胫枯，取之所别也。

【注释】

①瘁瘖：突然失音。

【语译】

足阳明胃经的另出络脉，为丰隆。起于外踝上八寸处，另行而入足太阴脾经的经络；它的别出之脉，沿着胫骨的外缘，上行而络于头项，与其它诸经会合，再向下绕络于咽喉。如本经络发生病变，就会引起气机上逆，进而喉中肿胀闭塞，突然失音。属实证的，就会出现神志失常，癫狂发作的症状；属虚证的，就会出现足缓不收，胫部肌肉枯萎的情况。对这些病证，可取治本经别出的丰隆穴。

【原文】

足太阴之别，名曰公孙，去本节之后一寸，别走阳明；其别者，入络肠胃。厥气上逆则霍乱①，实则腹中切痛，虚则鼓胀，取之所别也。

【注释】

①厥气上逆则霍乱：《类经》七卷第五注"厥气者，脾气失调而或寒或热，皆为厥气。逆而上行则为霍乱。本经入腹属脾络胃，故其所病如此。"

【语译】

足太阴脾经的另出络脉，为公孙。起于足的大拇趾节后一寸处，再另行进入足阳明胃经的经络。它的另行之脉，上行后入腹络于肠胃。如本经络发生的病变，就会厥气上逆而致霍乱。属实证的，就会出现腹中痛如刀割的症状；属虚证的，就会出现腹胀如鼓的情况。对这些病证，可取治本经别出的公孙穴。

【原文】

足少阴之别，名曰大锺，当踝后绕跟，别走太阳；其别者，并经上走于心包，下外贯腰脊。其病气逆则烦闷，实则闭癃，虚则腰痛，取之所别者也。

【语译】

足少阴肾经的另出络脉，为大钟。起于内踝之后，绕足根而至足外踝侧，再另行进入足太阳膀胱经。它的另一条别出络，与本经并行，行于心包络下，再向外贯穿腰脊之间。如本经络发生病变，就会导致气逆烦闷。属实证的，表现为小便不通；属虚证的，表现为腰痛。对这些病症，可取治本经的络穴大钟。

【原文】

足厥阴之别，名曰蠡沟，去内踝五寸，别走少阳；其别者，循经上睾，结于茎。其病气逆则睾肿卒疝，实则挺长，虚则暴痒，取之所别也。

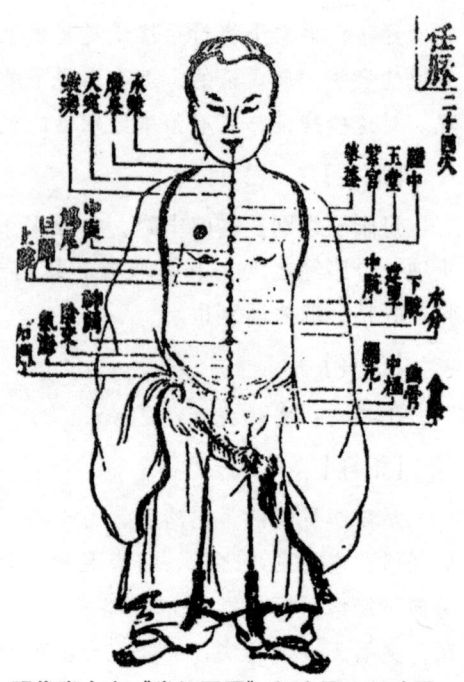

明代张介宾《类经图翼》经穴图之任脉图

【语译】

足厥阴肝经的另出络脉，为蠡沟。起于内踝上五寸处，另行进入足少阳胆经的络脉；它的别行之脉，经过胫部上行至睾丸处，归结在阴茎。如蠡沟发生病变，使经气上逆，就会引起睾丸肿大突发疝痛。属实证的，则阴茎勃起而长；属虚证的，阴部就会暴痒。对这些病证，可取治本经别出的蠡沟穴。

【原文】

任脉之别，名曰尾翳，下鸠尾，散于腹。实则腹皮痛，虚则痒搔，取之所别也。

【语译】

任脉的另出络脉，为尾翳。起于鸠尾骨尖下面，向下散于腹部。如本经络发生病变，属实证的，就会感到腹部皮肤疼痛；属虚证的，就会感觉腹部皮肤瘙痒。对这些病证，可取治本经别出的尾翳穴。

【原文】

督脉之别，名曰长强，挟膂上项，散头上，下当肩胛左右，别走太阳，入贯膂。实则脊强，虚则头重，高摇之，挟脊之有过者，取之所别也。

【语译】

督脉的另出络脉，为长强。挟脊上行到颈部，散于头上，又向下行于左肩胛的骨部，另行进入足太阳膀胱经的经络，并深入贯穿脊柱两旁的肌肉。如本经络发生的病变，属实证的就会出现脊柱强直，不能俯仰的症状；属虚证的，就会感到头部沉重，摇晃不宁。这是由于长强病变引起的。对以上病证，可取治本经的长强穴。

【原文】

脾之大络，名曰大包，出渊腋①下三寸，布胸胁。实则身尽痛，虚则百节尽皆纵，此脉若罗络之血者，皆取之脾之大络脉也。

【注释】

①渊腋：穴名，在腋下三寸，属足少阳胆经，而大包穴在腋下六寸，故"渊腋下三寸"实指大包穴的部位。

②罗络之血者：《类经》七卷第五注："罗络之血者，言此大络，包罗诸络之血"。

【语译】

脾脏的大络，为大包。起于渊腋穴下三寸处，散布于胸胁。如本经络发生病变，属实证的，就会感到全身疼痛；属虚证的，则全身关节缓纵无力。大包像网罗般绕络全身，统诸络脉之血。对这些病证，可取治本经别出的大包穴。

【原文】

凡此十五络者，实则必见，虚则必下，视之不见，求之上下，人经不同，络脉异所别也。

【语译】

以上十五络脉，如邪气实则血满脉中而明显可见，正气虚则脉络陷下而藏伏。如果脉络不易看见，就应该在络脉的上下诸穴寻求。由于每个人的经脉不同，故络脉也一定有所差异。

## 经别第十一

【题解】

本篇介绍十二经脉别出之支脉的循行路线，与所属脏腑、相表里脏腑之间的联系等。"经别"，其实就是十二经脉之别道而行的部分，其循行的路线不仅部位深而且距离长——由四肢深入内脏，再由内脏出于头颈。因为本篇主要阐述了经别的出入离合及其走行的路线，所以篇名叫做"经别"。

【原文】

黄帝问于岐伯曰：余闻人之合于天道也，内有五藏，以应五音、五色、五时、五味、五位也；外有六府，以应六律①，六律建阴阳诸经，而合之十二月、十二辰、十二节、十二经水②、十二时③、十二经脉者，此五藏六府之所以应天道。夫十二经脉者，人之所以生，病之所以成，人之所以治，病之所以起。学之所始，工之所止也；粗之所易，上之所难也。请问其离合出入奈何？岐伯稽首再拜曰：明乎哉问也！此粗之所过，上之所息也。请卒言之。

足太阳之正④，别④入于腘中；其一道下尻五寸，别入于肛，属于膀胱，散之肾，循脊，当心入散；直者，从脊上出于项，复属于太阳。此为一经也。足少阴之正，至腘中，别走太阳而合，上至肾，当十四椎，出属带脉；直者，系舌本，复出于项，合于太阳。此为一合也。或以诸阴之别，皆为正也。

足少阳之正，绕髀，入毛际，合于厥阴；别者，入季胁之间，循胸里，属胆，散之肝，上贯心，以上挟咽，出颐颔中，散于面，系目系，合少阳于外眦也。足厥阴之正，别跗上，上至毛际，合于少阳，与别俱行。此为二合也。

足阳明之正，上至髀，入于腹里，属胃，散之脾，上通于心，上循咽出于口，上頞頗，还系目系，合于阳明也。足太阴之正，上至髀，合于阳明，与别俱行，上结于咽，贯舌中。此为三合也。

手太阳之正，指地⑤，别于肩解，入腋，走心，系小肠也。手少阴之正，别入于渊腋两筋之间，属于心，上走喉咙，出于面，合目内眦。此为四合也。

手少阳之正，指天⑥，别于巅，入缺盆，下走三焦，散于胸中也。手心主之正，别下渊腋三寸，入胸中，别属三焦，出循喉咙，出耳后，合少阳完骨之下。此为五合也。

手阳明之正，从手循膺乳，别于肩髃，入柱骨，下走大肠，属于肺，上循喉咙，出缺盆，合于阳明也。手太阴之正，别入渊腋少阴之前，入走肺，散之大肠，上出缺盆，循喉咙，复合阳明。此六合也。

【注释】

①六律：我国古代音乐的律制。相传黄帝时，截竹为筒，每筒长度不同，声音也有清浊高下之分，以此校定各乐器的音调。竹筒共十二个，其音自低而高，依次名为黄钟、大吕、太簇、夹钟、姑洗、仲吕、蕤宾、林钟、夷则、南吕、无射、应钟，称为十二律，其奇数为阳，称为律，偶数为阴，称为吕，故又称六律六吕，简称律吕。

②十二经水：见《经水》篇。

③十二时：一昼夜划分为十二时，名称是夜半、鸡鸣、平旦、日出、食时、隅中、日中、日映、晡时、日入、黄昏、人定。

④正、别：正，正经；别，分道而行。指经别是十二经脉循行路径之外，别道而行的部分，虽与本经循行路线不同，但仍属正经，并非支络。《经脉》篇所

说诸经之别的"别"字，是指本经所属的贯通阴阳、相互灌注的络穴，与本篇之"别"意义完全不同。

⑤指地：地，是向下的意思。指地，是指手太阴小肠经别行的正经，是自上而下行的。

⑥指天：天，是形容在上。指天，是指手少阳三焦经别行的正经，是从头顶中开始的。

【语译】

黄帝问于岐伯说：我听说人与自然界的事物是相应的，人体内有五脏，以应五音、五色、五时、五味、五位；外有六腑，以应六律，六律有阴律和阳律以应人之阴阳诸经，并应合于十二月、十二辰、十二节、十二经水、十二时、十二经脉，这就是五脏六腑与自然界事物相应的情况。十二经脉是人体结构的重要组成部分，人体之所以能维持健康，疾病之所以能治愈，都与它密切相关。所以学医的人一开始就应该从有关经脉的理论学起，医生掌握了它技术才算全面。粗率的医生认为很容易学懂它，而高明的医生却认为要真正精通它还是比较困难的。请你谈谈经脉在人体是怎样离合出入的？岐伯很恭敬地回答说：您问的真细致呀，这是粗率的医生容易忽略的问题，只有高明的医生才会认真地钻研它，请让我详细地谈谈它吧。

足太阳经脉别出而行的正经，一道入于腘窝中；另一道至尻下五寸处，别行入于肛门，向内行于腹中属于膀胱本腑，再散行至肾脏，沿着脊柱两旁的肌肉上行，行至当心脏的部位入内而散；其直行的，从脊柱两旁的肌肉上行出于项部，复属于足太阳本经经脉。这是足太阳经脉别行的一经。足少阴经脉别出而行的正经，到达腘窝中，别出一脉与太阳经相合并，上行至肾脏。在十四椎处外出而联属带脉；其直行的，从肾上行，系于舌根，复出绕行于项部，与足太阳相合。这是阴阳表里相配的第一合。或以诸阴经的经别与诸阳经的经别相互配合，都称为别出的正经。

足少阳经脉别出而行的正经，上行绕于髀部而入阴毛处，与足厥阴经脉合并，其别行的一脉，入季胁之间，沿胸里入属本经胆腑，散行到肝脏，向上贯入心脏，然后挟咽喉两旁，出于腮部及下巴颏中，散布于面，联于目系，与足少阳本经会合于外眼角。足厥阴经脉别出而行的正经，从足背别出，上行到阴毛处，与足少阳别行的正经相合，向上偕行。这是阴阳表里相配的第二合。

足阳明经脉别出而行的正经，上行至髀部，深入于腹内，属于本经胃腑，散行至脾脏，上通于心脏，上行沿咽部出于口，再上行至鼻梁及眼眶下方，联系于目系，与足阳明本经相合，足太阴经脉别出而行的正经亦上行至髀部，与足阳明经别行的正经相合，再向上偕行。上络于咽喉部，通于舌中。这是阴阳表里相配的第三合。

手太阳经脉别出而行的正经，其循行是自上而下的，从肩后骨缝别行入于腋下，走入心脏，下行系于小肠本腑。手少阴经脉别出而行的正经，别行走入腋下三寸足少阳经渊腋穴处的两筋之间，入属于本脏，上走喉咙，出于面部，与手太阳经的一条支脉会合于内眼角。这是阴阳表里相配的第四合。

手少阳经脉别出而行的正经，其循行是从人体最高处的巅顶，别入于缺盆，下走三焦本腑，散行于胸中的。手厥阴心包经脉别出而行的正经，别出于渊腋下三寸处，入于胸中，别行联属于三焦，出而上行，沿喉咙出于耳后，与手少阳三焦经会合于完骨的下方。这是阴阳表里相配的第五合。

手阳明经脉别出而行的正经，从手上行至侧胸、乳部之间，别行于肩髃穴处，入于大椎，而后向下走入大肠本腑，向上联属于肺脏，再向上沿喉咙，出于缺盆，与手阳明本经相合。手太阳经脉别出而行的正经，别出入于渊腋部手少阴经之前，入肺之本脏，散行于大肠，上行出于缺盆，沿喉咙，再与手阳明经相会合。这是阴阳表里相配的第六合。

## 经水第十二

【题解】

本篇运用古代版图上清、渭、海、湖、汝、渑、淮、漯、江、河、济、漳十二条河流的大小、深浅、广狭、长短来比喻人体中十二经脉各自不同的气血运行状况。因为本篇主要介绍了十二经和十二水的相互配合情况，并进而分述了手足阴阳各经最适当的进针深度和留针时间，所以篇名叫做"经水"。

【原文】

黄帝问于岐伯曰：经脉十二者，外合于十二经水①，而内属于五脏六府。夫十二经水者，其有大小、深浅、广狭远近各不同，五脏六府之高下、小大，受谷之多少亦不等，相应奈何？夫经水者，受水而行之；五脏者，合神气魂魄而藏之；六府者，受谷而行之，受气而扬之；经脉者，受血而营之。合而以治奈何？刺之深浅，灸之壮数，可得闻乎？岐伯答曰：善哉问也！天至高，不可度，地至广，不可量，此之谓也。且夫人生于天地之间，六合②之内，此天之高，地之广也，非人力之所能度量而至也。若夫八尺之士③，皮肉在此，外可度量切循而得之，其死可解剖而视之，其脏之坚脆，府之大小，谷之多少，脉之长短，血之清浊，气之多少，十二经之多血少气，与其少血多气，与其皆多血气，与其皆少血气，皆有大数。其治以针艾，各调其经气，固其常有合乎？

【注释】

①经水：《类经》九卷第三十三注：“经水者，受水而行于地也。人之五脏者，所以藏精神魂魄者也。六腑者，所以受水谷，化其精微之气，而布扬于内外者也。经脉犹如江河也，血犹水也，江河受水而经营于天下，经脉受血而运行于周身，合经水之道以施治，则其源流远近固自不同，而刺之浅深，灸之壮数，亦当有所辨也。”十二经水是指清、渭、海、湖、汝、渑、淮、漯、江、河、济、漳等十二水。

②六合：指上下前后左右六方。

③八尺之士：八尺是指人体的长度。八尺之士是泛指人体而言。《周礼》考工记云：“人长八尺。”《灵枢识》按：“据本经《骨度篇》，人长其实七尺五寸，而泛言其修，或云七尺，或云八尺，举其大概耳。”

【语译】

黄帝问岐伯：人体的十二经脉，外合于地面上十二条河流，内连于五脏六腑。这十二条河流，每条的大小、深浅、宽窄和远近各不相同，五脏六腑也有位置上下、形体大小和容纳饮食多少的不同，那么两者的关系如何呢？江河收纳地面的水而流行各地；五脏藏神气、魂魄等精神活动而表现于外；六腑受纳水谷由上向下传导变化，汲取水谷精微之气输送布扬于全身内外；经脉受纳血液营灌全身百脉。把以上这些情况相应地配合起来，运用在治疗上是怎样的呢？针刺的深浅，施灸壮数的多少能说给我听吗？岐伯回答说：你问得很好。天的高度难以计算，地的广度也难以度量，人虽生活在天地之间，六合之内，但对于天的高度，地的广度，用人力也不能度量准确。对活着的人，从外部测量皮肉或用手指摸索身体各部位，是可以知道它的尺度的。对于死人，通过解剖观察五脏的坚脆、六腑的大小，纳谷的数量，脉道的长短，血液的清浊，十二经是多血少气，是少血多气，是气血皆多，还是气血皆少等情况，都可以找出

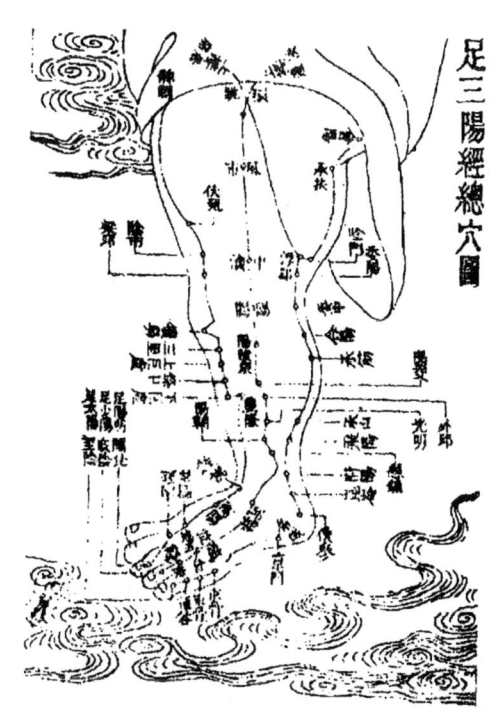

清代吴谦等人所撰《医宗金鉴》中的足三阳经总穴图

一定的数字。人体运用针刺艾灸治病，调理经气时，刺入的深浅，手法的轻重，艾炷的大小、多少，也都有一定规律。

【原文】

黄帝曰：余闻之，快于耳，不解于心<sup>①</sup>，愿卒闻之。岐伯答曰：此人之所以参天地而应阴阳也，不可不察。足太阳外合于清水，内属于膀胱，而通水道焉。足少阳外合于渭水，内属于胆。足阳明外合于海水，内属于胃。足太阴外合于湖水，内属于脾。足少阴外合于汝水，内属于肾。足厥阴外合于渑水，内属于肝。手太阳外合于淮水，内属于小肠，而水道出焉。手少阳外合于漯水，内属于三焦。手阳明外合于江水，内属于大肠。手太阴外合于河水，内属于肺。手少阴外合于济水，内属于心。手心主外合于漳水，内属于心包。凡此五脏六腑十二经水者，外有源泉而内有所禀，此皆内外相贯，如环无端，人经亦然。故天为阳，地为阴，腰以上为天，腰以下为地。故海以北者为阴，湖以北者为阴中之阴，漳以南者为阳，河以北至漳者为阳中之阴，漯以南至江者为阳中之太阳<sup>②</sup>，此一隅之阴阳也，所以人与天地相参也。

【注释】

①快于耳，不解于心：《太素》卷五十二水注："快于耳，浅知也；解于心，深识也。"不解于心，即不通透彻地了解。

②海以北者为阴，湖以北者为阴中之阴，漳以南者为阳，河以北至漳者为阳中之阴，漯以南至江者为阳中之太阳：《类经》九卷第三十三注："海合于胃，湖合于脾，脾胃居于中州，腰之分也。海以北者为阴，就胃腑言，自胃而下，则小肠胆与膀胱皆属腑，居胃之北而为阴也。湖以北者为阴中之阴，就脾脏言，自脾而下，则肝肾皆属脏，居脾之北，而为阴中之阴也。腰以上者，如漳合于心主，心主之上，惟心与肺，故漳以南者为阳也。河合于肺，肺之下亦惟心与心主，故河以北至漳者为阳中之阴也。凡此皆以上南下北言阴阳耳。然更有其阳者，则脏腑之外为三焦，三焦之外为皮毛，本脏篇曰：肺合大肠，大肠者皮其应。今三焦合于漯水，大肠合于江水，故曰漯以南至江者，为阳中之太阳也。"

【语译】

黄帝说：你以上说的这些道理，乍听起来很清楚，但心里仍不能透彻地理解，希望你能再详细地说一说。岐伯说：这是人所以能够与天地阴阳相适应的道理，是不可不知的。足太阳经在外与清水相配合，在内联属于膀胱本腑而与全身运行水液的道路相通；足少阳经在外与渭水相配合在内联属于胆腑；足阳明经在外与海水相配合，在内联属于胃腑；足太阴经在外与湖水相配合，在内联属于脾脏；足少阴经在外与汝水相配合，在内联属于肾脏；足厥阴经在外与渑水相配合，在内联属于肝脏；手太阳经在外与淮水相配合，在内联属于小肠，小肠腑受盛胃的水液，经泌别清浊下入膀胱，膀胱为水腑，受气化而出，故通调水道；手少阳经在外与漯水相配合，在内联属于三焦；手阳明经在外与江水相配合，在内联属于大肠；手太阴经在外与河水相配合在内联属于肺脏；手少阴经在外与济水相配合，在内联属于心脏；手厥阴经在外与漳水相配合，在内联属于心包络。以上所说的五脏六腑，好象十二经水一样，外有源泉，内有所禀，这都是内外相互贯通，如圆环一样无有尽头，人的经脉在体内循行不止，也是如此。天轻清在上属阳，地重浊在下属阴。对人体来说，腰以上象天属阳，腰以下象地属阴。若按脏腑部位，以上下南北分阴阳应经水的话，海水象胃，湖水象脾，脾胃居中；小肠胆与膀胱，居胃之北（下）为阴；肝、肾居脾之北（下）而为阴中之阴。腰以上者为阳，如漳水象心主，心主之上是心肺，所以说漳水以南（上）至漳水为阳中之阴。从内外来说，脏腑之外为三焦，三焦之外为皮毛，三焦象漯水，大肠象江水（大肠与肺相合，肺主皮毛），所以说漯水以南（上）至江水者（指脏腑外围至皮毛的部位），为阳中之太阳，这仅是举一隅的阴阳，说明人与天地相应的意义。

【原文】

黄帝曰：夫经水之应经脉也，其远近浅深，水血之多少各不同，合而以刺之奈何？岐伯答曰：足阳明，五脏六腑之海也，其脉大血多，气盛热壮，刺此者不深弗散，不留不泻也。足阳明刺深六分，留十呼①。足太阳深五分，留七呼。足少阳深四分，留五呼。足太阴深三分，留四呼。足少阴深三分，留三呼。足厥阴深一分，留二呼。手之阴阳，其受气之道近，其气之来疾，其刺深者皆无过二分，其留皆无过一呼②。其少长大小肥瘦，以心撩之③，命曰法天之常。灸之亦然。灸而过此者得恶火，则骨枯脉涩；刺而过此者，则脱气。

【注释】

①留十呼：《类经》九卷第三十三注："出气曰呼，入气曰吸，曰十呼，七呼之类，则吸在其中矣，盖一呼即一息也。但刺有补泻之异，呼吸有先后之分。故凡用泻者，必候病者之吸而入针，再吸转针，候呼出针；凡用补者，必因其呼而入针，再呼转针，候吸出针。故针赋曰：补者先呼后吸，泻者先吸后呼。正此义也。"呼即呼吸，一呼即呼吸一次这里指呼吸一次所需的时间。

②手之阴阳……其留皆无过一呼：《类经》九卷第三十三注："手之六经皆在于上，肌肉薄而溪谷浅，故刺不宜深。经脉短而气易泄，故留不宜久。"

③以心撩之：撩，与"料"通，是料度的意思。以心撩之，指医者针刺治病时，应该心中有数，因人而异，作适当的处理。

【语译】

黄帝说：自然界的十二经水应于人体的十二经脉，经水与经脉都有远近、深浅及水血多少的不同，如果把两者结合起来，用于针刺治疗是怎样的呢？岐伯回答说：胃受纳水谷，化生精微气血，滋润五脏六腑，所以说足阳明经为五脏六腑之海，其经脉最大而多气多血，其邪气偏盛的，热势必甚，所以刺这一经时，不深刺则邪不能散，不留针则邪气不能泻。足阳明经是多血多气的经脉，针刺六分深，留针时间十呼；足太阳经是多血少气的经脉，针刺五分深，留针时间七呼；足少阳经是少血多气的经脉。针刺四分深，留针时间五呼；足太阴经是多血少气的经脉，针刺三分深，留针时间四呼；足少阴经是少血多气的经脉。针刺二分深，留针时间三呼；足厥阴经是多血少气的经脉，针刺一分深，留针时间二呼。手三阴三阳经脉，均循行人体上半身，它们与输播血气的心肺两脏距离较近，气行迅速，其循行路径的皮肉薄、穴位浅，不宜深刺，经脉短，不宜久留针，刺入的深度，一般不超过二分，留针的时间，一般不超过一呼。但人有老少之分，身体有长短、肥瘦的不同，必须根据具体情况，适当地运用针刺的手法，俟病气去，正气来复，然后出针，这是顺从自然之理，灸法也是如此，如果不能运用这些法则，灸得过度，反损害人体，这是所谓"恶火"，会出现骨髓枯槁，血脉凝涩的病变，针刺过度，会发生脱泄元气的不良后果。

【原文】

黄帝曰：夫经脉之大小，血之多少，肤之厚薄，肉之坚脆，及腘之大小，可为量度乎？岐伯答曰：其可为度量者，取其中度①也，不甚脱肉而血气不衰也。若失度之人，消瘦而形肉脱者，恶可以度量刺乎。审切循扪按②，视其寒温盛衰而调之，是谓因适而为之真也。

【注释】

①中度：《太素》卷五十二水注："中度者，非唯取七尺五寸以为中度，亦取肥瘦寒温盛衰，处其适者，以为中度"。

②切循扪按：《灵枢识》按："切，谓诊寸口；循，谓循尺肤；盖经脉之大小，肤之厚薄，当寸尺度之；如肉之坚脆，腘之大小，非一一扪按不能知之，故举此四字，以见其义。

【语译】

黄帝说：人体的经脉有大小，血气有多少，皮肤有厚薄，肌肉有坚脆，块肉也有大小，这些都能度量吗？岐伯回答说：如果度量上述各方面，不是任何人都可以，要选择中等度身材，肌肉不甚消瘦，血气不甚衰弱的人为标准。若是形体消瘦、肌肉脱陷的人，是不能用同一个标准度量针刺的。所以必须通过切、循、扪、按等方法检查，测知脉力的虚实强弱，皮肤的厚薄，肌肉的坚脆，以及经脉气血的寒温盛衰等具体情况，来进行调治，这才称得起根据不同情况施用不同方法，掌握治疗的真正法则了。

# 卷之四

## 经筋①第十三

【题解】

本篇主要叙述了经筋的循行、发病、病证特点、病名和治疗原则。全文以经筋为主线介绍了经络理论体系中的重要内容，并为经络辨证和辨病的体系提供了重要的理论依据，故篇名为"经筋"。

【原文】

足太阳之筋，起于足小指，上结于踝，邪上结于膝，其下循足外踝，结于踵，上循跟，结于腘；其别者，结于踹外，上腘中内廉，与腘中并上结于臀，上挟脊上项；其支者，别入结于舌本；其直者，结于枕骨，上头，下颜，结于鼻；其支者，为目上网，下结于頄①；其支者，从腋后外廉，结于肩髃；其支者，入腋下，上出缺盆，上结于完骨；其支者，出缺盆，邪上出于頄。其病小指支跟肿痛，腘挛，脊反折，项筋急，肩不举，腋支缺盆中纽痛②，不可左右摇。治在燔针劫刺，以知为数，以痛为输。名曰仲春痹③也。

足少阳之筋，起于小指次指，上结外踝，上循胫外廉，结于膝外廉；其支者，别起外辅骨，上走髀，前者结于伏兔之上，后者结于尻；其直者，上乘䏚季胁，上走腋前廉，系于膺乳，结于缺盆；直者，上出腋，贯缺盆，出太阳之前，循耳后，上额角，交巅上，下走颔，上结于頄；支者，结于目眦为外维④。其病小指次指支转筋，引膝外转筋，膝不可屈伸，腘筋急，前引髀，后引尻，即上乘䏚季胁痛，上引缺盆、膺乳、颈维筋急，从左之右，右目不开，上过右角，并跷脉而行，左络于右，故伤左角，右足不用，命曰维筋相交。治在燔针劫刺，以知为数，以痛为输。名曰孟春痹也。

足阳明之筋，起于中三指，结于跗上，邪外上加于辅骨，上结于膝外廉，直上结于髀枢，上循胁，属脊；其直者，上循骭于，结于膝；其支者，结于外辅骨，合少阳；其直者，上循伏兔，上结于髀，聚于阴器，上腹而布，至缺盆而结，上颈，上挟口，合于頄，下结于鼻，上合于太阳，太阳为目上网，阳明为目

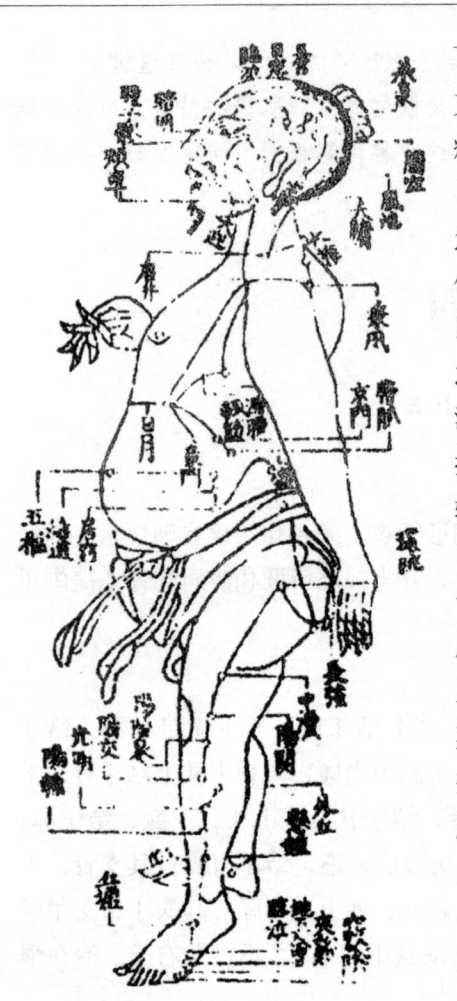

《十四经发挥》图中的足少阳胆经之图

下网；其支者，从颊结于耳前。其病足中指支胫转筋，脚跳坚[5]，伏兔转筋，髀前肿，㿗疝，腹筋急，引缺盆及颊，卒口僻，急者目不合，热则筋纵，目不开。颊筋有寒，则急引颊移口，有热则筋弛纵缓不胜收，故僻。治之以马膏，膏其急者，以白酒和桂，以涂其缓者，以桑钩钩之，即以生桑灰[6]置之坎中，高下以坐等，以膏熨急颊，且饮美酒，噉美炙肉，不饮酒者，自强也，为之三拊而已。治在燔针劫刺，以知为数，以痛为输。名曰季春痹也。

足太阴之筋，起于大指之端内侧，上结于内踝；其直者，络于膝内辅骨，上循阴股，结于髀，聚于阴器，上腹结于脐，循腹里，结于肋，散于胸中；其内者，著于脊。其病足大指支内踝痛，转筋痛，膝内辅骨痛，阴股引髀而痛，阴器纽痛，上[7]引脐两胁痛，引膺中脊内痛。治在燔针劫刺，以知为数，以痛为输。命曰仲[8]秋痹也。

足少阴之筋，起于小指之下，并足太阴之筋，邪走内踝之下，结于踵，与太阳之筋合而上结于内辅之下，并太阴之筋而上循阴股，结于阴器，循脊内，挟膂，上至项，结于枕骨，与足太阳之筋合。其病足下转筋，及所过而结者皆痛及转筋。病在此者，主痫瘛及痉，在外者不能俯，在内者不能仰。故阳病者，腰反折不能俯，阴病者不能仰。治在燔针劫刺，以知为数，以痛为输，在内者，熨引饮药。此筋折纽，纽发数甚者，死不治。名曰孟[9]秋痹也。

足厥阴之筋，起于大指之上，上结于内踝之前，上循胫，上结内辅之下，上循阴股，结于阴器，络诸筋。其病足大指支内踝之前痛，内辅痛，阴股痛转筋，阴器不用，伤于内则不起，伤于寒则阴缩入，伤于热则纵挺不收。治在行水清阴气。其病转筋者，治在燔针劫刺，以知为数，以痛为输。命曰季秋痹也。

手太阳之筋，起于小指之上，结于腕，上循臂内廉，结于肘内锐骨之后，弹之应小指之上，入结于腋下；其支者，后走腋后廉，上绕肩胛，循颈，出走太阳之前，结于耳后完骨；其支者，入耳中；直者，出耳上，下结于颔，上属目外眦。其病小指支肘内锐骨后廉痛，循臂阴入腋下，腋下痛，腋后廉痛，绕肩胛引颈而痛，应耳中鸣痛引颔，目瞑良久乃得视，颈筋急则为筋瘘颈肿⑩。寒热在颈者，治在燔针劫刺之，以知为数，以痛为输。其为肿者，复而锐之。名曰仲夏痹也。

手少阳之筋，起于小指次指之端，结于腕，上循臂，结于肘，上绕臑外廉，上肩，走颈，合手太阳；其支者，当曲颊入系舌本；其支者，上曲牙，循耳前，属目外眦，上乘颔，结于角。其病当所过者即支转筋，舌卷。治在燔针劫刺，以知为数，以痛为输。名曰季夏痹也。

手阳明之筋，起于大指次指之端，结于腕，上循臂，上结于肘外，上臑，结于髃；其支者，绕肩胛，挟脊；直者，从肩髃上颈；其支者，上颊，结于頄；直者，上出手太阳之前，上左角，络头，下右颔。其病当所过者支痛及转筋，肩不举，颈不可左右视。治在燔针劫刺，以知为数，以痛为输。名曰孟夏痹也。

手太阴之筋，起于大指之上，循指上行，结于鱼后，行寸口外侧，上循臂，结肘中，上臑内廉，入腋下，出缺盆，结肩前髃，上结缺盆，下结胸里，散贯贲，合贲下，抵季胁。其病当所过者支转筋，痛甚成息贲，胁急吐血。治在燔针劫刺，以知为数，以痛为输。名曰仲冬痹也。

手心主之筋，起于中指，与太阴之筋并行，结于肘内廉，上臂阴，结腋下，下散前后挟胁；其支者，入腋，散胸中，结于贲⑬。其病当所过者支转筋，前及胸痛息贲。治在燔针劫刺，以知为数，以痛为输。名曰孟冬痹也。

手少阴之筋，起于小指之内侧，结于锐骨，上结肘内廉，上入腋，交太阴，挟乳里，结于胸中，循贲，下系于脐。其病内急，心承伏梁，下为肘网。其病当所过者支转筋，筋痛。治在燔针劫刺，以知为数，以痛为输。其成伏梁唾血脓者，死不治。名曰季冬痹也⑭。

经筋之病，寒则反折筋急，热则筋弛纵不收，阴痿不用。阳急则反折，阴急则俯不伸。焠刺者，刺寒急也，热则筋纵不收，无用燔针。

足之阳明，手之太阳，筋急则口目为僻，眦急不能卒视，治皆如右方也。

【注释】

①頄（qú 求）：颧骨。

②纽痛：即牵引性疼痛。

③仲春痹：仲春，农历的二月。古人以十二经分属于一年的十二个月，一年又分春夏秋冬四季，每季三个月又分别以孟、仲、季命名。各个月发生的痹证，就以月份的名称来分别命名。故二月份的痹证称为"仲春痹"。

④外维：指维系目外眦之筋。此支筋由颧部向上斜行而结于眼外角，此筋伸

缩，目便可左右盼视。

　　⑤脚跳坚：指足部有跳动及强硬不适感。

　　⑥炭：原作"灰"，据《太素》卷十三经筋改。

　　⑦上：原作"下"，据《太素》卷十三经筋改。

　　⑧仲：原作"孟"，据《太素》卷十三经筋改。

　　⑨孟：原作"仲"，据《太素》卷十三经筋改。

　　⑩筋瘘颈肿：即瘰疬。

　　⑪曲牙：即通称颊车的牙下骨，因其形曲而向前，故称曲牙，又称曲颊。

　　⑫颔：在此指颔厌穴处，位在额角发际之后上部。

　　⑬贲：原作"臂"据《甲乙》卷二第六及《太素》卷十三经筋改。

　　⑭名曰季冬痹也：此六字原在下节"无用燔针"句后，据《类经·十二经筋痹刺》移此。

　　【语译】

　　足太阳膀胱经的筋，起于足的小拇趾，上行并结聚于足的外踝，再斜行向上结聚于膝部；循行于足跗下，沿足外踝的外侧，结聚于足跟，又沿足跟上行而结聚于膝腘内。它另行的一条支筋，结聚于腿肚的外侧，上行进入腘窝的内侧缘，与前一支筋并行，上结于臀部，再上行经过脊柱两旁，至头项；由此分出的支筋，另行入内并结聚于舌根。其直行的支筋，由项上行而结聚于枕骨，再至头顶，然后下至眉上，结聚于鼻的两旁。由鼻分出的支筋，像网络一样围绕而上至眼胞，然后向下结聚于颧骨处；又一支筋，由腋后外侧，上行而结聚于肩穴处；另一条支筋，由腋窝，向上出于缺盆处结聚于耳后完骨部；还有一条支筋，由缺盆部另出，斜行向上出于颧骨部。由本经筋所引起的病证表现为：足小拇趾及足跟疼痛，膝腘部挛急，脊背反张，项筋发紧，肩不能抬举，腋部牵扯缺盆部辗转疼痛，肩部不能左右摇动。治疗时应用火针速刺疾出的方法。针刺的次数以病情好转为度，以痛处作为针刺的穴位。这种病称为仲春痹。

　　足少阳胆经的筋，起于足的无名趾端，上行而结聚于外踝，并沿着胫骨外侧，向上结聚于膝部外缘；其支筋，另起于外辅骨，上行至髀部时，分为两支，其行在前面的，结聚于伏兔之上，行在后面的，结聚于尻部；它的直行筋，上行至肋下空软处，再至腋部的前缘，挟胸旁乳部而结聚于缺盆；又一直行筋，向上出于腋部，经过缺盆，行于足太阳经筋的前面，沿着耳后，上抵额面，在头顶上相交，再下行到颔部，然后又向上结聚于颧部；另有一条支筋，结于眼外角，为眼的外维。本经筋所发生的病症表现为：足的无名趾抽筋牵引至膝的外侧，膝关节僵直，膝窝里的筋拘紧，并牵引到前后的髀部和尻部，又向上牵及肋下空软处和软肋部疼痛，再向上牵引缺盆部、胸旁乳部、颈部等处，使所有连结的筋都感到拘急。如果从左侧向右侧维络的筋拘急时，右眼就无法睁开，这是因为本筋上行而过头的右面与跷脉并行的原因，另外左侧的筋与右侧的筋相连结，如左侧的筋受伤，右脚就不能活动。以上现象称为维筋相交。治疗时应采取火针速刺疾出的方法。针刺的次数以病情好转为度，以痛处作为针刺的穴位。这种病称为孟春痹。

　　足阳明胃经的筋，起于足的中趾，结聚于足背，沿足背的外侧斜行，上行至辅骨，结聚于膝的外侧，再直上而结聚于髀枢，然后沿胁部，联属于脊柱；其直行的一条支筋，向上沿胫骨而结聚于膝部；由此又分出的支筋，在外辅骨相结聚，并与足少阳经的筋相合；其直行的筋，上沿伏兔而结于髀，在阴器相会合，再向上散布于腹部，至缺盆部结聚，然后上沿颈部，挟口而行，至颧部会合后，又向下结聚于鼻部，上与足太阳经的筋相合，足太阳经的筋是上眼胞的纲维，足阳明经的筋是下眼胞的纲维；它的支筋由颊部结聚于耳前。本经筋所发生的病证表现在：足的中趾及胫部抽筋、足部颤动及强硬不适、伏兔部转筋、髀前部肿、阴囊肿大、腹筋拘急，并向上牵引缺盆及颊部，使口角突然歪斜。因受寒而引起筋拘急的，就会令眼闭合；因受热而导致筋弛缓的，就会使眼无法张开。颊筋受寒，就会牵引颊部，使口张开不能闭合；颊筋受热，就会使筋弛缓舒张、无力收缩，以致口角歪斜。治疗时可用马油膏涂擦拘急的面颊，用白酒调和桂末涂抹弛缓的面颊，用桑钩钩住口角，再将桑木炭火，放在地坑中，地坑的深度要与病人坐位的高度相等。然后用马脂温熨拘急的面颊，同时饮点美酒，吃些熏肉之类的美味，就是不会喝酒的人，也要尽量喝一点，并在患处频频按摩。至于治疗患筋病的病人，就应采取火针速刺疾出的方法。针刺的次数，以见效为度，以痛处作为针刺的穴位。这种病称为季春痹。

　　足太阴脾经的筋，起于足的大拇趾内侧的尖端，上行而结聚于内踝；其直行的一条支筋，向上结聚于膝内辅骨，再沿大腿内缘，于髀部交结后聚会于阴器，又上行至腹部，在脐部相结聚，然后沿着腹里，结聚于胁肋，并散布于胸中；其内部的支筋，附着于脊柱。本经筋所发生的病证表现为：足的大拇趾疼痛牵引至内踝痛，或抽筋痛、膝内辅骨痛、大腿内侧及髀部作痛，阴器有扭转痛感，并向上牵引脐部和两胁作痛，甚至引起胸的两旁和脊内痛。治疗本病时，应采取火针速刺疾出的方法。针刺的次数以见效为度，以痛处作为针刺的穴位。这种病为仲秋痹。

　　足少阴肾经的筋，起于足小拇趾的下方，与足太阴脾经的筋合并后，沿内踝骨的下方斜行，结聚于足跟，又与足太阳膀胱经的筋相合而上行，结聚于内辅骨下，并在此与足太阴经的筋合并，再沿着大腿的内侧上行，结聚于阴器，然后沿脊内，夹脊柱骨上行至项，结聚于枕骨，与足太阳膀胱经的筋相合。本经筋所发生的病证表现为：足下转筋，以致本经筋所到之处都疼痛、抽筋。病在足少阴经筋的，以痫证、拘挛、痉证为主要症状；病在背侧的不能前俯；病在胸腹侧的不能后仰。所以患阳病则项背拘急，腰向后反折而身体不能前俯；阴病则腹部拘急，身体就不能后仰。治疗本病时，应采取火针速刺疾出的方法。针刺的次数以病情好转为度，以痛处作为针刺的穴位；病在胸腹内的，可用法、导引、汤药来治疗。如转筋发作次数过多而病情危重的，就为不治之证。这种病称为孟秋痹。

足厥阴肝经的筋，起于足的大拇趾上，上行而结聚于内踝之前，再上行沿胫骨结于膝内辅骨的前方，然后沿大腿内侧，结聚于阴器，与其它经筋相联络。本经筋所发生的病证表现为：足的大拇趾疼痛牵引内踝前疼痛、内辅骨痛、大腿内侧痛并且抽筋、前阴功能障碍。如伤于房室，就会导致阳痿；伤于寒邪则阴器缩入；伤于热则阴器挺长不收。治疗本病时，应该行水以治厥阴之气，如属抽筋疼痛之类的病证，就应用火针速刺疾出的方法，针刺的次数以病情好转为度，以痛处作为针刺的穴位。这种病称为季秋痹。

手太阳小肠经的筋，起于手的小拇指的上端，结聚于手碗，再沿前臂内侧上行，结聚于肘内高骨的后方，如用手指弹拨此处的筋，小指就会有酸麻的感觉，再上行入内结聚于腋下；它的支筋，向后沿腋窝后缘，上行绕过肩胛，经过颈部，出于足太阳经筋之前，结聚于耳后完骨处；由此处分出的支筋，进入耳中；其直行的筋，于耳上出，下行结于颔部，又上行联属于眼外角。本经筋所发生的病证表现为：手的小拇指疼痛牵引肘内侧高骨后缘疼痛、沿臂的内侧至腋下及腋下后侧都疼痛、肩胛周围及颈部疼痛，并引起耳中鸣痛，牵引颔部使眼睛无法睁开，要过许久才能看东西；若颈筋拘急过甚，就导致筋痿、颈肿等证，颈部受寒热之气而发病的，应用火针速刺疾出的方法。针刺的次数以见效为度，以痛处作为针刺的穴位。如针刺后肿仍不消除，就再用锐利的针刺治。这种病称为仲夏痹。

手少阳三焦经的筋，起于手的无名指端，结聚于手碗，沿臂上行并结聚于肘部，再向上绕臑的外侧，行至肩部，然后至颈部与手太阳小肠经的筋相合。它的支筋，由曲颊部深入，系于舌根；另有一条支筋，上行于曲牙，沿耳前联属于眼外角，再向上经过额部，结聚于额角。本经筋所发生的病证表现为：经筋所过之处，出现疼痛、抽筋、舌卷等证。治疗时应采取火针速刺疾出的方法。针刺的次数以见效为度，以痛处作为针刺的穴位。将这种病证称为季夏痹。

手阳明大肠经的筋，起于手的食指之端，结于腕部，沿臂上行并结于肘部的外侧，再经过臑部而结于肩；它的支筋，绕过肩胛，挟脊柱两侧面行；其直行的筋，由肩上至颈部；出于手太阳小肠经筋的前方，再至左额角，络于头部，然后下行到右额。另一条支筋，上行于颊部，结聚于颧骨部。本经筋所发生的病证表现为：本筋经所经过的部位，出现疼痛、抽筋、肩不能抬、脖颈不能左右转动。治疗时应采取火针速刺疾出的方法。针刺的次数以见效为度，以痛处作为针刺的穴位。这种病称为孟夏痹。

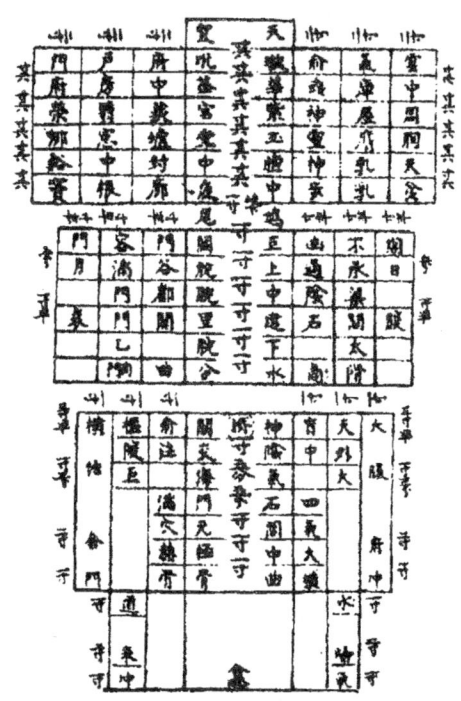

清代严振《循经考穴编》中的腹穴全图

手太阴肺经的筋，起于手的大拇指之端，沿指上行，结聚于鱼际部之后，经过寸口的外侧，沿臂内结聚于肘中，再上行于膈部内侧，进入腋下，出于缺盆，又结聚于肩前方，然后上行结于缺盆，再下行结聚于胸里，分散而贯穿贲门下部，与手厥阴经的筋相合后，下行直抵季胁。本经筋所发生的病症表现为：循行经过的部位，出现抽筋、疼痛，严重的则发展为息贲之证（息贲：五脏积病之一，因肺气积于胁下，喘息上贲而得名。病状为：恶寒发热、右胁痛、背痛、呕逆等——译注。）、两胁拘急、吐血。治疗时应采取火针速刺疾出的方法。针刺的次数以见效为度，以痛处作为针刺的穴位。这种病称为仲冬痹。

手厥阴心包络经的筋，起于手的中指之端，与手太阴肺经的筋并行，结聚于肘的内侧，再上行沿臂的内侧结聚于腋下，然后下行分散，前后夹胁肋；它的支筋，进入腋下，散布于胸中，结聚于贲门。本经筋所发生的病证表现为：其循行经过的部位，出现抽筋和胸部作痛，成为息贲证。治疗时应采取火针速刺疾出的方法。针刺的次数以见效为度，以痛处作为针刺的穴位。这种病称为孟冬痹。

手少阴心经的筋，起于手的小拇指的内侧，结聚于掌后高骨，再上行而结于肘部内侧，进入腋下，与手太阴肺经的筋相交叉，夹乳的内侧而结聚于胸中，然后沿着贲门，向下与脐部相连。本经筋所发生的病证表现为：胸内拘急、心下有积块坚伏而成伏梁（伏梁：五脏积病之一，起于心经气血凝滞，久治不愈，以致脐旁或脐上突起如手臂之物，伏而不动，如屋梁。——译注。）、肘部拘急、本经筋所循行经过的部位，都会抽筋，疼痛。治疗时，应采取火针速刺疾出的方法。针刺的次数，以见效为度，以痛处作为针刺的穴位。如果已成伏梁之证而吐脓血的，为不治之证，这种病称为季冬痹。

凡是经筋所发生的病证，遇寒则筋拘急；遇热就会使筋驰缓不收，阴痿不举。背部的筋拘急就会使身体向后反张，腹部的筋拘急就会使身体前俯而不能伸直。火针是用于刺治因寒而致筋急的，若因热而致筋弛缓，就不能再用火针了。而足阳明胃经和手太阳小肠经的筋拘急时，就会出现口眼歪斜、眼角拘急、视物模糊的症状，治疗时就可用上述治法。

## 骨度第十四

【题解】

度，是指大小、长短、宽窄等。本篇论述了一般人的头、胸、腰围的尺寸等，并用骨骼作为标尺来衡量人体经脉的长短和脏腑的大小，故篇名为"骨度"。依骨度而定脉度，依脉度而定穴处，即"度其骨节之大小、广狭、长短，而脉度定矣"。

【原文】

黄帝问于伯高曰：脉度①言经脉之长短，何以立之？伯高曰：先度其骨节之大小广狭长短，而脉度定矣。黄帝曰：愿闻众人之度②，人长七尺五十者③，其骨节之大小长短各几何？伯高曰：头之大骨围④二尺六寸，胸围⑤四尺五寸，腰围⑥四尺二寸。发所复者⑦，颅至项尺二寸，发以下至颐长一尺，君子参折⑧。结喉⑨以下至缺盆中长四寸，缺盆以下至𩩲骭⑩长九寸，过则肺大，不满则肺小⑪。𩩲骭以下至天枢长八寸，过则胃大，不满则胃小⑫。天枢以下至横骨长六寸半，过则回肠广长，不满则狭短⑬。横骨长六寸半，横骨上廉以下至内辅之长廉长一尺八寸，内辅之上廉以下至下廉长三寸半，内辅下廉下至内踝长一尺三寸，内踝以下至地长三寸，膝腘以下至跗属⑭长一尺六寸，跗属以下至地长三寸，故骨围大则太过，小则不及。角以下至柱骨⑮长一尺，行腋中不见者⑯长四寸，腋以下至季胁长一尺二寸，季胁以下至髀枢长六寸，髀枢以下至膝中⑰长一尺九寸，膝以下至外踝长一尺六寸，外踝以下至京骨⑱长三寸，京骨以下至地长一寸。耳后当完骨者广九寸⑲。耳前当耳门者⑳广一尺三寸，两颧之间相去七寸，两乳之间广九寸半㉑，两髀之间㉒广六寸半。足长一尺二寸，广四寸半。肩至肘长一尺七寸，肘至腕长一尺二寸半，腕至中指本节㉓长四寸，本节至其末长四寸半。项发以下至膂骨㉔长三寸半，膂骨㉕以下至尾骶二十一节长三尺，上节长一寸四分分之一，奇分在下㉖，故上七节至于膂骨九寸八分分之七，此众人之骨度也，所以立经脉之长短也。是故视其经脉之在于身也，其见浮而坚，其见明而大者，多血；细而沉者，多气也。

【注释】

①脉度：指经脉的长度，此处以骨节的大小、广狭、长短、来确定经脉

长度。

②众人之度：指通常人或多数人的身体长度。

③人长七尺五寸者：此云人长七尺五寸，而经水篇谓"八尺之士"，皆为概数。

④头之大骨围：即头盖骨周围，以前与眉平，后与枕骨平为计算标准。《太素》卷十三骨度杨注："自颈项骨以上为头颅骨，以为头大骨也，当其粗处以绳围之。"《灵枢识》简按："头骨于耳尖上周围而度之。"

⑤胸围：在平乳部位绕胸一周的长度。

⑥腰围：在平脐部位绕身一周的长度。

⑦发所复者：人在仰卧时，自前发际纵行向后度量至后发际，头被发所盖之处的长度。

⑧君子参折：君子，此指体格匀称、五官端正的人。参折，是将前发际以下至下颌端一尺长的面部折分三份，三份长度相等。马莳："言士君子之面部三停齐等，可以始、中、终而三折之也，众人未必然耳。"按：三停，从前发际到眉中为一停，从眉中到鼻端为二停，从鼻端到颐端为三停。三停的长度相等。

⑨结喉：系喉头隆起处。

⑩髑骬（héyú 合于）：胸骨下端之蔽心骨，也叫鸠尾骨，俗称剑突。

⑪过则肺大，不满则肺小《类经》八卷第十八注："缺盆之下，鸠尾之上，是为之胸，肺脏所居，故胸大则肺亦大，胸小则肺亦小也。"

⑫过则胃大，不满则胃小：《类经》八卷第十八注："自髑骬之下，脐之上，是为中焦，胃之所居，故上腹长大者胃亦大，上腹短小者胃亦小也。"

⑬过则回肠广长，不满则狭短：《类经》八卷第十八注："自天枢下至横骨，是为下焦，回肠所居也，故小腹长大者回肠亦大，小腹短狭者回肠亦小也。"

⑭跗属：跗，跟骨结节；跗属，指跟骨结节的连属组织，即跟腱下端。

⑮角以下至柱骨：角，额角。柱骨，肩胛上颈骨隆起处。

⑯行腋中不见者：指自柱骨下行至腋横纹头隐伏不见之处。马莳："自柱骨行于腋下之隐处。"

⑰膝中：即膝盖骨外侧中点。

⑱京骨：足小趾本节后外侧突出的半圆骨。

⑲耳后当完骨者广九寸：指两侧耳后完骨间的距离为九寸。

⑳耳前当耳门者：耳门，此指听宫穴部位。耳前当耳门者，指二听宫穴经面部鼻尖的长度。

㉑两乳之间广九寸半：指两乳之间的长度为九寸半，检它书所载尺寸与本经有出入。小板营升："按滑氏《发挥》曰'自膻中横至神封二寸，神封至乳中二

寸左右，合而得八寸也'。《图翼》、《医统》、《针方六集》等俱当折'八寸'。"

㉒两髀之间：髀骨，即股骨，也叫大腿骨。两髀之间，即两股骨之间的距离。

㉓本节：手部的掌指关节或足部的跖趾关节均称本节，这里指前者。

㉔项发以下至膂骨：项后发际至大椎之间。

㉕膂骨：即脊骨，此处指大椎而言。

㉖奇分在下：奇分，指有余不尽的分数；下，指七椎以下。古法以第一椎至第七椎为上七节，每节长一寸四分一厘，七节共长九寸八分七厘。按本经记载，自膂骨（大椎）至尾骶共二十一节，全长为三尺。除去上七节九寸八分七厘外，所余长度用七节以下的十四节平分，有有余不尽之数，所以说奇分在下。考《神应经》与《类经图翼》所载，中七椎，每椎一寸六分一厘，共一尺一寸二分七厘。上七、中七十四椎，合共二尺一寸一分四厘，下七椎，每椎一寸二分六厘，共八寸八分二厘，上、中、下共二十一椎，合计二尺九寸九分六厘。在临床上，并不机械地按各节分寸计算，多采用数脊椎法取穴。《类经》八卷第十八注："自大椎而下至尾骶计二十一节，共长三尺。上节各长一寸四分分之一，即一寸四分一厘也。故上之七节，共长九寸八分七厘。其有余不尽之奇分，皆在下部诸节也。"

【语译】

黄帝问伯高：脉度篇里所说的人身经脉的长短，是依照什么标准确定的呢？伯高回答说：先度量出各骨节的大小、宽窄和长短，而后用这个标准确定脉的长度。黄帝说：我希望你谈谈一般人的骨度，一般人如以身长七尺五寸为准，全身各骨节的大小、长短是多少？伯高说：头盖骨周围长二尺六寸，胸围四尺五寸，腰围四尺二寸。头发所覆盖的部位叫颅，从头颅的前发际到颈项后实际长一尺二寸，从前发际下至颐端长一尺，五官端正、体格匀称的人，面部上、中、下三停的部位长度相等。从喉头隆起处到缺盆中（指天突穴处）长四寸，从缺盆中下行到蔽心骨（鸠尾骨）长九寸，若超过九寸的则肺脏也大，不满九寸的肺脏也小。从胸骨下端至天枢穴之间（脐中）长八寸，超过八寸的则胃大，不满八寸的则胃小。从脐到横骨长六寸半，超过六寸半的则大肠粗且长，不满六寸半的大肠细且短。横骨长六寸半，从横骨的上缘向下到股骨内侧上缘长一尺八寸，膝骨内侧部的上缘至下缘长三寸半，从膝骨内侧下缘向下到内踝骨长一尺三寸，从内踝骨向下到地长三寸，从膝腘之间向下沿小腿外侧到跗属长一尺六寸，从跗属向下到地长三寸，所以骨围大的骨也大，骨围小的骨也小。度量人的侧面，从额角到颈项之根部长一尺，从颈根向下到腋窝横纹隐伏处长四寸，从腋窝到季胁长一尺二寸，从季胁到髀枢长六寸，从髀枢到膝中长一尺九寸，从膝到外踝长一尺六寸，从外踝到京骨长三寸，从京骨到地长一寸。耳后两高骨间的宽度是九寸，耳前两听宫部位的宽度是一尺三寸，两颧之间的宽度是七寸，两乳之间的宽度是九寸半，两髀之间的宽度是六寸半。足的长度是一尺二寸，宽四寸半。肩端至肘长一尺七寸，肘至腕长一尺二寸半，腕至中指末节根部长四寸，手指末节根部至指尖长四寸半。度量人的背部，从项后发际向下到脊骨大椎长三寸半，从大椎到尾骶骨共二十一节，长三尺，上七椎每节长一寸四分一厘，共长九寸八分七厘，其余不尽之数都在以下诸节平均计算，这是一般人周身的骨度，根据这个标准，确定了人体经脉的长短度数。同时可以观察人体的经脉，其呈现在体表浮浅而坚实或明显粗大的是多血之经，细而深伏的是多气之经。

## 五十营第十五

【题解】

营为运营、运行的意思。本篇通过天体运行和人的脉搏至数，以及呼吸息数同气行的长度、周次与日行分数之间的关系，阐发了营气在人身经脉中一昼夜运行五十周次的道理，因此篇名叫做"五十营"。

【原文】

黄帝曰：余愿闻五十营①奈何？岐伯答曰：天周二十八宿②，宿三十六分，人气行一周，千八分③。日行④二十八宿，人经脉上下、左右、前后二十八脉⑤，周身十六丈二尺，以应二十八宿，漏水下百刻⑥，以分昼夜。故人一呼，脉再动，气行三寸，一吸，脉亦再动，气行三寸，呼吸定息⑦，气行六寸。十息，气行六尺，日行二分。二百七十息，气行十六丈二尺，气行交通于中，一周于身，下水二刻，日行二十分有奇⑧。五百四十息，气行再周于身，下水四刻，日行四十分⑨。二千七百息，气行十周于身，下水二十刻，日行五宿二十分。一万三千五百息，气行五十营于身，水下

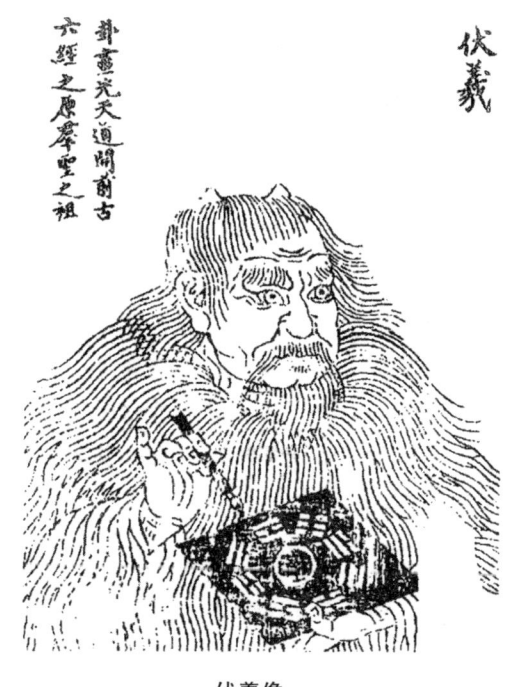

卦画先天道开前古
六经之祖羣圣之祖

伏羲

伏羲像

百刻，日行二十八宿，漏水皆尽，脉终矣。所谓交通者，并行一数也，故五十营备，得尽天地之寿矣，气凡行八百一十丈也。

【注释】

①五十营：指营气在周身运行，每昼夜为五十周次。《类经》八卷第二十六注："五十营者，即营气运行之数，昼夜凡五十度也。"

②天周二十八宿：二十八宿，是古代天文学的星座名称，周天之星分四方，每方各有七宿，东方七宿是角、亢、氐、房、心、尾、箕；北方七宿是斗、牛、女、虚、危、室、壁；西方七宿是奎、娄、胃、昴、毕、觜、参；南方七宿是井、鬼、柳、星、张、翼、轸，共合二十八宿。天周二十八宿，指天体运行环周于二十八宿之间。

③人气行一周，千八分：人气行一周，是指经脉之气一昼夜在人身运行五十次；千八分，指日行二十八宿，每宿三十六分，相乘之数为一千零八分。

④日行：古人以为太阳绕地球转，故称日行。

⑤二十八脉：手足三阴三阳十二经，有十二脉，左右两侧合二十四脉，加阴跷、阴跷、任脉、督脉各一，共合二十八脉。

⑥漏水下百刻：漏刻，是古代计时的仪器，其构造历代各有不同，而道理相似。《辞海》："古计时之器也，以铜壶盛水，底穿一孔，壶中立箭，上刻度数，壶中水以漏渐减，箭上所刻亦以次显露，即可知时。……其法总以百刻，分于昼夜，冬至昼漏四十刻，夜漏六十刻，夏至则反之，春秋二分昼夜各五十刻。"古代的计时标准，都是以一百刻作为一昼夜的时间，其计算方法，每刻分为六十分，一百刻共计六千分，将六千分平均分配于一昼夜的十二个时辰，每一时辰各得五百分，折合八刻二十分，所以一昼夜为九十六刻二百四十分，而二百四十分又等于四刻，合共一百刻。

⑦呼吸定息：一呼一吸为一息。呼吸定息，是指一次呼吸已尽，下一次呼吸尚未开始之际。

⑧日行二十分有奇：此指每一环周所需的日行分数，按五十周与一千八分的关系计算，当为"二十分一厘六毫"，故曰日行二十分有奇。

⑨日行四十分：依上所述，当是四十分三厘二毫，四十分乃其概数。

【语译】

黄帝说：我愿意听你说说经脉之气在人体运行五十周的情况是怎样的？岐伯回答说：周天有二十八宿，每宿的距离是三十六分，人体的经脉之气，一昼夜运行五十周，合一千零八分。在一昼夜中日行周历了二十八宿，人体的经脉分布在上下、左右、前后，二十八脉，脉气在全身运行一周共十六丈二尺，恰好相应于二十八宿，并可用铜壶滴水下注百刻为标准，来划分昼夜，计算环周所需时间。所以人一呼气，脉跳动两次，脉气行三寸，一吸气，脉也跳动两次。脉气又行三寸，一呼一吸叫做一息，气行共六寸，十息气行共六尺。以二十七息而气行一丈六尺二寸计算，日行为二分有奇。二百七十息，每息六寸，脉气运行十六丈二尺，在此时间内，气行上下交流，内外贯通于经脉之中，在全身运行一周，漏水下注二刻，日行二十分有奇。二千七百息，脉气在全身运行十周，漏水下注二十刻，日行五宿二十分有奇。一万三千五百息，脉气在全身运行五十周，漏水下注一百刻，日行二十八宿。当一百刻的漏水滴尽时，脉气正好运行了五十周。前面所说上下交流，内外贯通的意思，就是二十八脉在全身运行一周的总数。人的脉气如果能够经常保持一昼夜运行五十周的话，身体可健康无病，活到天赋的年龄。脉气在人体运行五十周的总长度是八百一十丈。

## 营气第十六

【题解】

本篇说明营气主要是由饮食精微化生而成。篇内"纳谷为宝"一语，已括尽它的意蕴。营气在人体中的循行规律，首先从肺开始，顺序流注于大肠、胃、脾、心、小肠、膀胱、肾、心包、三焦、胆、肝，再由肝注肺；其支别又行于督任二脉，复出太阴，由此就可看出营气的终而复始、常营不已的生理功能。

【原文】

黄帝曰：营气之道，内谷为宝①。谷入于胃，乃传之肺，流溢于中，布散于外。精专者②，行于经隧，常营无已，终而复始，是谓天地之纪。故气从太阴出，注手阳明，上行注足阳明，下行至跗上，注大指间，与太阴合，上行抵髀，从脾注心中，循手少阴，出腋，下臂，注小指，合手太阳。上行乘腋，出颊内，注目内眦，上巅，下项，合足太阳。循脊下尻，下行注小指之端，循足心，注足少阴。上行注肾，从肾注心，外散于胸中，循心主脉，出腋，下臂，出两筋之间，入掌中，出中指之端，还注小指次指之端，合手少阳。上行注膻中，散于三焦，从三焦注胆，出胁，注足少阳。下行至跗上，复从跗注大指间，合足厥阴，上行至肝，从肝上注肺，上循喉咙，入颃颡之窍，究于畜门。其支别者，上额，循巅，下项中，循脊，入骶，是督脉也，络阴器，上过毛中，入脐中，上循腹里，入缺盆，下注肺中，复出太阴。此营气之所行也，逆顺之常也。

【注释】

①内谷为宝：内，通"纳"，受纳的意思。因营气来源于水谷所化的精微，人能纳言，则营气旺盛，不能纳谷，则营气衰微，故云纳谷为宝。

②精专者：精专，精纯的意思。意谓营气是水谷所化的精微之气中精纯的部分。

**【语译】**

黄帝说：营气能运行全身，以纳入饮食为最宝贵。水谷入胃以后，所化生的精微之气，先上输到肺，再流溢于内以营养脏腑，布散于外以滋养四肢百骸。其中最精纯的部分，则运行于经脉之中，经常营运不息，终而复始，这是自然的规律。营气的运行首先从手太阴肺经发出，注于手阳明大肠经，上行注入足阳明胃经，再循经下行至足背，流注于足大趾间，与足太阴脾经会合，沿脾经上行到达髀部，入腹到脾，从脾上传注心中，沿手少阴心经，出腋，循臂内侧下行，流注手小指尖端，与手太阳小肠经会合。沿臂外侧上行经过腋部，出眼下眶内，注于眼内角，再上行头顶，下走后项，与足太阳膀胱经会合。沿脊柱两侧下行至尾骶部，再下行注入足小趾尖端，斜下入足心，注于足少阴肾经。又从足心上行注入肾脏，由肾脏转注心脏，向外布散于胸中，沿手厥阴心包经，出腋窝，下行臂内侧，出于腕后两筋之间，入掌中，出于中指的尖端，又从中指端还出注入无名指的尖端，与手少阳三焦经相合。由手上行注于两乳之间的膻中，下膈散布于三焦，从三焦注于胆，出于胁部，注入足少阳胆经。沿股胫外侧下行至足背，又从足背注入足大趾，与足厥阴肝经相合。沿胫股内侧上行入腹至肝脏，从肝脏上注于肺脏，向上沿喉咙，入上腭之窍，深入于鼻内通脑之处。别行的分支，上行额部，沿头顶，下行项部的中央，沿脊柱下行入尾骶部，这是督脉；再由此向前络于阴器，从阴毛中部上行，入于脐中，上沿腹内，入缺盆，下行注于肺中，再从手太阴肺经发出。这就是营气运行的途径，自上而下，自下而上，阴阳经交相逆顺的正常情况。

## 脉度第十七

**【题解】**

脉度是指脉的长度，文中说明了二十八脉的长度和测量的方法，以及二十八脉的对应的生理、病理情况和治疗方法，故篇名为"脉度"。

**【原文】**

黄帝曰：愿闻脉度。岐伯答曰：手之六阳，从手至头，长五尺，五六三丈。手之六阴，从手至胸中，三尺五寸，三六一丈八尺，五六三尺，合二丈一尺。足之六阳，从足上至头，八尺，六八四丈八尺。足之六阴，从足至胸中，六尺五寸，六六三丈六尺，五六三尺，合三丈九尺。跷脉从足至目，七尺五寸，二七一丈四尺，二五一尺，合一丈五尺。督脉、任脉各四尺五寸，二四八尺，二五一尺，合九尺。凡都合一十六丈二尺，此气之大经隧也。经脉为里，支而横者为络，络之别者为孙络，孙络之盛而血者疾诛之"，盛者泻之，虚者饮药以补之。

【注释】

①疾诛之：疾，快也；诛，去除之意。疾诛之，此指立即放血的意思。

【语译】

黄帝说：我愿听你谈谈脉的长度。岐伯回答说：手太阳，手少阳，手阳明，左右共六条手阳经，从手到头，每条经脉长五尺，五六合三丈。手太阴，手少阴，手厥阴，左右共六条手阴经，从手到胸中，每条经脉长三尺五寸，三六是一丈八尺，五六是三尺，共合二丈

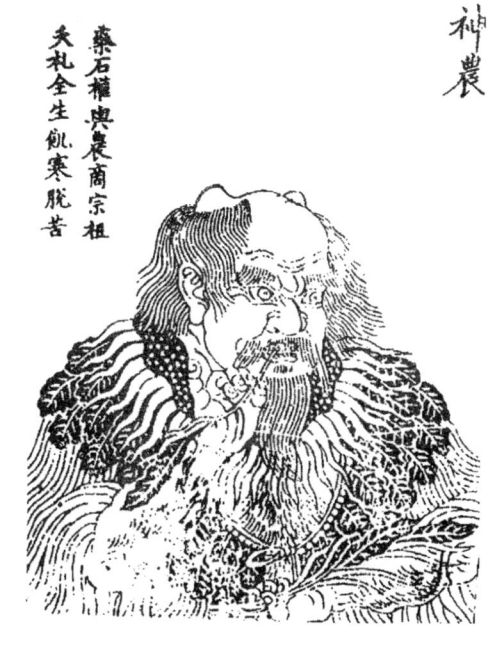

神农像

一尺。足太阳，足少阳，足阳明，左右共六条足阳经，从足上至头，每条经脉长八尺，六八是四丈八尺。足太阴，足少阴，足厥阴，左右共六条足阴经，从足至胸中，每条经脉长六尺五寸，六六是三丈六尺，五六是三尺，共合三丈九尺。左右跷脉，从足至目，每条长七尺五寸，二七是一丈四尺，二五是一尺，共合一丈五尺。督脉、任脉，每条长四尺五寸，二四是八尺，二五是一尺，两条经脉共合九尺。以上二十八条经脉的总长度是一十六丈二尺，这是营气循行的大隧道。经脉隐伏循行人体深部，从经脉分出支脉横行的是络脉，络脉别出的分支为孙络，孙络盛满而有瘀血的，应当立即用放血法去除瘀血，邪气盛的用泻法，正气虚的应服药进行调补。

【原文】

五脏常内阅①于上七窍也，故肺气通于鼻，肺和则鼻能知臭香矣；心气通于舌，心和则舌能知五味矣；肝气通于目，肝和则目能辨五色矣；脾气通于口，脾和则口能知五谷矣；肾气通于耳，肾和则耳能闻五音矣。五脏不和则七窍不通，六腑不和则留结为痈。故邪在腑则阳脉不和，阳脉不和则气留之，气留之则阳气盛矣。阳气太盛则阴脉不和，阴脉不和则血留之，血留之则阴气盛矣。阴气太盛，则阳气不能荣也，故曰关。阳气太盛，则阴气弗能荣也，故曰格。阴阳俱盛，不得相荣，故曰关格。关格者，不得尽期而死也。

①阅：经历之意，此处指五脏虽藏于胸腹之内，而其气却可通达于显露在外的七窍。

【语译】

五脏的精气，经常由体内分别外通于面部的七窍。肺气外通于鼻，肺脏的功能正常，鼻就能辨别香臭；心气外通于舌，心脏的功能正常，舌就能辨别五味；肝气外通于目，肝脏的功能正常，目就能辨别五色；脾气外通于口，脾脏的功能正常，口就能辨别饮食的味道；肾气外通于耳，肾脏的功能正常，耳就能辨别五音。如果五脏失于和利，则与其相通的七窍就不通畅；六腑失于调和通利，邪气留阻，气血凝结，发为痈疡。所以，邪在六腑，属阳的经脉会失于和利，阳脉失和则气行留滞，气行留滞则使阳气偏盛。如果阳气偏盛则影响属阴的经脉失于和调通利，阴脉失和，则血行留滞，血留滞则使阴气偏盛。如阴气太盛，影响到阳气不能营运入内与阴气相交，这叫做关。若阳气太盛，阳盛则阴病，阴气亦不能营运外出与阳气相交，这叫做格。若阴阳之气俱盛，表里相隔，彼此不能营运相交，这叫做关格。关格是阴阳离决，两相格拒的表现，出现这种情况，人就不能活到应该活到的年岁而早亡。

【原文】

黄帝曰：跷脉安起安止，何气荣水？岐伯答曰：跷脉者，少阴之别，起于然骨之后①，上内踝之上，直上循阴股入阴，上循胸里入缺盆，上出人迎之前，入頄属目内眦，合于太阳、阳跷而上行，气并相还则为濡目，气不荣则目不合。黄帝曰：气独行五脏，不荣六腑，何也？岐伯答曰：气之不得无行也，如水之流，如日月之行不休，故阴脉荣其脏，阳脉荣其腑，如环之无端，莫知其纪，终而复始。其流溢之气，内溉脏腑，外濡腠理。黄帝曰：跷脉有阴阳，何脉当其数②？岐伯答曰：男子数其阳，女子数其阴，当数者为经，其不当数者为络也。

【注释】

①然骨之后：指然骨后面的照海穴，为阴跷脉的起始部。

②当其数：数，是指全身脉长一十六丈二尺的总数，因其中仅指出跷脉长七尺五寸，左右共合一丈五尺，如包括阴跷阳跷在内，则左右共四条，这样就和脉长的总数不相符合，所以阴跷、阳跷的长度虽一样，但计算在总数之内的，男子指的是阳跷，女子指的是阴跷，称为当数。当数的，称为经；不当其数的，称为络，络是没有计算在经脉长度的总数之内的。

【语译】

黄帝说：跷脉从哪里起到哪里止，是哪一经的经气使它象流水一样营运呢？

岐伯回答说：阴跷脉是足少阴肾经的别脉，起于然骨之后的照海穴，上行于内踝的上面，直向上沿大腿内侧入于前阴，而后沿着腹部上入胸内，入于缺盆，向上出入迎的前面，入颧部，连属于眼内角，与足太阳经、阴跷脉会合而上行。阴跷与阳跷的脉气并行回还而濡润眼目，若脉气不荣则目不合。黄帝说：阴跷之脉气，独行于五脏，没有营运到六腑是什么道理？岐伯回答说：脏气的流行是没有停息的，象水的流行，日月的运转，永不休止，所以阴脉营运五脏精气，阳脉营运六腑精气，如环无端，终而复始，无从知道它的起点，也无法计算它转流的次数。跷脉之气，流于内，灌溉五脏六腑，溢于外，濡润肌腠皮肤。黄帝说：跷脉有阴跷、阳跷的区别，那么怎样计算跷脉共长一丈五尺的长度，才能符合脉度十六丈二尺的总数呢？岐伯答：男子计算阳跷脉的长度，女子计算阳跷脉的长度，男子以阳跷为经，阴跷为络，女子以阴跷为经，阳跷为络。以前所说，跷脉共长一丈五尺，是从称为经的角度计算的，而络脉是不计算在总长度之内的。

# 营卫生会第十八

## 【题解】

本文主要论述营气和卫气的生成和会合的情况，并介绍了三焦的功能与特点，故篇名为"营卫生会"。"营在脉中"是有着营养体内的作用，"卫用脉外"是有着捍卫体外的作用，而营卫的功用又和三焦有着密切关系，所以篇后又论及了三焦的部位和功能。

## 【原文】

黄帝问于岐伯曰：人焉受气？阴阳焉会？何气为营？何气为卫？营安从生？卫于焉会？老壮不同气，阴阳异位，愿闻其会。岐伯答曰：人受气于谷，谷入于胃，以传与肺，五藏六府皆以受气。其清者为营，浊者为卫，营在脉中，卫在脉外，营周不休，五十而复大会。阴阳相贯，如环无端。卫气行于阴二十五度，行于阳二十五度，分为昼夜，故气至阳而起，至阴而止。故曰日中而阳陇<sup>①</sup>为重阳，夜半而阴陇为重阴。故太阴主内，太阳主外<sup>②</sup>，各行二十五度，分为昼夜。夜半为阴陇，夜半后而为阴衰，平旦阴尽而阳受气矣。日中为阳陇，日西而阳衰，日入阳尽而阴受气矣。夜半而大会，万民皆卧，命曰合阴。平旦阴尽而阳受气，如是无已，与天地同纪。

黄帝曰：老人之不夜瞑者，何气使然？少壮之人不昼瞑者，何气使然？岐伯答曰：壮者之气血盛，其肌肉滑，气道通，营卫之行不失其常，故昼精而夜瞑。老者之气血衰，其肌肉枯，气道涩，五藏之气相搏<sup>③</sup>，其营气衰少而卫气内伐<sup>④</sup>，故昼不精夜不瞑。

黄帝曰：愿闻营卫之所行，皆何道从来？岐伯答曰：营出于中焦，卫出于下焦⑤。

黄帝曰：愿闻三焦之所出。岐伯答曰：上焦出于胃上口，并咽以上，贯膈而布胸中，走腋，循太阴之分而行，还至阳明，上至舌，下足阳明，常与营俱行于阳二十五度，行于阴亦二十五度，一周也，故五十度而复大会于手太阴矣。

黄帝曰：人有热饮食下胃，其气未定，汗则出，或出于面，或出于背，或出于身半，其不循卫气之道而出何也？岐伯曰：此外伤于风，内开腠理，毛蒸理泄，卫气走之，固不得循其道，此气慓悍滑疾，见开而出，故不得从其道，故命曰漏泄⑥。

黄帝曰：愿闻中焦之所出。岐伯答曰：中焦亦并胃中，出上焦之后，此所受气者，泌糟粕，蒸津液，化其精微，上注于肺脉，乃化而为血，以奉生身，莫贵于此，故独得行于经隧，命曰营气。

黄帝曰：夫血之与气，异名同类，何谓也？岐伯答曰：营卫者，精气也；血者，神气也。故血之与气，异名同类焉。故夺血者无汗，夺汗者无血。故人生有两死，而无两生。

黄帝曰：愿闻下焦之所出。岐伯答曰：下焦者，别回肠，注于膀胱而渗入焉。故水谷者，常并居于胃中，成糟粕而俱下于大肠，而成下焦。渗而俱下，济泌别汁，循下焦而渗入膀胱焉。

黄帝曰：人饮酒，酒亦入胃，谷未熟而小便独先下，何也？岐伯答曰：酒者，熟谷之液也，其气悍以清，故后谷而入，先谷而液出焉。

黄帝曰：善。余闻上焦如雾，中焦如沤，下焦如渎。此之谓也。

【注释】

①陇：通隆，拥起隆盛的意思。

②太阴主内，太阳主外：太阴，指手太阴肺经；内，指营气。营气的运行始于手太阴而复会于太阴，故曰太阴主内。太阳，指足太阳膀胱经；外，指卫气。卫气的运行始于足太阳而复会于足太阳，故曰太阳主外。

③五脏之气相搏：指五脏的机能不相协调。

④卫气内伐：入侵曰伐。谓卫气不足，向体内的营气争取补给。

⑤卫生于下焦：历代有争议，《太素》、《千金方》、《外台》、《灵枢集注》均作"卫出于上焦"。张介宾则认为卫气的运气是平旦始于足太阳膀胱经而行于阳分，日西则始于足少阴肾经而行于阴分，其气自肾与膀胱由下而出，故当作"卫出于下焦"。笔者认为从前后文义看似应作"卫出于上焦"。

⑥漏泄：病名。指皮腠为风邪所伤，卫气不能卫护体表而汗出的病症。

**【语译】**

黄帝问岐伯道：人是怎么接受气的？阴阳气是怎么会合的？什么气是营气，什么气是卫气？营气是从哪里产生的？卫气是在哪里与营气会合的？老年人与壮年人气的盛衰是不相同的，阴气与阳气互易其位，希望了解阳气与阳气是怎样会合的。岐伯回答说：人是从谷物那里接受气的。谷物进入胃里，胃里的谷气就传达到肺里，五脏六腑都接受了气，那清轻之气中，重浊之气就是卫气。营气在经脉之中，卫气在经脉之外，运行周旋而不休止。营气昼夜在体内运行五十周，再进行一次大的会合。阴气阳气互相贯通，环循往复，无始无终。卫气运气于阴经二十五次，运行于阳经二十五次，以此划分白天黑夜。所以卫气运行到阳经人就起床，运行到阴经人就入睡。所以说：中午阳气最盛，这个时候叫重阳；半夜阴气最盛，这个时候叫重阴。营气起始于手太阴经，而又会合于手太阴经，主内；卫气起始于足太阳经，而又会合于足太阳经，主外。营气、卫气一昼夜各行二十五次，据以划分白天黑夜。半夜是阴气最盛的时候，半夜以后阴气渐衰，黎明时阴气已尽，阳气兴起。中午是阳气最盛的时候，太阳偏时阳气渐衰。太阳下山时阳气已尽，阴气兴起。半液时，营、卫二气都在阴分，是互相会合之时，万民都已入睡，名叫合阴。黎明时阴气已尽，阳气兴起。如是循环不止，与天地的运行规律同一。

黄帝问：老年人晚上不能入睡，是什么气使其如此的？少年人壮年人白天不能入睡，是什么气使其如此的？岐伯回答说：壮年人的气血旺盛，他们的肌肉滑润，气道通畅，营气、卫气的运行，不失其正常状态，所以白天精力充沛，而晚上睡得很好。老年人的气血虚弱，他们肌肉干枯，气道凝涩，五脏里面的气互相搏击，他们的营气虚弱量少，而卫气内耗，所以白天精力不充沛，晚上不能入睡。

黄帝问：希望听听营气、卫气的运行，是从哪个通道来的？岐伯回答说：营气出自中焦，卫气出自上焦。黄帝说：希望了解三焦的气又出自何处？岐伯回答说：上焦的卫气出自胃

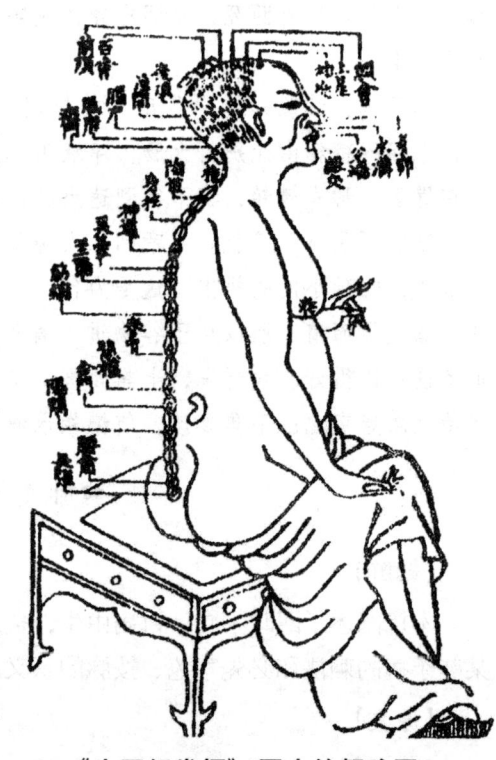

《十四经发挥》图中的督脉图

上口，出气即顺着食道口上行，穿过膈膜，散布于胸中，走入腋下，顺着手太阴经下行至手指端，回转注入手阳明经，上行至舌头。下行注入足阳明经，与营气一道，常行不止。白天运行二十五次，夜间运行二十五次，一次为一小周，一昼夜共运行五十次，为一大周，大会于手太阴经。黄帝问，人如果有热的饮食下到胃里，水谷尚未变成气，汗水就流出来了，或者从脸上流出，或者从背上流出，或者从半身流出，却不顺着卫气的通道流出。这是什么原因？岐伯回答说：这是因为体表受到风邪的伤害，体内腠理开张，汗毛伸直，腠理泄漏，卫气于是走向这些地方，所以不能顺着它固有的通道流动。这卫气急勇滑快，见孔即出，所以不能顺着固有的通道流动，因此叫做漏泄风。

黄帝说：希望知道中焦的营气出自何处。岐伯回答说：中焦也是胃口，在上焦的下面。中焦是接受水谷之气的，它泌去糟粕，接受津液，将它变化成精微的气，向上流注到肺脉里，于是变成了血，以保养身体，没有什么比这更宝贵的，所以能够单独在经脉里运行，这就叫营气。黄帝问：血与气，名称不同却同是一类，这怎么解释？岐伯回答说：营气和卫气是至精之气，血是神明之气。所以血和气，名称不同，却是一类。汗和气，亦非两种。只是血主营，为阴为里，汗属卫，为阳为表。因此，失血过多的人，不要再发其汗，出汗过多的人，不要再取其血。因此人生有两死，脱阴亦死，脱阳亦死；人生无两生，孤阴不能生，孤阳亦不能生。

黄帝说：希望知道下焦出气的情况。岐伯回答说：下焦在脐下，当膀胱上口，水谷的糟粕由此别行大肠，津液由此别透膀胱。原来水谷之物，经常同时聚集在胃里，形成糟粕，都下行到达大肠，到达下焦，水液渗透下行，经过滤出水液，顺着下焦渗入膀胱。黄帝问：人喝了酒，酒也进入胃里，入胃的谷物尚未腐烂消化，唯独小便先排出，这是为什么呢？岐伯回答说：酒是酿熟了的谷物的水液，酒气勇而清，所以后于谷物进入胃里，由酒变成的尿却先于谷物排泄出来。黄帝说：讲得好。我听说，上焦如雾，使水谷之气弥漫全身；中焦如沤，浸泡水谷使之腐烂变化；下焦如渎，使糟粕水液得以排泄。说的正是这种情况。

## 四时气第十九

**【题解】**

本篇阐述了四时不同，百病由生，灸刺之亦应以四时为定的道理，也讨论了某些杂病的刺法和必先察色、按脉的意义所在。

**【原文】**

黄帝问于岐伯曰：夫四时之气，各不同形，百病之起，皆有所生，灸刺之道，何者为定？岐伯答曰：四时之气，各有所在，灸刺之道，得气穴为定。故春取经、血脉、分肉之间，甚者深刺之，间者浅刺之；夏取盛经孙络，取分间绝皮肤；秋取经腧，邪在府取之合；冬取井荥，必深以留之。

温疟汗不出，为五十九痏①。风痋②肤胀，为五十七痏③，取皮肤之血者，尽取之。飧泄，补三阴之上，补阴陵泉，皆久留之，热行乃止。转筋于阳治其阳；转筋于阴治其阴；皆卒刺④之。徒痋⑤，先取环谷下三寸⑥，以铍针针之，已刺而筩⑦之，而内之，入而复之，以尽其痋，必坚。来缓则烦悗，来急则安静，间日一刺之，痋尽乃止。饮闭药⑧，方刺之时，徒饮之，方饮无食，方食无饮，无食他食，百三十五日。著痹不去，久寒不已，卒取其三里。骨为干⑨。肠中不便，取三里，盛写之，虚补之。疠风者，素刺其肿上，已刺以锐针针其处，按出其恶气，肿尽乃止，常食方食，无食他食。

腹中常鸣，气上冲胸，喘不能久立，邪在大肠，刺肓之原、巨虚上廉、三里。小腹控睾，引腰脊，上冲心，邪在小肠者，连睾系，属于脊，贯肝肺，络心系。气盛则厥逆，上冲肠胃，熏肝，散于肓，结于脐。故取之肓原以散之，刺太阴以予之，取厥阴以下之，取巨虚下廉以去之，按其所过之经以调之。善呕，呕有苦，长太息，心中憺憺，恐人将捕之，邪在胆，逆在胃，胆液泄则口苦，胃气逆则呕苦，故曰呕胆。取三里以下胃气逆，则刺少阳血络以闭胆逆，却调其虚实，以去其邪。饮食不下，膈塞不通，邪在胃脘，在上脘则刺抑而下之，在下脘则散而去之。小腹痛肿，不得小便，邪在三焦约，取之太阳大络，视其络脉与厥阴小络结而血者，肿上及胃脘，取三里。

睹其色，察其目¹⁰，知其散复者，视其目色，以知病之存亡也。一其形，听其动静者，持气口人迎，以视其脉，坚且盛且滑者，病日进；脉软者，病将下；诸经实者，病三日已。气口候阴，人迎候阳也。

【注释】

①五十九痏（wěi 委）：痏，针刺施术后穴位上的瘢痕，这里指穴位。五十九痏，是治疗热病的五十九个穴位，详见本书《热病第二十三》的"五十九刺"。

②风痋（shuǐ 税）：痋，水肿病。风痋，是内有水气，外感风邪，风与水相合而形成的一种水肿病。后世通作"风水"。

③五十七痏：指适用于治疗水病的五十七个穴位。据《素问·水热穴论》王冰注为：脊中、悬枢、命门、腰俞、长强各一穴，大肠俞、小肠俞、膀胱俞、中膂俞、白环俞、胃仓、肓门、志室、胞肓、秩边、中柱、四满、气穴、大赫、横骨、外陵、大臣、水道、归来、气街、太冲、复溜、阴谷、照海、交信、筑宾各二穴。

④焯刺：此处指用火针刺治。焯，同焠。

⑤徒㾨：单纯的水病，与上文的"风㾨"不同。

⑥环谷下三寸：环谷，一般认为是指环跳穴。环谷下三寸，即为环跳穴下三寸处的风市穴。

⑦萹：同"筒"，指中空如筒的针。

⑧闭药：指通闭的药物，在此指利小便、化气行水的药物。

⑨骨为干：语出《经脉》篇，在此与上下文义不相衔接，疑为衍文。

⑩曰：原文作"以"，据《太素》卷二十三杂刺改。本书《九针十二原》、《小针解》两篇亦并作"目"，与《太素》合。

【语译】

黄帝问岐伯道：四时气候的变化，各有不同，而百病的产生，又与气候有一定的关系，怎样来决定针灸治疗的方法呢？岐伯回答说：四时邪气，侵袭人体而使人发病，但各有一定的部位。灸刺的原则，也应当根据不同的发病季节来确定有关的穴位。所以在春天针刺，就取用络脉分肉的间隙，病重的深刺，病轻的浅刺；在夏天针刺，就取用阳经、孙络，或取分肉之间，以及透过皮肤浅刺；在秋天针刺，就取用各经的输穴。如病邪在六腑的，可以取用合穴；在冬天针刺，就取用各经的井穴和荥穴，应深刺而且留针时间较长。

患温疟而不出汗的，可以取五十九个治疗热病的主要腧穴。患风水病，皮肤浮肿的，可以取五十七个治疗水病的主要腧穴。如果皮肤有血络，就应针刺放血。患飧泄证，应补三阴交穴，同时上刺阴陵泉，都应长时间留针，待针下有热感才可止针。患转筋在外侧部位的，取三阳经的腧穴；患转筋在内侧部位的，取三阴经的腧穴，都是用火针刺入。

患水肿而不兼风邪的，首先用铍针刺脐下三寸的部位，然后再用中空如筒的针刺入针处，以吸出腹中的水。反复这样做，把水放尽。水去之后，则肌肉坚实。若排水时排泄缓慢，就会使病人烦躁满闷；若排泄得较快，则病人觉得舒适安静。用此法可隔天刺一次，直至水尽为止，并兼服利水的药物。一般在刚进行针刺时服药。服药时不可吃东西吃东西时不可服药，开始禁食伤脾助湿的食物一百三十五天。患各种痹症经久不愈的，是有寒湿久留在内，应用火针刺足三里；如腹中感觉不适，就取足三里穴针治。邪气盛的就用下泻法，正气虚的就用补益法。患麻风病的，应经常用针刺其肿胀部位，然后再用锐利的针刺患处，并用手按压出毒气恶血，直到肿消为止。患者宜经常吃些适宜的食物。忌吃任何不利于调理的食物。

腹中时常鸣响，气上逆而冲向胸部，喘促，身体不能久立，说明邪在大肠，应用针刺气海、巨虚上廉、足三里。小腹部牵引睾丸作痛，连及腰脊上冲心而痛，表明邪在小肠而为小肠疝病，小肠下连睾系，向后附属于脊椎，与肝肺相通，联络心系。因此邪气盛时，就会使厥气上逆，冲犯肠胃，干扰肝脏，散布于肓膜，结聚于脐。所以治小肠病时应当取脐下的气海穴，以散邪气。针刺手太阴经以补肺经之虚；取足厥阴经，以泻肝经之实；取下巨虚穴以去小肠的病邪，并且按邪气所过的经脉取穴调治。

病人时常呕吐，且呕吐物有苦味，常叹息，心里恐惧不安，如人将捕捉他一般，这是邪气在胆，胃气上逆所致。胆汁外泄，就会口感苦味，胃气上逆，就会呕出苦水来，所以叫呕胆。治疗时应取足三里穴以降胃气之逆，刺足少阳经的血络，以抑制胆气之逆，然后根据病的虚实用补虚泻实的方法，调虚实去其邪。饮食入咽后，如停滞不下，就会感觉胸膈闭塞不通，这是邪气在胃脘所致。如邪气在上脘，就针刺上脘穴，使滞气下行；若邪气在下脘，就针刺下脘穴，用温而使其散行的方法，以散寒滞。小腹部肿痛，小便不通，这是邪在膀胱，下焦阻塞不通所致，应当取用足太阳经的大络委阳穴。如发现足太阳经的络脉与足厥阴经的孙络有瘀血结聚，且肿势又向上延及胃脘，就应该取足三里穴刺治。针刺时，应注意观察病人的气色和眼神，从而推知正气的散失或恢复。观察病人目色的变化，可推知病邪的存在或消失。诊病时，医生要形神专注，察看病人的神态举止，诊其气口脉和人迎脉。如果脉象坚硬并且洪大而滑，说明邪气正盛，是病证日渐加重的迹象；如果脉象软而和缓，表明正气正在恢复，是病势将退的征兆。如病在各经而且脉坚实有力，说明病再过三天左右就会痊愈，气口脉属手太阴肺脉，为五脏之主，故以候手足各脉之阴；人迎脉属足阳明胃脉，胃为六腑之源，故以候手足各脉之阳。

# 卷之五

## 五邪第二十

【题解】

五邪是指五脏的邪气。本篇讨论的是邪气侵入五脏后出现的常见症状以及针刺方法，故篇名为"五邪"。文中对于肺、肝、脾、肾四脏的病证、病机和治疗都进行了比较系统、详细的论述，但对于心的治疗，只是提出了"随证取穴"的观点，由于心为五脏六腑之大主，而心的病态一般都认为表现在心包络上，而非心本脏的症证，因此一般很少论及具体的心病的治疗方法。

**【原文】**

邪在肺，则病皮肤痛，寒热，上气喘，汗出，咳动肩背。取之膺中外腧[1]，背三椎之傍，以手疾按之，快然，乃刺之，取之缺盆中[2]以越之。邪在肝，则两胁中痛，寒中，恶血在内，胻善瘈，节时肿，取之行间以引胁下，补三里以温胃中，取血脉以散恶血，取耳间青脉，以去其瘈[3]。邪在脾胃，则病肌肉痛，阳气有余，阴气不足[4]，则热中善饥，阳气不足，阴气有余[5]，则寒中肠鸣腹痛。阴阳俱有余，若俱不足，则有寒有热，皆调于三里。邪在肾，则病骨痛阴痹[6]，阴痹者，按之而不得，腹胀腰痛，大便难，肩背颈项强痛，时眩。取之涌泉、昆仑，视有血者尽取之。邪在心，则病心痛喜悲，时眩仆，视有余不足而调之其输也。

**【注释】**

①膺中外腧：指锁骨下窝外侧的中府、云门等穴。

②缺盆中：缺盆二字，在此处非指缺盆穴，而实指两缺盆之间的天突穴。如本输篇曾说："缺盆之中任脉也，名曰天突。"

③取耳间青脉，以去其瘈：《类经》二十卷第二十五注："足少阳经循耳前后，足厥阴主诸经而与少阳为表里，故取耳间青脉，可以去瘈节。"

④阳气有余，阴气不足：系指胃中燥热，伤津耗液，而胃阴不足，致饥饿嘈杂口渴多饮等证。

⑤阳气不足，阴气有余：系指脾阳不足，阴寒偏盛，健运失职，致肠鸣腹痛等证。

⑥阴痹：马莳："阴痹者，痛无定所，按之而不可得，即痹论之所谓以寒胜者为痛痹也。"

**【语译】**

邪气在肺，就会发生皮肤疼痛，恶寒发热，气上逆而喘，出汗，咳漱引动肩背作痛。治疗时可取胸部外侧的中府、云门穴，以及背部第三椎旁开一寸半的肺俞穴，针刺前先用手快速地按压，若有舒畅的感觉，即在该处进行针刺，然后再取任脉的

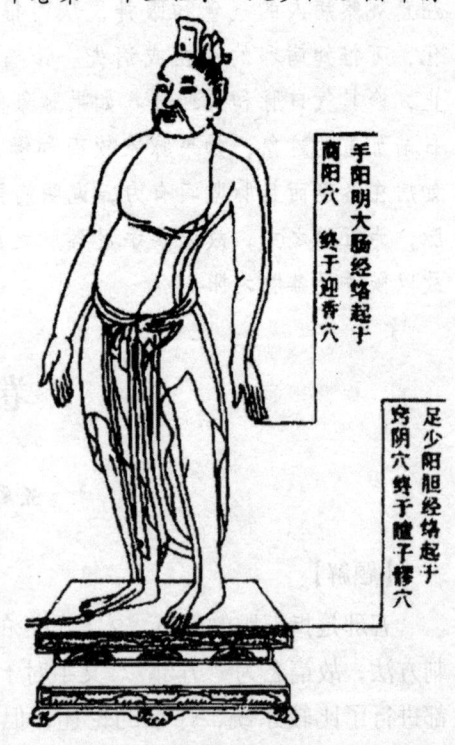

手阳明大肠经络起于商阳穴 终于迎香穴

足少阳胆经络起于窍阴穴 终于瞳子髎穴

明正统年间的石刻铜人图中的侧人图摹本，描绘了人体的经络

天突穴，以散越肺中邪气。邪气在肝，就会发生两胁疼痛，肝气乘脾，木旺土虚，中焦寒气偏盛，出现脾胃虚寒证；肝藏血，肝病可使瘀血留滞体内，肝主筋，若筋脉失养，小腿的筋会出现抽掣，关节时有肿痛。治疗时可取足厥阴肝经的荥穴行间，以引气下行缓解胁痛，补足阳明胃经三里穴，以温胃暖中，并针刺本经血络以散恶血，取足少阳经近耳根处的青络，以去其掣痛的感觉。邪气在脾，就会发生肌肉疼痛，如果阳气有余，阴气不足，阳邪入腑，胃热过盛，则出现进食不久即感饥饿的症状；如果阳气不足，阴气有余，脾脏虚寒，健运失职，则出现肠鸣、腹痛等证。若阴阳都有余，则脾胃邪气俱盛；阴阳都不足，则脾胃正气俱不足，而病发寒热。但无论是寒是热，都可以针刺足阳明经的合穴三里进行调治。邪气在肾，则发生骨痛阴痹，所谓阴痹，其痛无定处，用手按摸也确定不了具体部位，同时会发生腹胀、腰痛、大便难，肩背颈项强痛，时常头眩。治疗时可取足少阴经的涌泉穴和足太阳经的昆仑穴。如发现有郁血现象，均应刺之出血。邪气在心，则发生心痛，喜悲伤，时常有眩晕、昏仆等证，应视病证的虚实，取本经的腧穴，用补虚泻实的方法进行调治。

## 寒热病第二十一

【题解】

本篇论述了皮肤寒热、肌寒热、骨寒热等寒热病的征候、治疗和预后，并讨论了天牖五部的部位和主治。并对热厥、寒厥病的征候表现、治疗方法作了详细地论述。由于本篇的论述主要围绕各种寒热病的症状和治疗，故篇名为"寒热病"。

【原文】

皮寒热者，不可附席，毛发焦，鼻槁腊，不得汗，取三阳之络，以补手太阴。肌寒热者，肌痛，毛发焦而唇槁腊，不得汗，取三阳于下，以去其血者，补足太阴，以出其汗。骨寒热者，病无所安，汗注不休。齿未槁，取其少阴于阴股之络；齿已槁，死不治。骨厥亦然。骨痹，举节不用而痛，汗注烦心，取三阴之经，补之。身有所伤，血出多，及中风寒，若有所堕坠，四支懈惰不收，名曰体惰，取其小腹脐下三结交。三结交者，阳明、太阴也，脐下三寸关元也。厥痹者，厥气上及腹，取阴阳之络，视主病也，写阳补阴经也。

颈侧之动脉人迎，人迎，足阳明也，在婴筋①之前。婴筋之后，手阳明也，名曰扶突。次脉，足少阳脉也，名曰天牖。次脉，足太阳也，名曰天柱。腋下动脉，臂太阴也，名曰天府。阳迎②头痛，胸满不得息，取之人迎。暴喑气鞕③，取扶突与舌本出血。暴聋气蒙④，耳目不明，取天牖。暴挛痫眩，足不任身，取天柱。暴瘅内逆，肝肺相搏，血溢鼻口，取天府。此为天牖五部。

臂阳明有入頄遍齿者，名曰大迎，下齿龋取之。臂恶寒补之，不恶寒写之。足太阳有入頄遍齿者，名曰角孙，上齿龋取之，在鼻与頄前。方病之时，其脉盛，盛则写之，虚则补之。一曰取之出鼻外。足阳明有夹鼻入于面者，名曰悬颅，属口，对入系目本，视有过者取之。损有余，益不足，反者亦甚⑤。足太阳有通项入于脑者，正属目本，名曰眼系，头目苦痛，取之在项中两筋间。入脑乃别阴跷阳跷，阴阳相交，阳入阴，阴出阳，交于目锐眦⑥，阳气盛则瞋目，阴气盛则瞑目。热厥取足太阴、少阳，皆留之；寒厥取足阳明、少阴于足，皆留之。舌纵涎下，烦悗，取足少阴。振寒洒洒，鼓颔，不得汗出，腹胀烦悗，取手太阴。刺虚者，刺其去也；刺实者，刺其来也。

春取络脉，夏取分腠，秋取气口，冬取经输。凡此四时，各以时为齐⑦。络脉治皮肤，分腠治肌肉，气口治筋脉，经输治骨髓、五藏。

身有五部：伏兔一；腓二，腓者，腨也；背三；五藏之腧四；项五。此五部有痈疽者死。

病始手臂者，先取手阳明、太阴而汗出；病始头首者，先取项太阳而汗出；病始足胫者，先取足阳明而汗出。臂太阴可汗出，足阳明可汗出。故取阴而汗出甚者，止之于阳；取阳而汗出甚者，止之于阴。凡刺之害，中而不去则精泄，不中而去则致气；精泄则病甚而恇，致气则生为痈疽也。

【注释】

①婴筋：指颈侧的筋。《说文》："婴。颈饰也。"

②阳迎：迎，在此作逆字解。阳迎，是阳邪上逆的意思。《甲乙》卷九第一、《太素》卷二十六寒热杂说均作阳逆。

③气鞕（yìng 硬）：鞕，强硬。气鞕，在此指咽喉部与舌部肌肉强硬。

④气蒙：指目如烟气蒙罩，视物不清的样子。

⑤甚：原作"其"，据《太素》卷二十六寒热杂说、《甲乙》卷十二第四改。

⑥目锐眦：《纲目》卷十五多卧类夹注："以跷脉考之，当作目内眦。"似是。

⑦齐：通剂。

【语译】

邪在皮肤而发生的寒热病，皮肤疼痛，不能着席而卧，毛发焦枯，鼻内干燥，汗不得出，治疗可取足太阳膀胱经的络穴飞扬以泄表热，再针刺手太阴肺经的穴位以补肺气。邪在肌肉而发生的寒热病，肌肉疼痛，毛发焦枯，口唇干燥，汗不得出，治疗可取足太阳膀胱经在下肢的络穴飞扬，以祛除其中的瘀血，并补足太阴脾经的穴位，以出其汗。邪在骨而发生寒热病，患者烦躁不安，汗出如注而不止。如果牙齿尚未枯槁，治疗可取足少阴肾经的络穴大钟；如果牙齿已经枯槁，为不治的死证。骨厥的诊断和治疗也是这样。骨痹之病，全身所有的关节不能随意活动而疼痛，汗出如注，心中烦燥，治疗可取三阴经的穴位，用补法。身体受了创伤，出血过多，又受到风寒之邪的侵袭，或从高处坠落跌伤，以致四肢怠惰而不能运动，这种病名叫"体惰"，治疗可取小腹部在脐下的三结交。所谓"三结交"，是足阳明胃、足太阴脾与任脉三经交结之处，在脐下三寸，就是关元穴。厥痹之病，厥逆之气上及腹部，治疗可取与本病有关的阴经或阳经的络穴，但必须观察以何经之病为主，在阳经用泻法，在阴经用补法。

　　颈部两侧的动脉是人迎，人迎属于足阳明胃经，位于颈筋的前面。颈筋的后面是手阳明经，有穴叫扶突。向后次一行的经脉是足少阳经，有穴叫天牖。再向后次一行的经脉是足太阳经，有穴叫天柱。腋窝下方的动脉处，是手太阴经，有穴叫天府。阳经邪气上逆而发生头痛，胸中满闷，呼吸不利，治疗可取人迎穴。突然声哑，喉舌强硬，可取扶突穴，并针刺舌根出血。突然耳聋，视物不清，耳不聪目不明，可取天牖穴。突然发作的拘挛、癫痫、眩晕，两足站立不稳，不能支撑身体，可取天柱穴。突然发生热病，使在内的气机逆乱，肝肺两经邪火相争，血往上溢，口鼻出血，可取天府穴。这就是天牖等五个穴位的部位及其主治的病证。

　　手阳明大肠经有走入颧骨遍络于齿龈的，有穴名叫大迎，下齿龋痛，可取手阳明经的某些穴位治疗。如果臂部恶寒的用补法，不恶寒的用泻法。足太阳膀胱经也有走入颧骨遍络齿龈的，有穴名叫角孙，上齿龋痛，可取足太阳经在鼻与颧骨前的穴位治疗。刚刚发病的时候，其脉气充盛，可用泻法，如果脉气虚，可用补法。另一种说法，上龄龋痛可取鼻外侧的禾髎、迎香等穴治疗。足阳明胃经有夹行于鼻两侧而走入面部的，有穴名叫悬颅，该经脉下行的联属于口，上行的对着口角而走入眼睛深部，诊视该部如有病变，可取悬颅穴治之。有余者泻之，不足者补之，如果补泻反用，

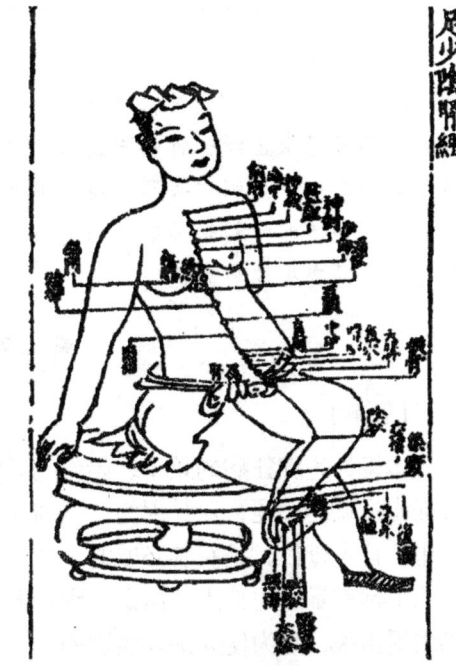

明代高武《针灸聚英》经穴图中的足少阴肾经图

就会使疾病加重。足太阳膀胱经有通于项后入走脑部的，直接联属于眼睛深部，名叫做目系，头目疼痛，可取项中两筋之间的玉枕穴。足太阳膀胱经入脑后才分出两支联属于阴跷和阳跷，阴跷和阳跷相互交会，阳跷由外入里，阴跷由里出外，交会于目内眦的睛明穴处。如果阳气偏盛眼睛就睁大，阴气偏盛眼睛就闭合。热厥证，可取足太阴脾经、足少阳胆经的腧穴，都应当留针；寒厥证，可取足阳明胃经、足少阴肾经在足部的腧穴，且都应当留针。舌纵缓不收。口角流涎，心中烦闷，可取足少阴肾经的腧穴。身体恶寒，甚至两颔颤抖，汗不得出，腹胀，烦闷，可取手太阴肺经的腧穴。针刺虚证，当顺着脉气去的方向转针；针刺实证，当迎着脉气来的方向转针。

春季针刺多取络脉间的穴位，夏季针刺多取分肉腠理间的穴位，秋季针刺多取气口部的穴位，冬季针刺多取经脉的腧穴。大凡这四季的刺法，是以各个时令为刺剂的标准。刺络脉间的穴位可治皮肤的病，刺分肉腠理间的穴位可治肌肉的病，刺气口的穴位可治筋脉的病，刺经络可治骨髓、五脏的病。

身体有五处重要的部位，一是大腿前方的伏兔部，二是小腿肚部，三是背部中行的督脉部，四是五脏的背俞穴部，五是项部。这五个部位如果发生痈疽，预后多不良。

疾病开始发生于手部臂部的，应先取阳明大肠经、手太阴肺经的穴位，使其出汗；疾病开始发生在头部的，应先取项部足太阳膀胱经的穴位，使其出汗；疾病开始发生于足胫部的，应先取足阳明胃经的穴位，使其出汗。针刺手太阴肺经的穴位可以发汗，针刺足阳明胃经的穴位也可以发汗。如果针刺阴经而汗出过多的，或刺阳经来止汗；针刺阳经而汗出过多的，可刺阴经来止汗。大凡误用针刺的危害有二：一是刺中病邪而留针不去，则易使精气外泄，二是尚未刺中病邪即出针，则会使邪气凝聚不散。精气外泄则会使病情加重、形体更趋衰弱，邪气凝聚不散而易变生痈疽外证。

## 癫狂第二十二

【题解】

本篇论述癫狂病的始生、始作的症状，和针法灸法的应用。值得注意的是篇首提出目眦的问题，这是因为"人身脏腑之神，以目为主"。对于癫狂这类精神疾患，首先查目，是有其必要的，至于篇后所说的风逆证，是因为它和癫狂病在发病上都有暴发的特点，但是二者在致病原因及治疗方法等方面，绝不相同，在篇内提出来，是为使人加以鉴别的。

【原文】

目眦外决于面者，为锐眦；在内近鼻者为内眦，上为外眦，下为内眦。

【语译】

眼角向外开裂于面颊一侧的，称锐眦；眼角向内开裂于近鼻一侧的，称内眦。上眼胞属外眦，下眼胞属内眦。

【原文】

癫疾始生，先不乐，头重痛，视举目赤，其作极已而烦心，候之于颜①，取手太阳、阳明，太阴②，血变而止③。癫疾始作而引口啼呼喘悸者，候之平阳明、太阳左强者攻其右，右强者攻其左，血变而止。癫疾始作而反僵，因而脊痛，候之足太阳、阳明、太阴、手太阳，血变而止。

【注释】

①候之于颜：《类经》二十一卷第三十七注："颜，天庭也。候之于颜，邪色必见于此也。"

②取手太阳、阳明、太阴：《类经》二十一卷第三十七注："当取手太阳支正，小海；手阳明偏历、温溜；手太阴太渊、列缺等穴。"用以上诸穴，治疗癫疾。

③血变而止：《类经》二十一卷第三十七注："泻去邪血，必待其血色变而后止针也。"

【语译】

癫病将要发作时，病人先出现精神抑郁、闷闷不乐，头重而痛，两目上视，眼睛发红等症，当其严重发作之后，感到烦乱不宁。诊断时，可通过察看天庭部的色泽，来推测病之将要发作。治疗时，应取手太阳经的支正、小海，手阳明经的偏历、温溜，手太阴经的太渊，列缺等穴，针刺泻去邪血，待其血色变至正常而后止针。癫病开始发作，口角常被牵引以致歪斜，啼哭呼叫或见喘促心悸等证，治疗时，应取手阳明、太阳二经的穴位，观察其病之所在，采用缪刺法，向左侧牵引的，刺其右侧；向右侧牵引的，刺其左侧，待其血色变至正常，而后止针。癫病开始发作，先出现背强反张，身体僵直，因而脊背疼痛，治疗时，取足太阳经、足阳明经、足太阴经和手太阳经的穴位，观察其病候所在，进行针刺，待其血色变至正常，而后止针。

【原文】

治癫疾者，常与之居①，察其所当取之处。病至，视之有过者泻之，置其血于瓠壶②之中，至其发时，血独动矣，不动，灸穷骨二十壮，穷骨者，骶骨③也。

【注释】

①常与之居：《类经》二十一卷第三十七注："凡治癫疾者，须常与之居，

庶得察其病在何经，及当取之处，不致谬误也。"

②瓠（hú 胡）壶：张志聪："瓠壶，葫芦也。"

③骶骨：马莳："骶骨，穴名长强"。

【语译】

治疗患癫病的人，应该常和病人居住在一起，借此观察发病时的情况和变化，以便确定应当针刺的经脉穴位。即将发病时，看到有病的经脉，施行针刺泻血，把刺出的血，盛在葫芦里，到其发病时，其血独动，若不动时，可在穷骨施灸二十壮，所谓穷骨，就是尾骶骨（指长强穴）。

【原文】

骨癫疾①者，顑②齿诸腧分肉皆满，而骨居，汗出烦悗③。呕多涎沫，气下泄，不治④。筋癫疾者，身倦挛急脉大，刺项大经之大杼。呕多涎沫，气下泄，不治。脉癫疾者，暴仆，四肢之脉皆胀而纵。脉满，尽刺之出血；不满，灸之挟项太阳，灸带脉⑤于腰相去三寸，诸分肉本输，呕多涎沫，气下泄，不治。癫疾者，疾发如狂者，死不治。

【注释】

①骨癫疾：《类经》二十一卷第三十七注："骨癫疾者，病深在骨也。"

②顑（kǎn 坎）：是口外、颊前、颐上的部位，相当于腮部。

③烦悗（mèn 闷）：指心中烦乱且闭闷不舒。

④呕多涎沫，气下泄，不治：《类经》二十一卷第三十七注："若呕多涎沫，气泄于下者，尤为脾肾俱败，必不可治。"

⑤带脉：指足少阳胆经带脉穴。

【语译】

病深入骨的骨癫病，在腮、齿各腧穴的分肉之间，被邪气壅滞而胀满，骨骼强直，出汗，心中烦闷。若有呕吐很多涎沫及气陷于下的，为脾肾俱败，这是不治的死证。病入筋的筋癫病，身体倦屈，痉挛拘急，脉大，可针刺足太阳在项后第一椎旁的大杼穴。若呕吐很多涎沫，气陷于下的，为脾肾俱败，这是不治的死证。病入脉的脉癫病，卒然仆倒，四肢的脉皆胀而弛纵。如果脉胀满的，都要刺其出血；脉不胀满的，可灸挟项两旁的足太阳经的天柱、大杼等穴，再灸足少阳胆经的带脉穴，此穴在距腰间三寸许的部位。各经分肉之间和四肢的腧穴，皆可酌情取用。若呕吐很多涎沫，气焰于下的，为脾肾俱败，这是不治的死证。患癫病的，如突然发作象狂一样的证候，也是不治的死证。

【原文】

狂始生，先自悲也，喜忘，苦怒，善恐者，得之忧饥，治之取手太阴、阳明，血变而止，及取足太阴、阳明。狂始发<sup>①</sup>，少卧不饥，自高贤也，自辩智也，自尊贵也，善骂詈，日夜不休，治之取手阳明、太阳、太阴、舌下、少阴<sup>②</sup>，视脉之盛者，皆取之，不盛，释之也。

【注释】

①狂始发：《类经》二十一卷第三十七注："上节言始生，病生之初也；此节言始发，病成而发也。"

②舌下、少阴：《类经》二十一卷第三十七注："舌下者，任脉之廉泉也；少阴者，心经之神门、少冲也。"

【语译】

狂病开始发生时，患者常先有悲哀的心情，好忘事，容易发怒，时常恐惧，大多由于过度忧愁和饥饿所致，治疗时应先取手太阴经、手阳明经的穴位，针刺泻去邪血，待血色变至正常，而后止针，又可刺取足太阴经、足阳明经的穴位，以配合治疗。狂病开始发作时，患者常有睡眠少，不饥饿，自以为了不起，自以为最聪明、最尊贵等理智失常的狂妄表现，并且经常骂人，日夜吵闹不休，治疗时应取手阳明经、手太阳经、手太阴经的穴位和廉泉穴、手少阴心经的神门、少冲等穴。要观察上述各经脉，凡是充盛的都可针刺出血，不充盛的可不取刺。

【原文】

狂言、惊、善笑、好歌乐、妄行不休者，得之大恐，治之取手阳明、太阳、大阴。狂，目妄见、耳妄闻、善呼者，少气之所生也，治之取手太阳、太阴、阳明、足太阴、头、两顑。狂者多食，善见鬼神，善笑而不发于外者<sup>①</sup>，得之有所大喜，治之取足太阴、太阳、阳明，后取手太阴、太阳、阳明。狂而新发，未应如此者<sup>②</sup>，先取曲泉左右动脉<sup>③</sup>，及盛者见血，有倾已，不已，以法取之<sup>④</sup>，灸骶骨二十壮。

【注释】

①善笑而不发于外者：《灵枢集注》癫狂二十二注："不发于外者，冷笑而无声也。"

②未应如此者：《类经》二十一卷第三十七注："谓狂病新起，未有如上文五节之见证也。"

③曲泉左右动脉：《灵枢识》简按："此穴属足厥阴肝经，见《本输》篇。而《甲乙》诸书，未有言及动脉者，惟《外台》云：'横向胫二寸当脉中是也'"。考针灸文献，除《外台》如上所云。均无关于曲泉有动脉的记载。故此处所言左右动脉可作左右曲泉穴理解。

④不已，以法取之：《类经》二十一卷第三十七注："如不已，则当照前五节求法以取之。"

【语译】

狂病患者，言语狂妄，善惊，好笑，喜欢歌唱，乱跑乱动无有休止，是由于受了大惊大恐伤其神志所致，治疗时应取刺手阳明经、手太阳经、手太阴经的穴位。狂病患者，两目妄见异物，两耳妄闻异声，时常呼喊，是由于气衰神怯所致，治疗时应取刺手太阳经、手太阴经、手阳明经、足太阴经及头部、两腮的穴位。狂病患者，饮食量多不知饥饱，幻视似见鬼神，经常冷笑而不出声的，是由于过度喜乐伤神所致，治疗时，应取刺足太阴经、足太阳经、足阳明经的穴位，再刺手太阴经、手太阳经、手阳明经的穴位。狂病属于新起，未出现以上狂病各节证候的，先取足厥阴经的左右曲泉穴，以及各盛满的经脉，刺其出血，病可很快痊愈，如果仍然不好的，可依照前述治狂病的方法取穴刺治，并灸骶骨长强穴二十壮。

【原文】

风逆①暴四肢肿，身漯漯②，唏然③时寒，饥则烦，饱则善变，取手太阴表里，足少阴、阳明之经，肉清"取荥，骨清取井，经也。

【注释】

①风逆：《类经》二十二卷第五十注："风感于外，厥气内逆，是为风逆。"
②身漯漯：形容身体如被水淋而寒栗发抖。
③唏然：形容寒栗时发出的一种唏嘘声。
④清：寒冷的意思。《广雅》释诂四："清，寒也。"《类经》二十二卷第五十注："清，寒冷也。"

【语译】

外感风邪，厥气内逆的病，突然四肢发肿，全身发冷战慄，口出唏嘘之声，饥饿时感觉烦闷，吃饱后则动扰不宁，治疗时可刺手太阴经及与其相表里的手阳明经的穴位，以祛风邪；又可取刺足少阴经、足阳明经的穴位，以调逆气。如果肌肉清冷的，可取刺上述四经的荥穴，以祛其寒；寒冷入骨的，可取刺上述四经的井穴和经穴，以泻其水邪。

【原文】

厥逆为病也，足暴清，胸若将裂，肠若将以刀切之，膜而不能食，脉大小皆涩，暖取足少阴，清取足阳明，清则补之，温则泻之。

【语译】

厥逆为病，两足突然清冷，胸部好像将要裂开一样的难受，腹部好像被刀割切一样的疼痛，膜胀不能进食，脉搏不论大小均呈涩象。这样的病，如身体温暖的，当取刺足少阴经的穴位，身体清冷的，当取刺足阳明经的穴位，清冷的用补法，温暖的用泻法。

【原文】

厥逆腹胀满，肠鸣，胸满不得息，取之下胸二胁①咳而动手者，与背腧以手按之立快者是也。内闭不得溲，刺足少阴、太阳与骶上以长针，气逆则取其太阴、阳明，厥甚取少阴、阳明动者之经也。少气，身漯漯也，言吸吸②也，骨痠体重，懈惰不能动，补足少阴。短气，息短不属，动作飞索，补足少阴；去血络也。

【注释】

①下胸二胁：《类经》二十二卷第五十注："下胸二胁，谓胸之下，左右二胁之间也。盖即足厥阴之章门、期门，令病人咳，其脉动而应手者，是其穴也。"

②言吸吸：气虚声怯，言语时续时断，不能连接。

【语译】

厥气上逆，如有腹部胀满，肠鸣，胸满而呼吸不利的，当取刺胸下左右两胁的穴位，让病人咳嗽，动而应手处，即是其穴。再取背部穴位，以手按之有舒快感的部位即是。下焦肾、膀胱的气化功能失常，小便不通的，当取刺足少阴经的穴位和足太阳经的穴位，再在尾骨端的长强穴，用长针刺之。气上逆的，当取刺足太阴脾经、足阳明胃经、足厥阴肝经的穴位，气逆较甚的，取足少阴肾经和足阳明胃经穴位配合施治，并在出现证候的经脉上针刺，以降其逆气。少气的病人，身体发寒战，言语断断续续不能连接，骨节酸疼，身体困重，四肢乏力，懒于动作，治疗这种病当取刺足少阴经的穴位，施以补法。短气的患者，呼吸迫促而不能接续，动作时呼吸更觉困难，治疗时亦当取刺足少阴经，施以补法；如发现有血络的，则当针刺去血。

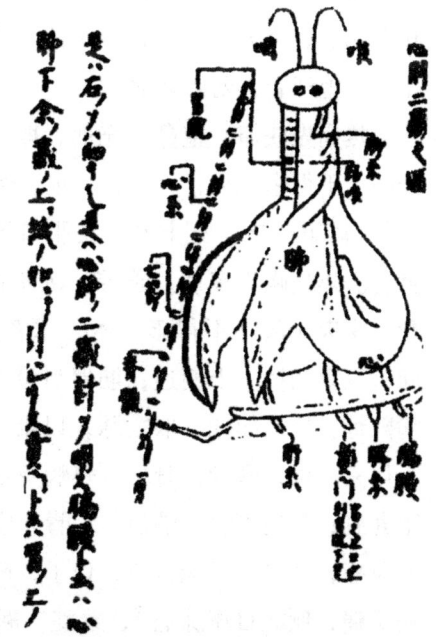

《顿医抄》传本《存真图》
中心肺二脏图

**【题解】**

本篇重点叙述了治疗各种热病的针刺方法和禁刺原则，以及治热病五十九穴的具体位置和分布，故篇名为"热病"。此外，篇中还叙述了偏枯、痱、气喘、心疝、喉痹、目中赤痛、风痉、癃、男子如蛊、女子如怚等杂证的刺法和要穴。

**【原文】**

偏枯，身偏不用而痛，言不变，志不乱，病在分腠之间。巨针取之，益其不足，损其有余，乃可复也。痱①之为病也，身无痛者，四肢不收，智乱不甚，其言微知，可治；其则不能言，不可治也。病先起于阳，后入于阴者，先取其阳，后取其阴，浮而取之。

热病三日，而气口静、人迎躁者，取之诸阳，五十九刺，以写其热而出其汗，实其阴以补其不足者。身热甚，阴阳皆静者，勿刺也；其可刺者，急取之，不汗出则泄。所谓勿刺者，有死征也。热病七日八日，脉口动，喘而短者，急刺之，汗且自出，浅刺手大指间。热病七日八日，脉微小，病者溲血，口中干，一日半而死；脉代者，一日死。热病已得汗出，而脉尚躁，喘且复热，勿刺肤，喘甚者死。热病七日八日，脉不躁，躁不散数，后三日中有汗；三日不汗，四日死。未曾汗者，勿腠刺之。

热病先肤痛，窒鼻，充面，取之皮，以第一针②，五十九；苛轸鼻③，索皮于肺，不得索之火，火者，心也。热病先身涩，倚而热，烦悗，干唇口嗌，取之脉④，以第一针，五十九；肤胀口干，寒汗出，索脉于心，不得索之水，水者，肾也。热病嗌干多饮，善惊，卧不能起，取之肤肉，以第六针，五十九；目眦青，索肉于脾，不得索之木，木者，肝也。热病面青，脑痛，手足躁，取之筋间，以第四针，于四逆；筋躄目浸⑤，索筋于肝，不得索之金，金者，肺也。热病数惊，瘛疭而狂，取之脉，以第四针，急写有余者；癫疾毛发去，索血于心，不得索之水，水者，肾也。热病身重骨痛，耳聋而好瞑，取之骨，以第四针，五十九刺；骨病不食，啮齿，耳青，索骨于肾，不得索之土，土者，脾也。热病不知所痛，耳聋，不能自收，口干，阳热甚，阴颇有寒者，热在髓，死不可治。热病头痛，颞颥目瘛脉痛⑥，善衄，厥热病也，取之以第三针，视有余不足。寒热痔⑦。热病体重，肠中热，取之以第四针，于其腧及下诸指间，索气于胃胳⑧，得气也。热病挟脐急痛，胸胁满，取之涌泉与阴陵泉，取以第四针，针嗌里。热病而汗且出，及脉顺可汗者，取之鱼际、太渊、大都、太白，写之则热去，补之则汗出，汗出太甚，取内踝上横脉⑨以止之。热病已得汗而脉尚躁盛，此阴脉之极也，死；其得汗而脉静者，生。热病者，脉尚盛躁而不得汗者，此阳脉之极也，死；脉盛躁得汗静者，生。

热病不可刺者有九：一曰汗不出，大颧发赤，哕者死；二曰泄而腹满甚者死；三曰目不明，热不已者死；四曰老人婴儿，热而腹满者死；五曰汗不出，呕下血者死；六曰舌本烂，热不已者死；七曰咳而衄，汗不出，出不至足者死；八曰髓热者死；九曰热而痉者死。腰折，瘛疭，齿噤齘也。凡此九者，不可刺也。

所谓五十九刺⑩者，两手外内侧各三，凡十二痏；五指间各一，凡八痏，足亦如是；头入发一寸傍三分各三，凡六痏；更入发三寸边五，凡十痏；耳前后口下者各一，项中一，凡六痏；巅上一，囟会一，发际一，廉泉一，风池二，天柱二。

气满胸中喘息，取足太阴大指之端，去爪甲如薤叶，寒则留之，热则疾之，气下乃止。心疝暴痛，取名太阴、厥阴，尽刺去其血络。喉痹舌卷，口中干，烦心，心痛，臂内廉痛，不可及头，取手小指次指爪甲下，去端如韭叶。目中赤痛，从内眦始，取之阴跷。风痉身反折，先取足太阳及腘中及血络出血；中有寒，取三里。癃，取之阴跷及三毛上及血络出血。男子如蛊⑪，女子如怚⑫，身体腰脊如解，不欲饮食，先取涌泉见血，视跗上盛者，尽见血也。

【注释】

①痱（féi 肥）：废的意思。本病又称痱病，主症是身体不痛而四肢不能运动，并有意识障碍。

②第一针：根据九针排列的次序，第一针是镵针，详见《九针十二原》篇。下文第六针等取义亦同。

③苛轸鼻：苛，细小的意思；轸，通疹。苛轸鼻，即鼻部生小疹子。

④脉：原作"皮"。《灵枢注证发微》、《类经》均改作"脉"，从上下文义看似作"脉"为妥，故从之改。

⑤筋躄（bì）目浸：筋躄，由筋的病变而致两足痿废不用。目浸，眼汪汪，浸淫不收。

⑥颞颥（niè rú 聂如）目瘈脉痛：颞颥部引及目之脉络曲掣作痛。颞颥，丈叫鬓骨，位于眉棱骨的后外方、颧骨弓上方的部位。

⑦寒热痔：与上下文义不相续，疑为衍文。

⑧胃胳：胳当作络，胃络。指丰隆穴。

⑨内踝上横脉：指足太阴脾经之三阴交穴。

⑩五十九刺：指适用于治疗热病的五十九个穴位，即两手外侧少泽、关冲、商阳，内侧的少商、中冲、少冲，共十二穴；手五指间的后溪、中渚、三间、少府，左右共八穴；足五趾间的束骨、临泣、陷谷、太白，左右共八穴；头部的五处、承光、通天、临泣、目窗、正营、承灵、脑空，共十六穴；耳前的听会、耳后的完骨，左右共四穴；口下的承浆一穴；项中的哑门一穴；百会、囟会、神庭、风府、廉泉共五穴；风池、天柱二穴，左右共四穴。合计五十九穴。

⑪蛊（gǔ 鼓）：病名，即蛊胀。

⑫怚：通阻，此指月经阻隔的病证。

【语译】

偏枯病，即偏风，半身不遂而疼痛，言语与平常没有区别，神志不乱，病邪存在于分肉腠理之间。应让病人用温暖的被褥睡卧，使其出汗。用大针针刺，补不足的阳气，泻不足的阴气，身体就可以康复。风痱病的症状，身无痛处，四肢不能收放，神志混乱得不严重，言语能让人略微听清，可以治愈，严重的说不出话来，就无法治了。先治本后治标，病起始于阳分，后深入阴分的，先刺阳经的穴位，后刺阴经的穴位，要根据病邪侵入的表里决定用针的深浅。

热病生了三天，气口脉平静，人迎脉浮躁，应取阳经的穴位，刺五十九针，以泻去热气，并使其出汗。又充实阴经，以补阴气的不足。周身热得厉害，是由于阴阳交争，阴脉阳脉都处于相对静止的状态，这就不要用针了；如若还可以用针，应尽快取穴针刺，虽不能使其出汗，仍可用泻法。所谓不要用针，是有死亡的预兆。

热病生了七八天，寸口脉喘动而头脑晕眩的，热犹未去，须赶快用浅针刺手太阳经大指间的少商穴，汗将自出；汗不出，可深刺。

热病生了七天八天，脉象微小，是热重。病人小便带血，口中干燥，过一天半就会死。若见代脉，是脏气衰绝，一天之内就会死。热病已经出汗，脉象本当调和，却仍然躁动，气喘，而且又全身发热，就不用针刺了。喘得厉害，是热气太盛，肯定死。

热病生了七八天，脉不躁动，即使躁动也不散不频，再过三天，出了汗热气减退，病就会好。三天之内仍不出汗，第四天就会死。未曾出汗的，就不用针刺了。

热病，先是皮肤痛，鼻塞，面目浮肿，都是肺热伤皮，应在皮肤上取穴治疗，用九针中的第一刺，即头大末尖的镵针，针刺五十九次。鼻子长小疹，应从肺的经脉上去寻求针刺皮肤的穴位，而不能从在五行中属火的心的经脉上去寻求。

热病，先是热重而皮肤粗涩，心中烦闷，嘴唇咽喉干燥，应取肺脉的穴位，用九针中的第一镵针，刺五十九次，以泻阳气。腹胀，口干，出冷汗，应从心的经脉上去寻求针刺的穴位，而不能从在五行中属水的肾的经脉上去寻求。

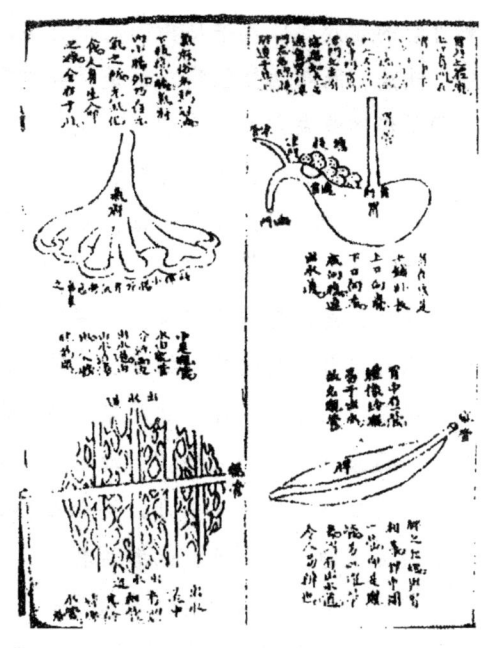

代王清任《医林改错》中的人体脏器图

热病，咽头干燥，饮水多，容易惊恐，睡不安稳，应从皮肉上取穴，用九针中的第六针即员利针，刺五十九次。有的眼角发青。应从脾的经脉上去寻求针刺肌肉的穴位，而不能从五行中属木的肝的经脉上去寻求。热病，面色发青，头痛，手足躁动，应取筋间的穴位，用九针中的第四针锋针刺四肢。足不能行，泪出不收，应从肝的经脉上去寻求针刺筋间的穴位，而不能从在五行中属金的肺上去寻求。

热病，频频惊恐，筋骨抽搐，精神狂乱，应刺血络，用九针中的第四针即锋针，快针泻有余的热邪。可能并发癫疾，毛发脱落。应从心的经脉上去寻求出血的穴位，而不能从在五行中属水的肾的经脉上去寻求。

热病，身体沉重，骨骼疼痛，耳聋，喜欢闭目，应当取刺骨的穴位，用九针中的第四针即锋针，刺五十九次。骨病不欲进食，咬牙切齿，两耳发青，应从肾的经脉上去寻求刺骨热的穴位，而不应从在五行中属土的脾的经脉寻求。

热病，不知道痛的部位，耳聋，四肢不能收放，口干，阳脉热重，阴脉略微有寒，热邪深入骨髓，是至死不治的绝症。

热病，头痛，鬓角及眼区筋脉牵掣作痛，容易出鼻血，这是热上逆的厥热病，用九针中的第三针即锓针刺穴位，根据血气的虚实，泻有余的热邪，补正气的不足。此法也可用于治寒热痔。

热病，身体沉重，肠中热重，这是胃热病，取穴用九针中的第四针即锋针，刺胃经的腧穴，以及手足指间八处胃络，以得气为限。

热病，肚脐两侧剧痛，这是肾经热病；胸胁部胀满，这是脾经热病。应取足少阴肾经的涌泉穴和足太阴脾经的阴陵泉穴，用九针中的第四针即锋针。因肾、脾二经都上络咽嗌，故又可刺舌下部的廉泉穴。

热病，汗自出，以及阳证得阳脉，脉与证相顺，可以出汗的，取手大指本节后内侧的鱼际穴，掌后陷中的太渊穴，足大趾本节后的大都穴，足内侧的太白穴。这些都是治热病的穴位，用泻法，就可以使热邪除去；用补法，就可使其出汗。出汗过多，刺内踝上的横脉，就可以把汗止住。

热病，已经出了汗，而脉象仍然躁动宏大，这是阴脉的终极，也就是没有了阴气，孤阳不敛，是死证。出汗之后，脉象平静，是热已去，能够活着。热病，脉象宏大躁动，却出不来汗，这是阳热亢极，是死证。脉象宏大躁动而能出汗，脉象转为平静，是顺证，能够活着。

热病不能够针刺的有九种情况：第一，颧骨发红，呃逆的，是死证；第二，下泻，而腹部仍然胀满得厉害的，是死证；第三，眼睛视物不清的，烧热不通的，是死证；第四，老年人和婴儿，发热而腹部胀满的，是死证；第五，汗出不来，呕吐带血的，而烧热仍不退的，是死症。第六，舌根都烧烂了，而烧热仍不退的，是死证；第七，咳嗽，而且鼻出血，汗出不来，或者出汗达不到足部，是死证；第八，骨髓热重的，是死证；第九，发热而痉挛的，是死证。所谓发热有痉挛，是指腰硬反折，手足抽搐，口噤不开，牙齿相切等症。所有这九种症状，是不能用针刺就治得好的。

所谓刺热病的五十九个穴位是：两手手指端外侧各三穴是少泽、关冲、商阳；内侧各三穴是少商、少冲、中冲；共十二穴。手五指本节后各一穴是后溪、中渚、三间、少府（手太阴、厥阴二经本节后无穴），共八穴。足五趾本节后各一穴是束骨、临位、陷谷、太白（足少阴经脉不行于趾，足厥阴经本节后无穴），共八穴；头部入前发际一寸督脉上星穴两旁各三穴是五处、承光、通天，共六穴。再从入发发际的中行向后三寸的两边各五穴是临泣、目窗、正营、承灵、脑空，共十穴。耳前后各一穴是听会、完骨，口下一穴是承浆，项中一穴是哑门，共六穴。头顶一穴是百会，囟会一穴是囟会，前发际一穴是神庭，后发际一穴是风府，廉泉一穴，左右风池共二穴，左右天柱共二穴。

气充满胸中，喘气，刺足太阴经的隐白穴，穴位在足大趾内侧末端，距爪甲如韭叶宽处，寒证用留针法，热证用快针法，上逆之气泻去后就停针。

心气郁结引起的心疝病，取足太阴经、足厥阴经的穴位，全部刺去络脉中的瘀血。

喉痹，舌头卷曲，口中干燥，心烦心痛，手臂内侧疼痛，不能举到头部，取手少阳经的关冲穴，此穴在手第四指末端外侧，距爪甲角约韭叶宽处。

眼睛发红疼痛，红痛从内眼角开始，刺阴跷脉的起点照海穴。

风痉，身子反折，刺足太阳经的穴位和膝后窝中的委中穴，并刺有瘀血的络脉，泻去瘀血。内有塞的，刺足阳明经的足三里穴。

小便不通的癃病，刺阴跷脉的起点照海穴，以及足厥阴经位于足大趾外侧三毛上的大敦穴，并刺有瘀血的络脉，泻去瘀血。

男子如果患了小腹热痛的蛊胀病，女子如果患了月经阻隔的病，周身特别是腰间脊柱象散架了一样，不思饮食，先刺涌泉穴以除去瘀血。发现脚背上血脉盛满，也要针刺，把瘀血清除干净

## 厥病第二十四

【题解】

本篇对于厥病之厥头痛、真头痛、偏头痛的不同症状，以及厥心病的发病情况，都详细作了介绍，并对以上各病的取穴与针刺疗法，分别进行了叙述。但文中关于厥心痛的针刺穴位，在后世针灸书里一向未见采用，这是值得注意研究的一个问题。此外，本篇虽以厥病名篇，但亦旁及于其他，如虫瘕、耳聋、耳鸣、足髀等证的刺法。

【原文】

厥头痛①，面若肿起而烦心，取之足阳明、太阴。

【注释】

①厥头痛：经气逆乱上冲头脑而致的头痛。

【语译】

经气逆乱上冲造成的头痛，兼有面部浮肿、心烦等症的，可选足阳明胃经、足太阴脾经的有关穴位进行针刺。

【原文】

厥头痛，头脉痛①，心悲，善泣，视头动脉反盛者，刺尽去血，后调足厥阴。

【注释】

①头脉痛：谓头部沿一定脉络作痛。

【语译】

经气逆乱而致头部沿脉络作痛，病人情绪悲苦，常常哭泣，诊察其头部脉络有搏动激烈、异常盛满之处，先用针刺破，泻出恶血，然后调治足厥阴肝经。

【原文】

厥头痛，贞贞①头重而痛，泻头上五行②，行五③，先取手少阴，后取足少阴。

【注释】

①贞贞：不移动。

②五行（háng 杭）：指头部分布着的五条经脉线路，中行为督脉，其旁左右二行各为足太阳膀胱经，又旁左右二行各为足少阳胆经。

③行五：上述五行，每行在头部各有五穴，计有：督脉之上星、囟会、前顶、百会、后顶（共五穴），足太阳膀胱经的五处、承光、通天、络却、玉枕（左右各二行共十穴），足少阳胆经的临泣、目窗、正营、承灵、脑空（左右各二行共十穴）等共二十五穴。

【语译】

经气逆乱，以致头部沉重、痛而不移，应在头上选用督脉、足及阳膀胱经、足少阳胆经的穴位，进行局部的针刺，同时泻手少阴心经，然后调补足少阴肾经以壮水制火。

【原文】

厥头痛，意善忘，按之不得①，取头面左右动脉②，后取足太阴。

【注释】

①按之不得：寻按不得痛所。孙鼎宜："阳邪在头而无定所，则按之不得。"

②头面左右动脉：莫云从："头面左右动脉，足阳明之脉也。"

【语译】

经气逆乱而致头痛，以手寻按，找不到头痛的部位，记忆力减退，可取头面左右的动脉进行针刺，然后再刺足太阴脾经加以调理。

【原文】

厥头痛，项先痛，腰脊为应，先取天柱，后取足太阳。

【语译】

经气逆乱所致的头痛，项部先痛，而后腰脊也相应作痛的，先取足太阳膀胱经的天柱穴作局部针刺，然后再取该经其他相应的穴位进一步调治。

【原文】

厥头痛，头痛甚，耳前后脉涌有热①，泻出其血，后取足少阳。

【注释】

①耳前后脉涌有热：《类经》二十一卷第四十三注"耳之前后，足少阳经也"。涌，涌盛。

【语译】

经气逆乱所致的头痛，其头痛剧烈，耳前后脉络充盛而有热感，先刺破脉络出血，再取足少阳胆经有关穴位针刺调治。

【原文】

真头痛①，头痛甚，脑尽痛，手足寒至节，死不治。

【注释】

①真头痛：不因经气逆乱上冲头部而因邪气在脑所致之剧烈头痛，称真头痛。《难经》第六十难："手三阳之脉受风寒，伏留而不去者，则名厥头痛，入连在脑者，名真头痛。"虞庶注："头脑中痛甚，而手足冷至肘、膝者，为真头痛，其寒气入深故也"。

【语译】

真头痛，痛得很厉害，病人感到满脑都疼痛，手足冷到肘膝关节，这是邪气盛而正气衰惫，为死症。

【原文】

头痛不可取于腧者，有所击堕，恶血在于内；若肉伤，痛未已，可则①刺，不可远取也。

【注释】

①则：即的意思，相当于"就近"。

【语译】

头痛有不能取远端腧穴刺治的，如

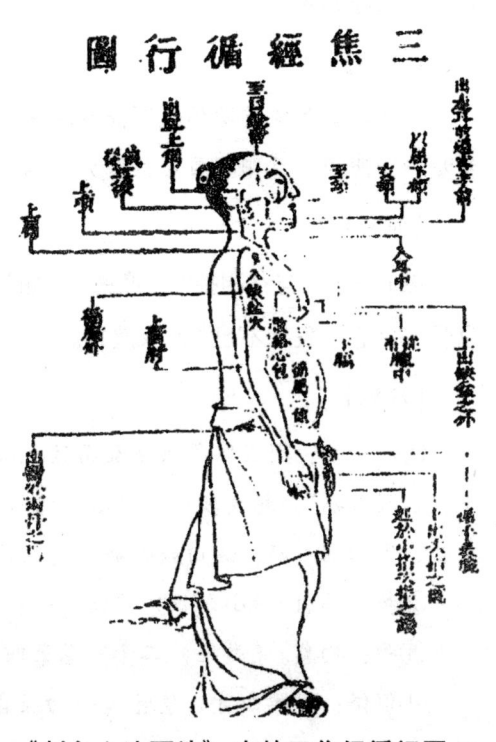

《刺灸心法要诀》中的三焦经循行图

象撞击跌仆之类的外伤，有瘀血内留的，就是如此；假若肌肉损伤，疼痛不止，可就近于局部针刺止痛，不可远取腧穴来治疗。

【原文】

头痛不可刺者，大痹①为恶，日作者，可令少愈，不可已。

【注释】

①大痹：严重的痹症。

【语译】

头痛有针刺不易取效的，如严重的痹症酿成的头痛，若天天都发作，针刺后也只能略有好转，但不能根治。

【原文】

头半寒痛①，先取手少阳、阳明，后取足少阳、阳明。

【注释】

①头半寒痛：即偏头有冷痛感。《类经》二十一卷第四十三注："头半寒痛者，偏头冷痛也。"

【语译】

偏头痛而半侧发凉的，可先选刺手少阳三焦经、手阳明大肠经的腧穴，再选刺足少阳胆经、足阳明胃经的腧穴取治。

【原文】

厥心痛①，与背相控②，善瘛③，如从后触其心，伛偻④者，肾心痛也，先取京骨、昆仑，发针不已⑤，取然谷。

【注释】

①厥心痛：因五脏气机逆乱而致之心痛。《难经》第六十难："其五脏气相干，名厥心痛"。杨玄操注："诸经络皆属于心，若一经有病，其脉逆行，逆则乘心，乘心则心痛，故曰厥心痛。是五脏气冲逆致痛，非心家自痛也。"

②控：牵引。《小尔雅》广诂第一："控，引也。"

③瘛：拘急。《类经》二十一卷第四十六注："善瘛，拘急如风也。"

④伛偻：弯腰曲背。慧琳《一切经音义》卷四十一引《通俗文》云："曲脊谓之伛偻。"

【语译】

厥心痛，牵引至后背，抽搐集中，与从后背对心脏进行撞击无异，病人疼得腰背弯曲，这种心痛病由肾经邪气向上运行对心部进行侵害所致，因此称为肾心痛。医治时应首先取足太阳膀胱经的京骨穴及昆仑穴。如针刺后依然存在痛感，则取足少阴肾经和然谷穴。

【原文】

厥心痛，腹胀胸满，心尤痛甚，胃心痛也，取之大都、太白。

【语译】

厥心痛，胸腹胀满，心痛特别厉害的，属于胃经的邪气干犯于心，称为胃心痛。治疗取与足阳明胃经相表里的足太阴脾经的大都、太白二穴。

【原文】

厥心痛，痛如以银针刺其心，心痛甚者，脾心痛也，取之然谷、太溪①。

【注释】

①然谷、太溪：即足少阴肾经的然谷、太溪二穴。考本篇论述厥心痛之治疗，皆取受病脏器所属经脉或与之相表里的经脉上的穴位，进行针刺，独此脾心痛，却取足少阴肾经之穴，意甚难解。诸家注释多牵强，张志聪谓："然谷当作漏谷，太溪当作天溪"，以漏谷、天溪俱属脾经，其说可参。语译暂从原文。

【语译】

厥心痛，痛得象锥刺一样难以忍受，为脾气犯心所致，称脾心痛，宜刺足少阴肾经的然谷、太溪二穴。

【原文】

厥心痛，色苍苍如死状，终日不得太息①，肝心痛也，取之行间、太冲。

【注释】

①太息：指深长的呼吸。

【语译】

厥心痛，面色苍青如死灰，气息不畅，欲作深呼吸而疼痛不止，这是由肝气厥逆犯心而致痛，称为肝心痛，取足厥阴肝经的行间、太冲二穴针治。

【原文】

厥心痛，卧若①徒居②心痛间③；动作痛益甚，色不变，肺心痛也，取之鱼际、太渊。

【注释】

①若：音义同"或"。

②徒居：闲居静养。

③间：缓解。

【语译】

厥心痛，卧床休息或闲居静养的时候，心痛稍有缓解；动作时疼痛就加剧，面色没什么变化，这是肺气逆乱犯心而致，称为肺心痛，应取手太阴肺经的鱼际、太渊二穴针治。

【原文】

真心痛，手足清至节，心痛甚，旦发夕死，夕发旦死。

【语译】

邪气犯心而成的真心痛，发作时手足厥冷至肘、膝，这是极严更的疾病，常出现早晨发作晚上死亡、晚上发作不过第二天早晨就死亡的现象。

【原文】

心痛不可刺者，中有盛聚①，不可取于腧。

【注释】

①盛聚：指积聚、瘀血等。《类经》二十一卷第四十六注："中有盛聚，谓有形之瘕，或积或血停聚于中"。

【语译】

心痛有不宜针刺治疗的，如内有移聚、瘀血等，由于这种心痛是有形实邪影响的结果，所以不能用针刺腧穴、调整经气的方法来治疗。

【原文】

肠中有虫瘕及蛟蛕①，皆不可取以小针；心腹痛，懊恼②发作肿聚，往来上下行，痛有休止，腹热，喜渴涎出者，是蛟蛕也。以手聚按而坚持之，无令得移，以大针刺之，久持之，虫不动，乃出针也。腹懊痛，形中上者。

【注释】

①虫瘕及蛟蛕：虫瘕，因寄生虫结聚而形成的腹内能够移动的肿物。蛟蛕，泛指体内寄生虫。蛕，同蛔。

②懊憹：烦闷。

【语译】

肠中寄生虫病，或虫聚成瘕推之可移的，都不宜以小针治疗。虫病常造成心腹疼痛而烦闷难忍，或形成上下移动的肿物，时痛时止，并有腹内发热，口渴流涎等症，治疗时，用手按住肿物或疼痛处，不让它移动，用大针刺入，这样坚持到虫已经不动的时候，然后出针。凡是出现满腹疼痛，烦闷不堪，肿物上下移动的虫病，多用此法治之。

【原文】

耳聋无闻，取耳中；耳鸣，取耳前动脉；耳痛不可刺者，耳中有脓，若有干耵聍①，耳无闻也。耳聋取手足小指次指爪甲上与肉交者，先取手，后取足；耳鸣取手足中指爪甲上，左取右，右取左，先取手，后取足。

【注释】

①耵聍：即耳垢，俗称耳屎。

【语译】

耳聋听不到声音，针刺位于耳中的听宫穴（属手太阳小肠经）；耳鸣，针刺耳前动脉旁的耳门穴（属手少阳三焦经）；耳部作痛有些是不能针刺的，如耳中有脓，或者有耳垢壅塞，听觉闭闷而疼痛的，就属这一类；一般的耳聋，可针刺无名指端外侧爪甲角与肉相交处的关冲穴（属手少阳三焦经）和足窍阴穴（属足少阳胆经），次序是先针关冲后针窍阴；耳鸣的治疗，一般取手中指指端爪甲角的中冲穴（属手厥阴心包经）和足大趾外侧爪甲角部的大敦穴（属足厥阴肝经）。左耳鸣的，取右边的穴位，右耳鸣的取左边的穴位，针刺时，先取中冲穴，后取大敦穴。

【原文】

足髀①不可举，侧而取之，在枢合中，以员利针，大针不可刺。

【注释】

①髀（bǐ 比）：腿股部。

【语译】

腿股不能活动，令病人侧卧，取大转子部位的环跳穴，以员利针刺之，不

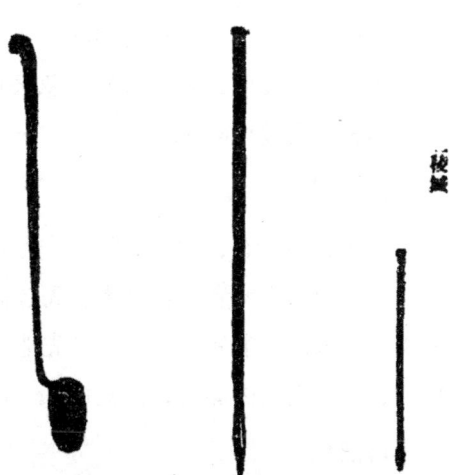

清代孙震元《疡科会粹》中的三棱针图

要使用大针。

【原文】

病注下血，取曲泉。

【语译】

大便泻注而下血，针刺足厥阴肝经的曲泉穴。

【原文】

风痹淫泺①，病不可已者，足如履冰，时如入汤中股胫淫泺，烦心头痛，时呕时悗②，眩已汗出，久则目眩，悲以喜恐，短气不乐，不出三年，死也。

【注释】

①淫泺（luò 落）：形容疾病浸淫发展，渐成痼疾。

②悗（mèn 闷）：烦满，闭闷。

【语译】

风痹病浸淫发展到严重阶段，甚至不可治疗的时候，有时足冷得象踏着冰块，也有时象浸泡在滚热的汤水中，冷热不定。下肢的严重病变，可以向体内发展，出现心烦、头痛、呕吐、满闷，过后又出现目眩，接着汗出，情绪波动，时或悲苦，时或喜悦，时或恐惧，郁郁不乐，气息短弱，这样发展下去，不出三年，就要死亡。

## 病本第二十五

【题解】

本篇专论治本与治标的辨证法则，大体不出治本、治标两个范围，但心须根据疾病的先后发生，和病情的缓急轻重以确定如何治疗，或先治本、或先治标，在本篇里均反复说明了。

【原文】

先病而后逆者，治其本①；先逆而后病者，治其本；先寒而后生病者，治其本；先病而后生寒者，治其本；先热而后生病者，治其本；先病而后生热者，治其本；先病而后泄者，治其本；先泄而后生他病者，治其本，必且调之，乃治其他病；先病而后中满者，治其标②；先中满而后烦心者，治其本。

【注释】

①本：有本源、根本之意，与下文"标"（有枝末、外部表现的意思）相对，古人以"标本"分别概括具有对立含义的两方面事物，借以分析事物矛盾主次

的所在。在医学范围内，"本"常指病因、先发的疾病、里病而言："标"常指症状、后发的疾病、表病而言。通常情况下，"本"概括着疾病矛盾的主要方面，"标"概括着疾病矛盾的次要方面。所有《素问》阴阳应象大论说："治病必求于本"，但在特定的情况下，"标"所代表的各部分也有可能转化为矛盾的主要方面，于是出现了取标、取本的复杂变化。归结起来，无论先治标还是先治本，都是为了及时解决疾病的主要矛盾。

②标：见注①。

【语译】

先有某种疾病，继而出现四肢厥逆的，治其原来的本病；先有厥逆的症状，而后出现其它疾病的，应先治厥逆这个本病；先有了寒病，而引起其它病变的，治疗寒病这个本病；先有了某种疾病而后产生寒症的，先治原发的那个本病；先有了热病，而后产生其它病变的，治疗热病这个本病；先有了某种疾病，而后发生热症的，治其原发的那个本病；先有某种疾病而后发生泄泻的，治疗其原发的本病；先有泄泻而后转生其他疾病的，须先调治泄泻这个本病，再接着治疗继发的病变；先有某种疾病，而后发生中满的，要治疗中满这个标病；先有中满的病症发生，而后继发心中烦闷的，应先治中满这个本病。

【原文】

有客气①，有同气②。大小便不利，治其标；大小便利；治其本。

【注释】

①客气：指外界风、寒、暑、湿、燥，火六淫之气非时而至，客居体内而言。

②同气：指应时而至的六气，如春风、夏暑（火）、长夏湿、秋燥、冬寒等，在人体不能适应的情况下，此六气也成为致病因素。

【语译】

人有感受外界非时而至的六淫邪气而发病的，也有因不能适应按时而至的六气而发病的，不论哪种情况，凡出现大小便不利症状的，都应首先救治这个紧急的标病。如果大小便通利而无其它紧急症象的，就先治其本病。

【原文】

病发而有余，本而标之，先治其本，后治其标；病发而不足，标而本之，先治其标，后治其本，谨察间甚①，以意调之，间者并行，甚者独行。先小大便不利而后生他病者，治其本也。

【注释】

①间甚：病轻而浅为"间"，病重而深为"甚"。

【语译】

疾病发作之后出现实证的，一般先治其本，祛除病邪，而后治其标，解决病症；疾病发作之后出现虚证的，一般先治其标，助正补虚，后治其本，祛除病邪。医者应审慎而详细地观察病情的浅深轻重，根据客观情况，发挥主观努力，用心调治。病轻缓的，可标本同治，病深重的，要看准关键的所在，侧重于一个方面。先有大小便不利，而后出现其他病症的，要先治大小便不利这个本病。